Erwin BÖHM

Psychobiographisches Pflegemodell nach Böhm

Band II: Arbeitsbuch

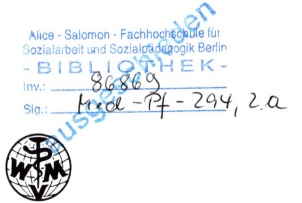

1999

VERLAG WILHELM MAUDRICH
WIEN – MÜNCHEN – BERN

Anschrift des Autors:
AGPK: Erwin Böhm
Alte Landstraße 7A
2624 Breitenau

© Copyright 1999 by Verlag für medizinische Wissenschaften Wilhelm Maudrich, Wien
Printed in Austria

Alle Rechte, insbesondere das Recht der Vervielfältigung und Verbreitung sowie der Übersetzung in fremde Sprachen, vorbehalten. Kein Teil des Werkes darf in irgendeiner Form (durch Photokopie, Mikrofilm oder ein anderes Verfahren) ohne schriftliche Genehmigung des Verlages reproduziert oder unter Verwendung elektronischer Systeme verarbeitet, vervielfältigt oder verbreitet werden.

All rights reserved (including those of translation into foreign languages). No part of this book may be reproduced in any form – by photoprint, microfilm, or any other means – nor transmitted or translated into a machine language without written permission from the publishers.

Geschützte Warennamen (Warenzeichen) werden nicht besonders kenntlich gemacht. Aus dem Fehlen eines solchen Hinweises kann also nicht geschlossen werden, daß es sich um einen freien Warennamen handle.

Filmsatz und Offsetdruck: Ferdinand Berger & Söhne Gesellschaft m. b. H.,
3580 Horn, Wiener Straße 80

ISBN 3-85175-719-X

INHALTSVERZEICHNIS

TEIL I: Erhebung

1. Die Erhebung einer Psychobiographie auf der Emotionsebene 7
2. Der psychobiographische Hintergrund des Lebens 10
3. Das Ermittlungsgespräch 18
4. Fragen stellen 22
5. Hören mit dem dritten Ohr 29
6. Ablehnung des Biographiegespräches 31
7. Erlernen einer professionellen Gesprächsführung 32
8. Erlernen von Prägungsphänomenen 37
9. Kommunikation aufgrund eines Biographiegespräches 47
10. Folkloresprüche zur Reizanflutung 53
11. Wahrnehmen von Copings 73
12. Interaktionsstufen 73
13. Erhebungsübungen 89

TEIL II: Interpretation

1. Erklärungsversuch der fachlichen Hintergründe 95
2. Mein Erklärungsversuch 98
3. Interpretation der erhobenen Biographie 110
4. Zusammenleben und Assoziation 130
5. Interpretationsversuche aus dem Zeitgeist und der Folklore um 1900–1925 148
6. Typen-Interpretation 154

TEIL III: Allgemeine Impulse

1. Klassische Maßnahmen 165
   1.1 Unterteilung je nach Klientel 165
   1.2 Weitere Methoden 166
2. Impulse nach dem BÖHM-Modell 168
   2.1 Impulse nach Interaktionsstufen (1–7) 175
   2.2 Impulse nach Menschentypen 180

TEIL IV: Umsetzungsstrategien

1. Impulse an der Abteilung 185
2. Umsetzungshöhe 1 – Gerontologische Impulse für psychisch gesunde Betagte 187

3. Umsetzungshöhe 2 – Impulse für Klienten mit leichten Verhaltensauffälligkeiten 207
4. Umsetzungshöhe 3 – Impulse für Klienten mit mittelschweren Verhaltensstörungen 259
5. Umsetzungshöhe 4 – Impulse für Klienten mit schweren Verhaltensstörungen 295

Anstelle eines Nachworts 328

Literatur 329

Teil I
Erhebung

1. Die Erhebung einer Psychobiographie auf der Emotionsebene

Vom Lebenslauf zur Psychobiographie

Die Eruierung eines brauchbaren, daher emotional besetzten Materials vollzieht sich – wie in Band I beschrieben – in der Eruierung von
- Stories,
- Folkloresituationen,
- Copings (bzw. deren Behinderung),

also: von Lebenswurzeln, Lebensstamm und Ästen.

Es ist also *nicht* die Eruierung eines Lebenslaufes. Trotzdem ist es als erster Übungsschritt notwendig, sich mit dem Lebenslauf zu beschäftigen.

Über die Erlernung des Lebenslaufes führt der Weg zur Eruierung der Psychobiographie.

Mit der Biographie, also den Lebensläufen schlechthin, beschäftigt sich die Literatur, seit es Menschen gibt, und so auch mit den Auswirkungen von Lebensgeschichten auf ein Volk, auf Sippen sowie auf die Familie und den einzelnen.

Viel wurde über die innere und äußere Biographie geschrieben und philosophiert. Ideologien entstanden, wie zum Beispiel jene der Familie als „Keimzelle des Staates" (heute verpönt). Viel Biographisches blieb aber auch als ernstzunehmende kausale Literatur bestehen, überlebte so die Geschichte und wurde, wie man so schön sagt, sogar Quellennachweis.

Jean GABIN sang ein nur im französischen Sprachraum bekanntes Chanson, das in etwa folgenden Text aufweist: „Mit 20 Jahren weiß ich alles/mit 30 Jahren weiß ich viel/mit 40 Jahren bin ich O.K., nichts kann mehr kommen/mit 50 Jahren brauch' ich nichts mehr lernen, alles super/mit 60 Jahren mein' ich, ich bin perfekt/mit 70 Jahren weiß ich gar nichts mehr." Dieses Chanson gibt genauso gut Auskunft über einen biographischen Lebensweg und sein Hauptgewicht wie die nächste *Story*, die ein Patient meiner Station erzählte. In einer geschlossenen Station und Anstalt seit vielen Jahren lebend, saß ein Mann, der plötzlich an seine Eltern folgenden Brief schrieb: „Liebe Eltern, bitte schickt mir meine Biographie, denn ich habe meine verloren."

Aber auch die Geschichte eines deutschen Fürsten sagt sehr gut aus, was alles „Biographie" sein kann, vor allem aber, welche Inhalte im Leben eine treibende Kraft sein können. Der deutsche Fürst meinte: „Bis 30 möchte ich eine schöne Frau sein, bis 60 ein erfolgreicher Feldherr und ab 60 ein Kardinal." Dieser Fürst hat sich die besten *Copings*, die ja nur durch die Eruierung der Biographie Einblick gewähren, herausgesucht. Mit diesen Copings könnte sich dieser Fürst fürstlich selbst reaktivieren.

Lebensgeschichten gibt es nicht nur als Stories, sondern auch in der kausalen Literatur.

Die Biographie geht von der Wiege bis zur Bahre und schließt alle diagnostischen und therapeutischen Methoden und Ideologien der Persönlichkeitsentwicklung mit ein. Für die Pflege selbst zählt viel mehr als der analytische Inhalt die Meinung, die Ideologie der Volksseele (G. W. F. HEGEL), Volkstum, Volksbewußtsein (B. HERDER), Volksmilieu (E. BÖHM).

Es ist somit nicht verwunderlich, daß unsere in der Pflege betriebene Erhebungs- und Interpretationsarbeit vorwiegend in der *Erlernung/Erforschung der Volksseele* – und dies auf emotionaler Ebene – aufzufinden sein wird. Es ist notwendig, an der Oberfläche des Alltagslebens zu bleiben und nicht in psychoanalytische Aspekte abzugleiten, sondern sich mit den Schichten der Volksseele (Intuition, Folklore usw.) zu befassen bzw. eine Seelenpflege vom Volk für das Volk zu kreieren, sodaß wir uns vor allem mit Folkloresituationen zu beschäftigen haben.

Folkloresprüche sind immerhin die Spiegelung unserer eigenen Seele – auch der des kollektiven Bewußtseins.

Wie bei allem erwartet man auch beim Lebenslauf einen sogenannten Normallebenslauf, der an sich von der Entwicklungspsychologie vorgegeben wurde. Um im Anschluß einen pathologischen Biographiebericht verstehen zu können, sollte man sich vorerst einen normalen ansehen. Immerhin muß man vor der Pathologie auch die Anatomie lernen.

Die Normalbiographie stellt einen Durchschnitt dar, was z.B. alle fünf Jahre im Leben eines Menschen passieren sollte, was eigentlich im 14. Lebensjahr sein sollte, wann man durchschnittlich heiraten und wann man sterben sollte. Hält man sich nicht an diese Normen, hat man einen interessanteren Lebensweg beschritten: Man ist ein Sonderling, Einzelgänger, Frühentwickelter, Spätentwickler, Dementer, Eigenbrötler, Obdachloser usw.

Sehr viele unserer Klienten sind Gott sei Dank nicht normal sterbliche Bürger, sondern Betagte mit einem sehr interessanten, spannenden, eben nicht normalen Leben. Natürlich unterliegen die Normalbiographien sehr stark der Prägungsphänomenologie; so ist es ein großer Unterschied, ob man um 1900 als Bürgerlicher, als Bauer, als Prolet willkommen oder unwillkommen war.

F: Von Abenteuern erzählt man – die Eintönigkeit des Arbeitsalltags trägt man stumm.

Auch der sogenannte normale Lebenslauf besteht komischerweise aus vielen banalen Geschichterln und ist demnach nur die Aneinanderreihung von vielen Geschichten, die das Leben kompliziert machen. Die Geschichterln sind, wie ich immer wieder betone, emotionsreich; sie sind die eigentlichen Träger einer Alltagsform biographischen Kommunizierens.

Als Ausgangspunkt für die Eruierung von *Copingverlusten* kann uns die **Life-Event-Forschung** dienlich sein. Die Life-Event-Forschung entwickelte sich schon mit der Entstehung der ersten psychoanalytischen Klinik 1920 in Berlin. 1927 stellte Harald SCHULTZ-HENCKE in Berlin eine Liste mit auslösenden Erkrankungsereignissen zusammen, die, wenn man es geriatrisch betrachten will, zu einer akuten zerebralen Dekompensation führen können. Das Aufspüren der Auslöser ist insbesondere für die *Dekompensationsgrunderhebung* von Wichtigkeit. Erst wenn der Auslöser aufgespürt und beseitigt ist sowie ein neuerliches Auftreten desselben Auslösungsfaktors vermieden wird, wird eine Drehtürgeriatrie verhindert.

Die häufigsten Dekompensationsgründe aus der Life-Event-Forschung sind Fragen wie:

Hat der Patient Erwerb, Geld, Existenz verloren?
Hat er die Frau/den Mann verloren?
Hat er ein Kind verloren?
Hat er eine Person verloren, die in seinem Lebensrahmen das Gleichgewicht herstellte?
Hat ein anderer ihn übertroffen?
Droht ein anderer, ihn zu übertreffen?
Steht er vor der Entscheidung, hart oder weich sein zu müssen?
Steht er vor der Entscheidung, sich rächen zu müssen?

Fast genau 40 Jahre später haben wahrscheinlich auf der Grundlage dieser Lebensereignisliste der Psychiater Thomas HOLMES und der Psychologe Richard RAHE die sogenannte Life-Event-Forschung – allerdings zugeschnitten auf den „American way of life" – begründet und das Programm auf 43 Punkte und Fragen, die hier nicht ausgeführt werden, erweitert.

Im Williamwood House (Großbritannien) gibt es sogenannte Keyworker, Sozialarbeiter, die vor der Aufnahme in das oben erwähnte Heim eine anschauliche biographische Skizze erstellen. Keyworker zu sein, ist keine besondere Beschäftigung, sondern vielmehr eine Aufgabe, die der einzelne Mitarbeiter zusätzlich zu seiner „normalen" Tätigkeit übernimmt. Sie tragen drei wesentliche Aufgaben:

1. Sie leiten und steuern den Aufnahmeprozeß.
2. Sie sind angehalten, die Biographie zu ermitteln und zu erstellen.
3. Sie tragen zum Therapieplan bei, bei dem der biographische Lebensstil berücksichtigt wird.

Im Orchard House (Großbritannien) hingegen erstellen Mitglieder des Pflegepersonals für jeden Bewohner eine „life history", einen wenn möglich bebilderten lebensgeschichtlichen Abriß. Im Ferrad House (Großbritannien) wird für jeden neu aufgenommen Klienten eine detaillierte Beschreibung der alltäglichen Lebensgewohnheiten angefertigt.

In der Krankenpflegeschule Mistelbach, NÖ, erstellen die Schüler Lebensereignisbogen vom normalen Betagten der Region, um im Sinne der Oral History und Life-Event-Forschung Menschen kennenzulernen (J. RIEDER). Diese Methode hat bereits in einigen Krankenpflegeschulen Nachahmung gefunden.

Beim Nottingham-Modell (T. ARIE), University of Nottingham, Großbritannien, wird durch Bilder, Photographien, Zeugnisse usw. die Krankengeschichte durch Ärzte ergänzt. Man gewann dabei den Eindruck, daß diese Ergänzungen aufrütteln und den Klienten in einem anderen Licht erscheinen lassen.

Wo sind weitere Epigonen, die mein Lebenswerk regional fortsetzen?

2. Der psychobiographische Hintergrund des Lebens

Der psychoanalytische Ansatz untersucht den Hintergrund, vor allem aber die Verarbeitung der Biographie. Er beschäftigt sich mit Fragen über die Angst vor den eigenen Gefühlen, Störungen der Zwischenmenschlichkeit, Störungen des Ichs, tiefen Lebensregungen und deutet diese nicht hermeneutisch, sondern analytisch. So nimmt man an, daß jeder Mensch, auch bevor er seinen Urschrei ausstößt, verschiedenes mitbringt, das seine Biographie später gestalten und beeinflussen wird. Aus verschiedenen Lebensabläufen lassen sich verzerrte und verformte Erlebensinhalte ableiten, die dann bei unseren Klienten als Vorschäden auftauchen. Das heißt, daß es sehr viele neurotische Reaktionsmuster im Leben des Menschen gibt; diese sind aber nicht der Demenz zuzuordnen, sondern bestehen eigentlich ein Leben lang. Nur wir sehen sie in der Praxis etwas deutlicher.

Die nun auf den nächsten Seiten angeführten Überschriften sollen andeuten helfen, mit welchen Familienkonstellationen, Persönlichkeitsentwicklungen, Krankheiten als psychosozialen Phänomenen sich eigentlich geriatrische Pflege herumzuschlagen hat bzw. welche Lebensbereiche, Konflikte oder Neurosen auslösend gewesen sein könnten.

Herkunftsfamilie

Unser Daheimerlebnis oder -gefühl ist von bedeutendem Einfluß und prägt die Art, wie wir unser weiteres Leben gestalten. Man kann fast von einem Lebensskript sprechen. Wir wissen zum Beispiel nicht immer, warum wir einen Menschen sofort lieben, den anderen hingegen spontan unsympathisch finden. Aber wahrscheinlich ist der Typ, den wir vor uns haben, ein Mensch, dessen Aussehen, Coping, Eigenart usw. wir schon einmal erlebt haben, auch wenn es nur optisch, akustisch oder per Assoziation sein sollte. Wir stufen diesen Menschen sofort ein, geben ihm ein Prädikat aus dem Urvertrauen oder Mißtrauen und erfreuen uns an einem schon einmal erlebten Daheimgefühl oder eben dem einfachen Gegenteil.

Unser Daheim prägte uns darin, wie wir mit dem Essen umgehen, ob wir sparen, ob wir aufgrund eines Nachholbedürfnisses viel essen werden, ob Kartoffelsuppe unser Leibgericht wird oder ob wir sie nicht einmal mehr riechen können. Diese Auswirkungen, die sich praktisch im Bewußtsein befinden (jedoch nicht immer zur Verfügung stehen) und uns steuern, nenne ich *Prägungsforschung*.

Ganz anders sehen es Wissenschaftler, die den psychoanalytischen Ansatz vertreten. Analytische Thesen gehen noch viel weiter und haben ganz tiefsinnige Begründungen für das Verhalten oder auch Fehlverhalten eines Menschen. Bei S. FREUD stand der „ödipale Konflikt" bei der Familiendynamik stark im Vordergrund. Sehr stark beschäftigte er sich mit der Identifikationsphase und meinte, daß sich eben ein normales Mädchen mit seiner Mutter identifizieren solle, ein normaler Bub den Vater nachahmen wolle und dadurch psychisch gesehen ein Mann werde. Diese Ansicht der Identifikation (Vater/Sohn, Mutter/Tochter usw.) und Familiendynamik wurde in der Folge vorwiegend von modernen Soziologen von einem Zwei-Generationen-Konzept auf ein Drei-Generationen-Konzept ausgedehnt. Heute meint man, daß zur Identifikation nicht nur die Eltern, sondern auch die Großeltern herangezogen werden. Das heißt, daß ein Mensch auch wie sein Großvater agieren kann.

Alle Einflüsse, denen ein Kind in einem Zwei- oder Drei-Generationenhaushalt ausgesetzt ist, in dem es groß wird, prägen sein Weltbild und sein Coping und sind daher für die Bedürfniserhebung unserer heutigen Klienten in der Pflege von Bedeutung. Es ist demnach nicht egal, ob man als Bezugsperson eine Schwester oder einen Pfleger hat. Es ist eher eine Frage der Reaktion, die man beim Patienten erzeugen will, d.h. ob der Patient zu Patienten in einem Konkurrenzverhalten steht oder ob ihn ein Mann beruhigt, eine Frau hingegen Vigilanz-steigernd wirkt.

Das Familienklima und die Familienkonstellation sind ein wesentlicher Bestandteil bei der Erhebung einer einzelnen Biographie. So kann aus einem glücklichen, positiven, optimistischen Elternhaus ein positives Kind resultieren, das auch im hohen Alter noch positiv-sympathikoton durch die Welt geht. Das Kind oder der heutige Patient hatte das Glück, sich mit einem weltoffenen Menschen zu identifizieren.

Gerade das Gegenteil kann auch der Fall sein: Menschen, die immer negativ-pessimistisch durch das Heim gehen. Wissen soll man dabei, daß diese Menschen nicht auf uns persönlich böse oder grantig sind, sondern daß dies gerade ihre Lebensbewältigungsstrategie ist, mit der sie durchs Leben gekommen sind. Warum sollten sie diesen Lebensstil in einem Heim ändern?

Durch eine plötzliche Änderung in der Familie kann aber auch ein Kind aufwachsen, das zwar körperliche Pflege und Versorgung bekommt, jedoch seelisch und stimmungsmäßig geängstigt oder niedergedrückt war und dies auch im Heim ist.

Nun gibt es in der Familiengeschichte aber nicht nur die sogenannte normale Familie, sondern auch alle anderen Spielarten der Natur. Nicht verwunderlich ist, daß durch das Identifizieren oder „Abfärben" ganze Familien eher falsch agieren; man nennt sie Risikofamilien und kann am Stammbaum nachweisen, daß vorerst einmal die Großeltern eine schwierige, belastende, konfliktreiche Kindheit hatten, die Eltern diese schwierige, belastende, konfliktreiche Kindheit nachvollzogen und an ihre Kinder weitergegeben haben. Das würde heißen, daß sich Generationsschicksale fortsetzen, fortpflanzen und schließlich erst im Heim auffallen. Der schwierige Klient wird aber nicht ein schwieriger Klient, weil er nun alt ist und im Heim herumsitzt, sondern weil er seinen Vorschaden mit ins Heim nimmt. Die Herkunftsfamilie kann also der Ausgangspunkt einer neurotisch belasteten Grundkonstellation sein.

Fest steht ferner, daß gerade die Konstellation einer Risikofamilie in die Pflege einfließt und die Pflegeperson faktisch den „Schwarzen Peter" zugeschoben bekommt. Wir wissen nie, wen wir im „Kampfgeschehen" oder „Minikriegsschauplatz" Familie zu pflegen bekommen. Wir sollen nur wissen, daß Kämpfe interner Natur auf unserem Rücken ausgetragen werden, wenn wir es nicht schaffen, als neutrale Richter zwischen diesen Leuten zu agieren. Das heißt, daß ein Absinken in die Emotion unsererseits unser Leben als Pflegepersonen erschwert.

Es geht nicht darum, mit den Angehörigen Therapie zu betreiben, sondern nur darum, mit dem „dritten Ohr" zuzuhören, die Familie kennenzulernen und mit äußerer Nähe und innerer Distanz zu agieren. Es geht in Wirklichkeit nie um den verschwundenen Waschlappen, nie um die Beschwerde: „Meine Mama ist ausgetrocknet, sie möchte ein Glas Wasser und bekommt es nie", sondern um die Rivalität der sogenannten Besucher aus dem Familienclan.

Es geht darum, daß nur unser Patient unser „Werkstück" sein kann und nicht die ganze Familie. Jedem Menschen recht getan, ist eine Kunst, die niemand kann. Als Pflegepersonen dürfen wir nicht familisierend agieren. Schauen wir uns nun kurz an, wer gegen wen agieren könnte.

Die Familie als Minikriegsschauplatz

Familisierung stellt ein „artspezifisches" Verhalten dar und ist daher nicht nur bei Tieren, sondern auch bei uns Menschen, allerdings verschlüsselt, wiederzufinden. Die Ausbildung von Rangordnungen und die dazugehörigen Rivalitätskämpfe kristallisieren sich in der Familie heraus.

- Der älteste Brudermord: Das Drama zwischen Kain und Abel hatte die Rivalität um die Gunst und Anerkennung Gottvaters im Hintergrund und spielt sich auch heute noch in fast jeder Familie ab.
- Der älteste Vatermord: König Ödipus, der unwissentlich seinen Vater erschlug. Rivalität des Sohnes mit dem Vater um die Gunst der Mutter bleibt auch heute aufrecht.
- Die ältesten Geschwisterkonflikte entwickelten sich schon immer auf dem Boden der Frage, wen denn „die Mama am liebsten hat".

Man kann also in jeder Familie davon ausgehen, daß die Rivalitätskonflikte unter Geschwistern ebenso normal sind wie Rivalitätskonflikte zwischen Söhnen und Vätern und umgekehrt. Die Wurzeln sind sehr häufig bis in die Kindheit zurückzuverfolgen.

Problem: Man nimmt den Rivalitätskampf mit altersnahen Menschen auf.
Diagnose: Vergleiche mit dem besseren Bruder, der schöneren Schwester, mit der Kraft des anderen. Man ist eben auch ein bißchen geltungssüchtig.
Impuls: angemessene Ausgleichserlebnisse geben

Wen kann es da noch wundern, welche Schwierigkeiten es im Umgang mit Besuchern und Verwandten gibt, wenn der Vater- oder Brudermord tagtäglich und auch in der Anstalt passiert. Wir haben nun den großen Nachteil, sozusagen als unbeteiligte Pflegepersonen plötzlich Beteiligte zu werden.

Viele Menschen, die in der Familie unterdrückt wurden, drücken ihr Ich auch so aus, daß man es erkennen könnte. Sie sagen Sätze wie:
- Ich fühle mich immer wie ein fünftes Rad am Wagen.
- Ich war immer das schwarze Schaf.
- Ich mußte immer dafür sorgen, daß alles in Ordnung ist.
- Ich war immer die Kleine.
- Ich sage immer die Wahrheit und mache mich damit unbeliebt.

Herauszuhören, was jemand sagt, ist jener Anteil, der im Kapitel „Hören mit dem dritten Ohr" (siehe S. 20 f) beschrieben wird.

Partnerwahl

Gerade die Life-Event-Forschung hat sich mit Heirat und Bindung, aber auch mit dem Abbruch einer Bindung durch Verlassen oder Tod viel beschäftigt. Beziehungen anzuknüpfen und Beziehungen zu beenden (siehe Krankenpflege) nehmen einen zentralen Anteil bzw. eine bedeutende Bewertungsstelle im Leben ein. In der Praxis stehen wir deshalb einem weiten Feld von Menschenschicksalen gegenüber, die wir wohl nie begreifen werden. Fest steht aber, daß man sie aus den nun folgenden, meist neurotischen Gründen findet.

Bevor man heiratet, beschäftigt man sich natürlich mit der Partnerwahl. Geprägt von der Familienkonstellation könnte man nun aus folgenden unbewußten Gründen einen Partner wählen:

- *Neurotische Partnerwahl*
  - Wahl unter dem Niveau: Diese kommt vor, wenn Menschen eine tiefe Verletzung ihres Selbstwertgefühls (Ich-Identität) erleben und meinen, es stehe ihnen nichts Besseres zu. Diese Menschen hängen sich dann in Kompensation an den Partner und idealisieren den Schwächeren für sich selbst hoch oder verdrängen.
  - Vaterübertragung: Diese Ehekonstellation wurde früher von jüngeren Frauen häufig herbeigewünscht, um sozial besser dazustehen.
  - Mutterübertragung: Mann heiratete eine ältere, fürsorgliche Frau.
  - Nähe oder Distanz: Das Erleben von Nähe und Distanz ist problemreich. Dauerhafte Nähe macht Angst, aber alleine will man auch nicht sein. Man will beides.
  - Unbewußtes Trennungsarrangement: Freiheitsdrang und Abwechslungsbedürfnis
  - Neurotische Anklammerung: Trennungsängste, die zur Anklammerung führen; Partner ermordet seinen Partner mit Liebe (E. FROMM).
  - Narzißtische Selbstbestätigung: Paare, die als „schönes Paar" auftraten und von der Gesellschaft Achtung und Anerkennung bekamen.

- *Gefühlslage bei der Heirat*
  - Flucht aus dem Elternhaus
  - Protestehe
  - sexuelle Faszination
  - Kompromißehe
  - Vernunftehe

Zu bedenken ist, daß ältere Menschen, bedingt durch den kalendarischen oder – noch ärger – durch einen pathologischen Abbauprozeß zusätzlich noch Gefühlsveränderungen haben können. Gefühle von früher vermischen sich mit Gefühlen aus dem Hier und Jetzt und führen unter anderem zu Affektlabilität, Affektinkontinenz, Abschwächung der Gefühle, Stimmungslabilitäten. Unsere Betagten benehmen sich aus dieser Situation heraus, wie sie eben „jetzt" fühlen. Die Über-Ich-Normen nehmen teilweise oder manchmal ganz ab; jetzt können sie endlich ihren Partnern und auch uns einmal alles sagen, was sie ein Leben lang schon sagen wollten. Den Dementen geht es somit gut, den Verwandten allerdings nicht mehr.

So ist es auch zu verstehen, daß die Gattin – die besuchende Gesunde – mehr desorientiert erscheint als derjenige, der als Patient betrachtet wird. Da aber die beiden sich nicht mehr verstehen und einer noch im rationalen Anteil, der andere (oder beide) schon im Gefühlsanteil agiert, tritt Kommunikationsunfähigkeit ein. Der Verwandte hat dann nur noch die Möglichkeit, *seine* Probleme *uns* Pflegenden zu schenken, und gerade diesen Zustand halten wir dann nicht mehr aus und flüchten entweder von der psychogeriatrischen Station, indem wir uns auf die Chirurgie versetzen lassen, oder als

Ersatzhandlung ins Burnout-Syndrom. Wenn wir lernen zu wissen, daß es nicht um uns geht, so ist unsere psychische Überlebenschance größer.

Begegnung – Beziehung

Die Aufnahme von neuen Beziehungen bzw. Begegnungen ist, wie bereits erwähnt, geprägt von der Familie – also eigentlich streng familienspezifisch – und von den Erfahrungen, die man im Leben gemacht hat. Sehr viele Fragen stellen sich also aus dem Verinnerlichten, dem Erlebten und den Erfahrungen. Man fragt sich, ob derjenige, dem man begegnet, ein Gegner oder ein Freund ist.

Folgende Fragen zu uns und zu den Klienten sind von Entscheidung:
- Hatte er schon gescheiterte Beziehungen?
- Wie wichtig ist die Beziehung in der Phantasie?
- Wieviel Anpassungsleistung verlangt die neue Beziehung (soziale Herkunft, Bildung, Geld, Interessen)?
- Welchen Unterschieden ist das Zusammenleben unterworfen (Alter, Gesundheit, Charakter)?
- Soll eine schmerzliche Einsamkeit aufgehoben werden?
- Wird die Nähe eines Menschen befürchtet?
- Paßt die neue Gemeinsamkeit in das soziale Umfeld?

Liegen viele Vorschäden (prämorbide Behinderungen) vor, dann wird wohl der Traum, den die Pflegenden immer haben, „gute Beziehungen" zum Patienten zu hegen, wohl ein Traum bleiben, die Frustrationen der Pflegenden nehmen zu, das Burnout-Syndrom wird gefördert.

Besitzkonflikte in der Familie

Im Volksmund sagt man, daß man über Geld und Sexualität nicht reden darf, denn Geld verdirbt die Freundschaft und verändert die Leute. Geld und Besitzprobleme in einer Familie werden oft zum Drehpunkt von Konflikten. Selbst wenn die Sexualität schon erloschen ist, können sich Geld und Besitz zur Klammer einer Gemeinschaft entwickeln. Geldverwaltung ist Macht und Sicherheit. Jeder weiß, daß die Omis ihre Enkel mit Geld erpressen: „Wenn Du auf Besuch kommst, bekommst du ein paar Schilling." Die Omis und Opis erpressen mit Geld die Kinder und zeigen damit die Macht des Geldes.

Auch Sammeln ist ein Zeichen von Besitz. Ob dies nun Wertsachen im eigentlichen Sinne sind, Firlefanz oder gar wie bei Narzißten oft Stuhl, ist egal; Hauptsache, man kann herzeigen, was man hat.

Jeder weiß, daß der Futterneid, der „Neid der Besitzlosen", sehr groß ist und mit Abwehrverhalten beantwortet wird. Ganz egal, was ein Kollege auch tut, er ist ein Kollege; aber kaum hat er eine Schwester als Freundin (oder glaubt dies) geht die Verleumdung, Beschimpfung usw. an der Station los.

Für die biographische Erhebung ist es wichtig zu wissen, daß es keine Fragen über Geld oder Sexualität geben soll, denn der Klient oder auch der eigene Bruder lügt uns sowieso an. Jede dieser Fragen erschwert das weitere Erhebungsgespräch, ja, blockiert sogar jede weitere Kommunikation.

Besitzerleben wird nach S. FREUD über das Grundbedürfnis der oralen Befriedigung ausgelebt. Das Befriedigungsbedürfnis des Säuglings kann nun erfüllt oder nicht erfüllt werden (Hunger, Mangelerlebnis). Wenn diese Grundbedürfnisse nicht erfüllt werden, besteht ein lebenslanges Nachholbedürfnis, dem über den Umweg von Geld, Besitz, Macht und Ansehen entsprochen wird.

Sammeln und Besitzen sind festgelegte Verhaltensstereotypien, die uns Sicherheit geben, wie die Vorratshaltung von Lebensmitteln, Kleidung im Winter, um nicht zu frieren, und später kommen dann „schöne" Gegenstände hinzu.

Problem: Sammeln von Unnützem

Diagnose: dient der eigenen Befriedigung oder der Angstabwehr

Impuls: angstlindernde Maßnahmen

Problem: Betteln, Masochist

Diagnose: Es besteht die Vorstellung, daß die anderen sorgen müssen.

Impuls: Angeln gehen

Wie bereits erwähnt, macht sich der Mensch oft mit Trostsätzen Luft. Für oder gegen den Besitz gab es um 1911 etwa folgende Aufklärungsversuche (Ersatzhandlungsvorschläge):

F: „Wenn du selbst keine großen Besitztümer hast, so freue dich darüber, daß andere sie haben; wenn du sie hast, so wirst du überrascht sein, wieviel Glück in dir wächst. Ich wollte lieber die Fähigkeit haben, Sachen zu schätzen, die ich nicht haben kann, als Sachen zu haben, die ich nicht schätzen kann."

Menschen sollten sich freuen, etwas Schönes sehen zu dürfen. Man braucht nur durch ein Museum zu gehen oder vor einem Juwelier zu stehen und sich einzubilden, daß einem das gehört. Die Welt ist voller Schönheit, der Mensch hat nur nie gelernt, sie zu sehen.

Kinder

Selbst wie man mit den Kindern umgeht bzw. ob man selbst Kinder will oder nicht, wurde in der ursprünglichen Familienkonstellation erlernt. Viele Kinder müssen herhalten, um eigene Wünsche zu erfüllen. Diese neurotischen Kinderwünsche finden sich bei Frauen ebenso wie bei Männern; der Muttertrieb ist nicht immer die treibende Kraft.

Für alle Beteiligten ist interessant, über das Motiv des Kinderwunsches Bescheid zu wissen. Neurotische Motive für einen Kinderwunsch gibt es bei Frauen und Männern häufig: z.B. trotz Ablehnung der Eltern die Einwilligung zur Heirat zu bekommen; Wunsch einer Frau, ihren Beruf aufzugeben; Wunsch des Mannes, seine Frau zu fixieren; Wunsch der Frau, den Mann zu fixieren; der Wunsch, tiefgreifende Ehekrisen zu beenden.

Andere tiefenpsychologisch-neurotische Komponenten (A. DÜHRSSEN, 1980):

1. Delegation der eigenen Wünsche: Eltern wollen sich in ihrem Kind wiederfinden. Es muß Talent haben, schön und gesund sein, das Geschäft übernehmen. Erfüllt das Kind die Wünsche nicht, kommt es zur narzißtischen Kränkung.
2. Invertiertes Kind: Eltern erwarten, daß ihre Kinder Fürsorge und Beratung für die Eltern übernehmen.
3. Partnerersatz: Das Kind ersetzt ein Familienoberhaupt. Ihm werden die Sorgen und Nöte anvertraut.
4. Geschwisterübertragung: Man überträgt die Gefühle, die man für die eigenen Geschwister hatte, auf die eigenen Kinder (Rivalität, Neid usw.).
5. Der Ablösungsprozeß von den Eltern ist identisch mit der Ablösung von den Kindern.

Verlust durch Trennung

Eine Trennung stellt eine enorme Anforderung an das Coping der verschiedenartig agierenden Menschen dar, wobei der Hintergrund jeder Trennung mit folgenden Fragen offenbart werden kann:
- Kam die Trennung unvermutet? Auf Initiative des Partners?
- Haben Sie Schuldgefühle?
- War der Trennungspartner „Partner zweiter Wahl"?
- War die Trennung mit einer Kränkung des Selbstwertgefühls verbunden?
- Fühlen Sie sich verlassen?

Viele Menschen bekommen auf eine radikale Trennung eine akute zerebrale Dekompensation, für deren Ursache eben die Umstände der Trennung zu erforschen wären. Ich kann mich an eine Patientin erinnern, die 30 Jahre in einem Zuckerlgeschäft arbeitete. Sie ist heute 60 Jahre alt, ihr Berufsleben hat sie mit ihren geliebten Zuckerln und mit der Kommunikation mit Kindern verbracht. Als sie das Zuckerlgeschäft zusperren mußte, mußte sie einige Jahre als Verkäuferin in einer Wurstfabrik arbeiten. Sie wurde dann bei uns in einem völlig dement erscheinenden Zustand aufgenommen. Sie haßte Wurst und Erwachsene, das Ergebnis einer depressiven Dekompensation. Unser Impuls war, für die Klientin wieder Zuckerl oder Kinder als Partner aufzutreiben. Denn, wie es in der Bibel heißt: „Es ist nicht gut, daß der Mensch allein sei."

Generationenkonflikte

Pathologische Konstellationen pflanzen sich in einer Familie fort, sodaß wir bei der Eruierung der singulären Lebensgeschichte die „Drei-Generationen-Konstellation" zu beachten haben. Es ist zum Beispiel zu bedenken, ob die Großeltern eine unglückliche, problematische Ehe führten und daher auch die Eltern eine unglückliche, problematische Ehe führten und die Kinder daraus etwas machen mußten, sodaß in der Eruierung der Biographie auch die Frage nach den Großeltern von Interesse ist: „Lebten Sie bei ihren Großeltern? Wie lebten diese? War die Großmutter krank, in Arbeit, in Stellung?" Dies sind emotionale Fragen, die interessieren.

Schon bei der Befragung der Klienten kann ein Überdenken Ihrer eigenen Lebensgeschichte wertvoll sein, kann Ihnen ein Licht aufgehen über Ihre Verhaltensmuster und ein Verständnis zu Ihrer eigenen Lebensentwicklung entstehen.

Berufsprobleme, Arbeitsstörungen

Jede Berufstätigkeit stellt Anforderungen, Hoffnungen, Erfüllungen oder auch Nicht-Erfüllungen dar. Der Beruf kann positiv, aber auch negativ besetzt sein und ist nicht zuletzt davon abhängig, ob man Alleinverdiener ist oder nicht.

Sehr viele Störungen der Innenbefindlichkeit können durch folgende Gesichtspunkte eruiert werden:
1. Der Mensch ist von seinen Fachkenntnissen her den gestellten Aufgaben gewachsen, befindet sich aber in Dauerangst, diese nicht gut genug zu erfüllen.
2. Der Mensch ist dem Beruf gewachsen, lebt aber in Dauerprotesthaltung und verdirbt sich den Arbeitserfolg durch Fehlleistungen.
3. Der Mensch überschätzt sich und ist der Arbeit nicht gewachsen. Er kann seine Mängel nicht sehen und ausgleichen.
4. Der Mensch ist seiner Arbeit gewachsen, lebt aber im Rivalitätskonflikt mit den Kollegen.
5. Der Mensch ist der Arbeit gewachsen, aber verstimmt.

Wenn man sich an diesen Gesichtspunkten orientiert, hat man eine gute Ausgangsbasis, Einsicht in seine Arbeitswelt zu gewinnen.

3. Das Ermittlungsgespräch

Das Hauptwerkzeug zur Eruierung einer Biographie ist natürlich das Gespräch, bei dem wir lernen müssen, auf der jeweiligen Interaktionsebene des Klienten zu kommunizieren.

Die normalen Kommunikationsgesetze sind dabei ungültig.

Immerhin handelt es sich bei unseren Gesprächspartnern um Menschen, die den Inhalt unseres Gespräches nicht verstehen und daher auf der Gefühlsebene oder sogar Signalsprachenebene mit uns kommunizieren. Sie sind dabei in ihren Gesprächen oft zeitversetzt.

Es ist ein Unterschied, ob ich im Hier und Jetzt oder im Gestern oder Vorgestern lebe.

Unser Gespräch verläuft also nicht nach den Normen der Kommunikationsgesetze, sondern nach den Normen der jeweiligen Interaktionsstufe (1–7) unseres Klientels.

Pflegender: *Noopsyche*
Klient: *Thymopsyche*

Das Gespräch mit unseren Patienten spielt sich vorwiegend im Datenspeicher des Tertiär- und Altgedächtnisinhaltes und in dessen Gefühlsstruktur und nicht, wie üblich, im Neuzeitgedächtnisrahmen ab.

Da die meisten Klienten nicht mehr gewohnt sind, mit uns oder anderen zu sprechen, da sie hospitalisiert und regredient sind, besteht *vor* jedem Gespräch die Notwendigkeit, sie zu „wecken", eine Reizanflutung, eine Vigilanzsteigerung zu betreiben.[1]

Wir müssen sie aus ihrer Somnolenz reißen bzw. reaktivieren, bevor wir ihnen eine Information zukommen lassen können. Vor einem Gespräch muß also seelische Reanimation betrieben werden,

In der reaktivierenden Pflege versuchen wir, über die emotionale Ebene weitaus tieferliegende Ebenen zu erreichen. Wir kümmern uns vorwiegend um jene Patienten, die bei der Mini-Mental-Erhebung weit unter dem Niveau liegen und damit auch für normale gesprächstherapeutische Zugänge, wie Trainings- oder Morgenrunde, ausfallen.

Zusammgefaßt:

Die Gesprächsebene bei „Normalen" (aktivierende Pflege) liegt im Neu- oder Altgedächtnis. Der Input erfolgt über den Inhaltswert des Gesprächs.

Bei Dementen (reaktivierende Pflege) erfolgt der Input über den Emotionalwert des Gesprächs.

Kommunikationsgesetz nach WATZLAWIK

Es kann nicht *nicht* kommuniziert werden, sagt P. WATZLAWIK und meint damit, daß ein Zwang zur Kommunikation besteht. Wenn sich zwei Menschen treffen, wird eben „ausgestrahlt", daß auch der andere, das Du und das Emotionale da ist. Er meint aber auch damit, daß die Kommunika-

---

[1] Siehe auch Kap. „Umsetzungsstrategien", S. 213 ff.

tion immer auf verschiedenen Ebenen ablaufen wird, egal, ob der Klient normal oder pathologisch abgebaut ist.

WATZLAWICK spricht von einer Inhaltsebene und einer Beziehungsebene im Gespräch und trifft damit den Kern meiner eigenen Erklärung dafür, was denn nun Seele sei. Wenn der Leser die Erklärung in den einleitenden Kapiteln aufmerksam gelesen hat, wird er festgestellt haben, daß wir den oberen Teil unserer Psyche „Ratio" (Inhaltsebene) nannten, den untersten Anteil unserer Seele aber „Gefühl" (Beziehungsebene). Beim Gegenübertreten von zwei sich Begegnenden werden immer und sehr oft unterschiedliche Inhalts- und/oder Beziehungsaspekte vermittelt. Der Inhaltsaspekt ist der sprachliche, fachliche Anteil. Der Beziehungsaspekt hingegen ist die Gefühlsaussage, das Nonverbale. Beide Aspekte können sich decken, oder aber auch vollkommen unterschiedlicher Natur sein.

Der sogenannte gesunde, erwachsene Mensch hat in seiner Lebensrolle gelernt, beide Aspekte anwenden zu können: Er sagt uns, daß er uns liebt; gleichzeitig drückt aber seine Haltung gerade das Gegenteil aus. Der sogenannte Erwachsene hat meistens verlernt zu fühlen, daß nun der sprachliche Anteil gar nicht mit dem gespielten Anteil zusammenpaßt.

Gerade aber der sogenannte psychisch auffällige Mensch hat meistens den großen Vorteil, nicht mehr spielen zu müssen. Er sagt das, was er fühlt, und gerade diese Ehrlichkeit verunsichert die Beteiligten. Wir sind es nicht gewohnt, daß uns jemand das sagt, was er fühlt. Unsere Kommunikation ist unterbrochen, gestört. Wir sind verunsichert über das vermeintlich kritiklose, kulturlose Verhalten unseres ehrlichen Dementen.

Da unsere Klienten pathologisch abgebaut (oder biographisch dekompensiert) sind, kommt es bei ihnen wesentlich mehr auf den Bezugsaspekt als auf den inhaltlichen Aspekt an. Daher sind in der reaktivierenden Pflege im emotionalen Bereich die Mimik, das Sprechtempo, der Tonfall, die Körperhaltung, der Geruch usw. von entscheidender Bedeutung. Gerade diese Beziehungsaspekte bekommt auch ein psychisch Abnormer sehr gut mit und kann anhand unserer Aktionen auch erfühlen (messen), ob wir ihm gut oder gar schlecht gesinnt sind, ob die Kommunikation einseitig oder partnerschaftlich geführt wird. So fühlt jeder auch das Verhalten nur als Reaktion auf das Verhalten des anderen.

Gerade weil unser Klient anders fühlt als wir eher harten Normalmenschen, spürt er auch, wenn wir lügen, wenn wir Altersverliebtheit spielen oder wenn wir Empathie mimen und es nicht ehrlich meinen. Daher hat sich die moderne Empathieforschung auch von dem ursprünglichen Gedankengang, Empathie sei Mitfühlen, Mitleiden, und dies sei gut so, wieder entfernt. Empathie soll nach der modernen Literatur:
- keine Sympathie zum Klienten sein
- kein Mitfühlen sein; denn wenn man mitfühlt, ist man bei sich und nicht beim Patienten;

- kein Verständnis sein; denn es gibt so viele Absonderlichkeiten, bei denen man kein Verständnis mehr aufbringen kann.

Es ist nicht erforderlich, seine eigenen Gefühle einzubringen. Empathie heißt, beim anderen zu bleiben, ohne ihn gefühlsmäßig überzubetreuen. Es ist besser, wenn der Patient sich selbst versteht, als ihn zu verstehen.

So, wie der Klient spürt, ob wir es ehrlich meinen oder nicht, spürt er auch, ob uns seine Geschichten interessieren oder nicht. So gesehen sind Fragen und Beziehung sehr eng miteinander verbunden (Beziehungs-/Inhaltsebene) und müssen daher gerade in der Pflege genau unter die Lupe genommen werden. Grundsätzlich sind Menschen Beziehungswesen, da sie ja ohne Beziehung, oder besser gesagt, Kommunikation nicht durchs Leben kommen. Der Mensch entwickelt sich in den Beziehungen und nicht allein. Diese Du-Kommunikation muß vorgezeigt bzw. vorgelebt werden.

Wir lernen über Beziehungen größtenteils durch unsere Eltern, Großeltern usw. 1900–1925 wurde von den Eltern und Großeltern ein Beziehungs-Muß durch die Prügelsprache geprägt bzw. eine Zwangskommunikation eingeführt. Die Familienstruktur führte zur Zwangskommunikation, die aber ein Leben lang Sicherheit gab.

F: „Grüß schön die Frau Emma!"
„Grüß schön den Herrn Pfarrer!"
Die Familie ist die Keimzelle des Staates.
Die Familie gibt Halt.
Durch Beziehung gezeugt, geboren, gestillt, genährt, gepflegt.

Beziehungen erfordern aber auch Anpassung. Das heißt, daß auch jegliche menschliche Kommunikation oder Kooperation Anpassung erfordert. Nun wissen wir alle, daß gerade der Selbstverwirklichungsboom zu einer Anpassungsunfähigkeit führt. Wer will sich heute noch anpassen? Gerade dadurch verliert die geriatrische Pflege an Lebendigem. Interessant dabei ist allerdings – und das möchte ich unbedingt erwähnen –, daß gerade die Selbstverwirklichung an sich praktisch nur über den Nächsten geht. Denn was wäre schon eine Pflegeperson ohne Patienten, ein Schauspieler ohne Publikum, ein Lokführer ohne Lokomotive? *Es ist der Patient, der mir ermöglicht, ein guter Pfleger zu sein.* Nur durch den Patienten kann ich mein Pfleger-Ich aufwerten, durch mich alleine ist das nicht möglich. Dies könnte doch einer der vielen Gründe dafür sein, daß man Pflegeperson in der Geriatrie wird. Gerade bei Dementen kann man sein Ich auf einfachste Weise aufbauen. Denn nur durch den Klienten kann man selbstsicher, selbstzufrieden werden.

Problem	*Diagnose*	*Impuls*	*Folge*
Zeitalter der falschen Selbstverwirklichung	Auflösung der Tradition und aller Werte	„Grüß schön" ist out.	Beziehungsnotstand

Diese geänderte Erziehung beim jungen Pflegepersonal führt nach wissenschaftlichen Aussagen teilweise zum Beziehungsnotstand in der Pflege, obwohl immer mehr von „Bezugspflege" gesprochen wird. Die Scheinliebe zum Klienten führt in der Folge dazu, daß man den Patienten entmündigt, über ihn, statt mit ihm spricht und er daher vor der Welt flüchtet, da er seine Umwelt nicht mehr verstehen kann. Beziehungsnotstand zwischen Pflegern und Patienten führt zu der Tatsache, daß der Patient hospitalisiert, verwöhnt und unselbständig wird; es kommt zum Stillstand, und seine Eigenkreativität wird zugunsten der Pflege eingeengt. Dadurch wird er chronisch unzufrieden und lästig; er sucht nach Rollen, die es ihm ermöglichen zu überleben. Das ist vor allem die Rolle des „chronisch Kranken". Zusammengefaßt heißt dies: gute Pflege + nochmals gute Pflege = nicht sehr gute Pflege.

- Die Patienten müssen uns nicht lieben, aber es steht ihnen Fachpflege zu. Aus Kranken machen wir Gesunde und nicht Glückliche. Dazu ist es erforderlich, das Kumpelsyndrom zu beenden; der Pfleger ist Schlüsselfigur, darf aber nie Zentralfigur werden. Die Geschenksideologie und Bedürfnis-Stillungs-Pflege muß verhindert werden. Das Normalitätsprinzip ist zu beachten: Statt der Hausordnung (Hausordnungen sind abnormale, künstliche Reibungspunkte) kann mehr Fachhirn installiert werden. Es muß eingeführt werden, daß man auch Nein sagen darf.

4. Fragen stellen

Klienten erzählen erst dann etwas Emotionales, wenn sie in Emotion sind. Es geht daher bei der Erhebung von brauchbarem Material darum, diese Menschen ins Gefühl zu bringen:

„Wenn das Herz voll ist, geht der Mund über."

Klienten bringt man in Emotion durch:
- Wohnsituation (differentialdiagnostischer Ausgang)
- Eigenerzählungen beginnen
- Vehikel
- Geruchsassoziationen
- Schlüsselreize im Sinne von Aphorismen
- Musik
- Reizsätze positiv/negativ
- spontane Wegnahme des 1,5 m-Sicherheitsabstands
- Machttrieb – Streit als Therapie
- Eifersucht – indem man gezielt andere Klienten als Lieblingsklienten wählt
- ehrlich gemeinte Komplimente

Fragen heißt vor allem, daß man sich für den anderen interessiert. Somit erhöht man das Selbstbewußtsein des anderen. Unsere eigene Ausstrahlung („Du interessierst mich") ist dabei entscheidend. Jeder Mensch hat Freude, wenn sich jemand für ihn und gerade nur für ihn interessiert und wenn er über sich und sein Leben berichten kann. Männer, aber auch Frauen haben dieselbe Taktik: Sie können ein Mädchenherz nur gewinnen, indem sie Interesse zeigen, und dies geht am besten über das Fragen.

Neugier ist Lebensinhalt und für viele Lebenselixier. Ein nicht neugieriger Pfleger ist etwas Furchtbares. Für den Frager selbst bleibt aber auch eine Menge an Fruchtgenuß. Über dem Fragen liegt Neugier, und – das steht in jedem Skriptum – neugierige Menschen leben und fragen sich selbst viel.

Fragen und Antworten ist demnach Selbstverwirklichung für beide Seiten. Mehr noch als für ein Mädchen, das erobert wird, hat das Fragen an sich für den geriatrischen Menschen Bedeutung.

So ist das *Ausfragen eine Art Zweckbelastung* für den Patienten; wer dem Patienten eine solche Belastung abnehmen will (weil ihm die Fragen selbst auf die Nerven gehen), verhindert zuerst die Selbstverwirklichung seines Patienten und dann auch seine eigene. Fragen heißt auch, Neugier zu besitzen, wissen zu wollen, wen man überhaupt pflegt oder wer er einmal vor seiner Erkrankung war. Was hat er erlebt, mitgemacht, erfahren, geleistet? Mit einem Wort: Wer ist dieser Mensch?

Primär muß es sich um emotionale Fragen handeln, derer sich auch die Validation bedient: „Wen vermissen Sie am meisten? Womit haben Sie Ihr Brot verdient? Was ist das Schlimmste am Altern (Stadium II: Glaubt er jung zu sein)? Leben Sie gerne hier (Stadium II: Glaubt er, in seiner Wohnung zu sein)? Mögen Sie die Menschen hier? Wen mögen Sie am liebsten? Was war für Sie am schwierigsten? Was tun Sie, um sich wohl zu fühlen? Was ist Ihre Lieblingsbeschäftigung? Schmeckt Ihnen das Essen hier? Glauben Sie, daß dies ein guter Ort ist? Wo wären Sie lieber?"

Jedes Gespräch ist immer Ausdruck sozialer Zuwendung und somit zugleich therapeutisch und diagnostisch.

Das Resultat ist davon abhängig, ob ein asymmetrisches („Ich bin der Chef im weißen Mantel") oder ein symmetrisches Gespräch ohne Autoritätsgefälle geführt wird.

Gespräche – Hintergrundinformation

Der Einstieg bzw. das erste Kontaktgespräch klappt (besser), wenn
- die Ausstrahlung des Fragenden stimmt,
- wir keine Korrekturen vornehmen,
- die Vertrauenswürdigkeit da ist,
- man die Adaptionszeit beachtet,
- die Zuverlässigkeit paßt (9 Uhr ist 9 Uhr),
- in der Milieusprache gesprochen wird,
- die 7 Erreichbarkeitsstufen beachtet werden,
- man Krawatte und Anzug trägt,
- das Gefühl „der interessiert sich wirklich nur für mich" ausgestrahlt wird,
- primär *unstrukturierte Fragen* gestellt werden.

Beispiel:
„Können Sie mir etwas aus Ihrem Leben erzählen? Aus Ihrer Zeitgeschichte? Aus Ihrer Heimat?"

Unstrukturierte Frage: „Stimmt es, daß Sie am 1. 2. 1901 geboren sind?"

Halbstrukturierte Frage: „Als sie von 1950 bis 1960 im Ausland waren, was war . . . ?"

Bei der Erhebung der singulären Biographie gehen wir davon aus, daß wir die Lebensgeschichterln erfahren wollen. Viele Einzelstories werden erst zu einem runden, interpretierbaren Gesamten. Dies bildet auch unsere Fragetechnik. Die Gesprächsführung basiert auf allgemeinen, menschlichen Qualitäten und nicht auf gesprächstherapeutischen Mitteln. Es ist ein Gespräch auf der Ebene der Gefühle, inhaltlich wie auch bezugsmäßig, und zwar auf der Gefühlsebene von Patient und Pflegeperson. Auch wir bringen unsere Gefühle ein und wirken dadurch (hoffentlich) nicht formell.

Nun wird aber beim Gespräch nicht nur Positives und Liebes besprochen und erfahren, sondern auch das Leiden des Klienten auf das Pflegepersonal mit übertragen. Dies führt dazu, daß die Pflegenden nun plötzlich die Ängste, Hoffnungen und Sorgen in sich tragen und mitzuleiden, mitzufühlen beginnen. Es wäre nun die Frage zu stellen, wo und an wen die Pflegeperson diese negativen Gefühle weitergibt. Früher, als wir noch alle christlich waren, war dies recht einfach: Man ging in die Kirche und befreite sich durch ein Entlastungsgespräch mit dem „lieben Gott" von seinen im Beruf übernommenen Qualen. In der heutigen, eher postchristlichen Zeit muß man einen Psychiater oder den sogenannten guten Freund aufsuchen, wenn man die Patientenlaune nicht gar an seine Familie abgeben will. Dabei wäre es gut zu verstehen, daß es diese Übertragungen gibt und daß man diese induzierten Gefühle mit sich herumträgt oder projiziert. Kein Wunder, daß es gerade im Pflege- und Heilberuf so viele böse Witze über schwere Erkrankungen gibt; immerhin ist der Fachwitz eine der Möglichkeiten, damit fertigzuwerden.

Man sollte also darauf achten, nicht zu tief in die Gefühle der Klienten selbst abzugleiten (äußere Nähe bei innerer Distanz). Es ist eine gute Möglichkeit, mit Fachlichkeit statt empathischem Mitfühlen zu agieren und damit selbst lebensfähig zu bleiben.

Beim ersten Treffen sind wir *Be-Gegner*. Für unsere Alten sind wir *Fremde*, die in ihren Lebensraum eindringen. Gespräche mit Betagten bergen einige Prägungssituationen in sich:
- Unsere Betagten sind von Fremden häufig negativ geprägt („Holzauge sei wachsam"). Sie lassen uns nicht an sich heran, weil alle Menschen Verräter, Diebe, politisch suspekt und so weiter sind.
- Wir sind in der Pflege daran gewöhnt, abrupt an unsere Patienten heranzutreten, dabei zerschlagen wir die persönliche Sicherheitszone jedes einzelnen und denken nicht daran, daß dies Angst und Aggression aus-

lösen kann. Jeder Mensch hat eine persönliche Schutzzone von 1,5 Metern. Wir müssen zuerst abwarten, ob der Klient uns gestattet, in seinen Lebensraum einzudringen. Wir sind Besucher in ihrem eigenen Lebensraum, in ihren eigenen vier Wänden und sollten uns auch wie fremde Besucher benehmen und nicht annehmen, daß wir als die „großen, beliebten Helfer" erscheinen. Dies erscheint nur uns so.

- Eine Übertragung muß erst aufgebaut werden. Es ist deshalb ratsam, die normale Intimsphäre beider Gesprächspartner zu beachten. Erst vorsichtig und langsam sollte sich der Sicherheitsabstand verringern. Vorerst schauen und fühlen wir, ob uns der andere in sich hineinläßt, ob gerade wir die richtigen Partner sind oder ob nicht an der Abteilung eine bessere Bezugsperson aufzutreiben wäre.
- Betagte haben Erfahrung mit Urvertrauen oder Mißtrauen. Wir können es nicht ändern, daß für viele Betagte zum Beispiel alle blonden Frauen böse sind (Schlampen), daß alle (politisch gesehen) Schwarzen „Kerzerlschlucker" und alle Roten „Proleten" sind und daher auch Stehlen nicht ausgeschlossen ist. Immerhin haben unsere Alten oft Selbsterfahrung, also haben auch sie hie und da etwas von der Firma mitgehen lassen, nur um den Chef zu ärgern. Diese geprägten Vorstellungsbilder in ihren Köpfen können eben dazu führen, daß sie die eine Pflegeperson sofort lieben und ihr volles Vertrauen schenken, den anderen aber (der viel ehrlicher ist) spontan ablehnen und ihre eigenen Unarten auf diesen projizieren.
- Alte tratschen über ihr Problem. Natürlich gibt es auch aus prägungsphänomenaler Sicht Betagte, die den ganzen Tag reden wollen. Dies sind oft Menschen, die ein Leben lang sehr viele oberflächliche Kontakte hatten und diese nun im Heim fortsetzen wollen. Gerade jene Leute, die aber viel reden, gehen in Wirklichkeit kaum auf jemanden ein. Es sind oberflächliche „Wirtshausgespräche" ohne gefühlsmäßigen Anteil.
- Andere wieder sind die typischen Stillschweiger, und leider haben sie ihr Coping darin gefunden, böse zu schauen und ja keinen anderen Menschen auf sich zukommen zu lassen. Sie sind mit dieser Methode am besten gefahren und bleiben dabei. Sie wurde zu ihrem Coping, wie die in den anderen Beispielen beschriebenen Daseinsstrukturen.
- Eins tun aber alle: Sie reden mit, wenn gerade ihr Problem besprochen wird. Wer kennt das nicht: Man nimmt selbst einen Betablocker und am Nachbartisch wird heftigst von wildfremden Menschen diskutiert, ob der Betablocker nun gut sei oder nicht, welchen Vorteil, welchen Nachteil das Ding hat und so weiter. Sofort sind wir ergriffen und müssen uns ebenfalls einbringen. Denn der Betablocker ist auch unser emotionales Gesprächsthema, und man muß dabei sein. Gerade diese Aussage ist sehr wichtig in der Erhebung. *Nur das, was mich berührt, berede ich.*
- Wir Menschen erzählen dann am liebsten, wenn wir einen großen Leidensdruck haben. Wenn es uns selbst psychisch schlecht geht, gehen wir eben zum Friseur oder zur Kosmetikerin und sprechen uns bei ihnen aus.

- Das positive Gespräch ist nicht immer positiv. Besser ist, wie alles im Leben, die Mittellinie, die vielleicht L. CIOMPI am besten beschrieben hat. Er sagt unter anderem: „Ich spreche mit dem anderen, wenn er auf ein persönliches Gespräch kommen will. Wenn er nicht kommen will, führe ich dann nur ein oberflächliches, banales Wirtshausgespräch."
- Viele lassen nur Menschen an sich heran, die denselben Dialekt sprechen wie sie selbst. Gerade der jeweilige Dialekt bestätigt dem anderen emotional, daß derjenige, der so spricht und fühlt, einer der unsrigen ist, daß derjenige, der so spricht wie ich, mich auch verstehen kann. Wenn Sie mit einem echten Wiener „deutsch" redeten, würde ihm das Angst machen, denn schon in der Prügelsprache heißt es, wenn man jemanden zur Räson bringen will:
F: „Mit dir werd' ich einmal deutsch reden!
- Reden ist also gar nicht so einfach, obwohl wir einen Beruf haben, in dem den ganzen Tag gesprochen wird – wir wissen nur nicht, worüber!
- Die Sprache ist auch eine Waffe. Diffuses Sprechen kann auch gemeingefährlich sein. Wie oft reden wir, ohne zu wissen, welche Reaktion der Klient setzt. Kaiser FRANZ JOSEPH zum Beispiel äußerte sich bei SICHARDSBURG und VAN DER NÜLL mit einer Rüge bei der Eröffnung der Oper. Daraufhin brachte sich SICHARDSBURG um. VAN DER NÜLL verfiel in Depressionen und starb. Von da an sagte Kaiser FRANZ JOSEPH nur noch: „Es hat mich sehr gefreut." In diesem Sinne ist es mir lieber, wenn wir mit unseren Klienten gezielt reden als ungezielt und trotzdem manipulierend.
- Bei der Erhebung einer Biographie muß in erster Linie Neugier erregt werden, daher soll man mit Eigenerzählungen oder Eigenängsten beginnen. Die positive Wertschätzung der Betagten muß da sein. Ihr Vertrauen und ihre Dankbarkeit bekommt man nicht sofort. Es zählt nicht, wenn der Klient lächelt, denn unsere Klienten sind daran gewöhnt, mit Scheinanpassungen zu agieren.

Führt man ein Gespräch auf der *Inhaltsebene,* müssen folgende Punkte beachtet werden:

- Zeit lassen, keinen Druck ausüben – auch bei sogenannten normalen Menschen sollte man die verlängerte Adaptionszeit beachten.
- Klient muß aktiver Anteil sein
- Milieusprache (Sozialsprache und sozialer Inhalt) beachten, auch bei „Normalen": „Arschloch" ist im Norden Deutschlands von anderer Gewichtigkeit als in Meidling.
- Das rationale Gespräch soll unautoritär, ohne weißen Mantel durchgeführt werden; bei Betagten, die Angst haben, allerdings mit Autoritätskleidung (sie wollen wissen und fühlen, daß der Gesprächspartner kompetent ist).
- Auch normale Menschen verstehen den Inhalt bei der Visite nicht, die Pflegeperson wird zum Dolmetscher für den Arzt. Wir verlängern die

kurzen Antworten bei den Visiten und übersetzen Latein in die Milieusprache.
- Wir sollten vor dem Reden lernen zuzuhören.
- Jeder Mensch hat seine eigene Realität, daher müssen die Gespräche mit patientenbezogenem Realismus erfolgen.
- Es ist ein interessantes Forschungsergebnis, daß der normale Mensch in der Praxis maximal zwei Minuten ohne Unterbrechung spricht. Nur berufliche Dauersprecher, psychiatrisches Personal, Sozialarbeiter, Lehrer und Polizisten sprechen unaufhörlich gewohnheitsmäßig weiter. Als Pflegeperson ist man die erste Anlaufstelle des verunsicherten Patienten; der Klient wird sich primär an den ersten Aussagen des Pflegenden orientieren. Daher Vorsicht mit den Inhalten, sie könnten falsch sein.
- Der Klient erwartet, erhofft, daß man auf ihn eingeht und sich nur um ihn kümmert. Man muß ihm also gleich klarmachen, daß er nicht „allein" auf der Welt ist.
- Nicht vergessen werden darf, daß der Klient nicht entmündigt ist (auch wenn er so agiert); er möchte wissen, was mit ihm passiert, daß man Zeit für ihn hat, daß er seine Sorgen äußern darf, daß er selbst bestimmen kann, was gut für ihn ist. Er möchte vor allem wissen, mit wem er es zu tun hat: Pflegepersonen sollen sich also vorstellen.
- Es ist unrational, hysterisch durch die Gegend zu laufen; die Pflegeperson kann die Zeit signalisieren, aber auch, wann sie keine hat.
- Rational ist es, mit und nicht über den Patienten zu sprechen (Visite).
- Zuhören, denken, Antwort formulieren, reden.
- Das Vertrauen gewinnt man durch leicht zu beantwortende Fragen, die völlig harmlos und nichtssagend sind. Schon die Frage, ob jemand einmal Drachensteigen war, ob er wie ich mit U-Hakerln durch die Gegend schoß oder gar Skifahrer (damals maximal Tourengeher) war, ist ein idealer Einstieg. Nur nicht scharf zufassen, sondern – wie der alte Ausdruck lautet – „immer peu a peu", nur so erringt man Vertrauen.
- Fragen über das, „was Dir (noch) heilig ist", remotivieren von sich aus schon. Es soll dabei der Wunsch, etwas noch erleben oder gerne tun zu wollen, erweckt (erinnert) werden.
- Nicht unterfordern und nicht überfordern heißt die Devise, wobei man bedenken soll, daß Betagte stärkere Impulse als Jüngere benötigen.
- Die Pflegeperson kann sich ruhig infantil bzw. unwissend geben. Damit wird beim Klienten das Bedürfnis geweckt, uns „Jungen" seine Erfahrungen zu übermitteln. Wir wollen vom Betagten etwas lernen, und dies kann man signalisieren.
- Die historische Mann/Frau-Beziehung muß beachtet werden: Eine Frau „mußte" einen Mann haben. Ihn zu verwöhnen und ihm zu folgen war die Prägung schlechthin.
- Es sollen Fragen und Probleme auf Hausverstandsniveau besprochen und keine aufdeckenden Gespräche oder Versuche unternommen werden.

- Jedes Gespräch, jede Unterhaltung soll anxiolytisch wirken (Entlastungsgespräch), sodaß bereits die Erhebung (Diagnose) therapeutischen Charakter bekommt.
- Gespräche sollen wertfrei sein. Natürlich wird beim Gespräch ge-wertet, es darf aber nicht be-wertet werden. Wir sind keine Richter über die Lebensweisen unserer Klienten.
- Interessant für das Leben sind emotionale Stories (Geschichterln), die positiv, negativ oder emotional ambivalent besetzt sind, und nicht datives Material. Lebensgeschichterln sind banal, aber die Aneinanderreihung von vielen Banalitäten macht das Leben erst kompliziert, vor allem deshalb, weil der Mensch bei jeder Story mit der gleichen Antwort reagiert (Daseinsbewältigungsstruktur).
- Gespräche sollen ohne Zeitdruck geführt werden. Sie gehören zur therapeutischen Grundpflege.
- Zuhören sollte man auch mit dem „dritten Ohr" (erhöhte Wahrnehmung). Was spricht der Mensch zwischen den Zeilen an?
- Der Patient muß darüber informiert werden, was wir von ihm wollen, warum wir mit ihm reden. Achtung: Bei entmündigten Klienten Sachwalter informieren!
- Banale Gespräche im menschlichen Rahmen sind als Dienstleistung zu verstehen. Die Dienstleistung heißt: Ich höre dir zu, ich interessiere mich für dich; daß wir miteinander reden, macht uns zu Menschen.
- Bei keinem Gespräch darf es „Korrekturen" geben. Man soll dem anderen nicht klarmachen, wie er fühlt, denkt und zu denken hat oder daß er narzißtisch sei und deshalb paranoid.
- Im banalen Umgang kann die Prägung unserer Klienten weiterhelfen (Mittelschicht/Arbeiterschicht).
- Wenn stärkere Abbauerscheinungen vorliegen, mit Vehikel beginnen, Reizsätze und Sprüche verwenden.

Die Patient-Pfleger-Beziehung stellt eine Sonderrealität dar. Übertragungsbilder sind an Erfahrungsbilder des Klienten von früheren Ereignissen gekoppelt. Das heißt zusammengefaßt:
- Übertragung und Gegenübertragung sind gegeben.
- Der Patient erlebt eine Beziehung, die er noch nicht hatte (wir auch nicht!). Es ist eine neue Realität und damit ein Gedächnistraining oder eine Überforderung.
- Es ist wichtig, dem Klienten im voraus zu sagen, was wir von ihm wollen, was wir für ihn tun und was wir nicht tun (Pflegevertrag).
- Ein affektives Mitfühlen kann man nicht ausschließen. Es soll aber nicht primäre Bedeutung annehmen („meine Patienten", „meine Frau XY").
- Die Pflegeperson ist Objekt, sie stellt sich zur Verfügung. Sie ist Dialogpartner, an den der Patient sich halten kann (Bezugspflege). Sie ist Plazebo und rettender Engel.

- Beim ersten Treffen sind wir Menschen „Be-Gegner". Beachten Sie daher den normalen Intimsphärenabstand von 1,5 Meter von Mensch zu Mensch. Erst allmählich kann man bei Sympathie in die Intimsphäre eindringen. Ausnahme: Reizanflutung, wenn wir möchten, daß der Klient uns wegstößt oder beschimpft.
- Beim Gespräch kann die Einstiegsangst abgebaut werden, indem man mit eigenen Erzählungen und Geschichterln beginnt.
- Positive Wertschätzung zu Betagten muß da sein, der Klient spürt diese an unserer Ausstrahlung, am Tonfall, an der Sprechgeschwindigkeit.
- Vertrauen und Dankbarkeit bekommt man nicht gleich, höchstens erlernte Scheinanpassung.
- Der Klient muß der aktive Anteil sein, er wird zum Mitarbeiter.
- Die Gespräche müssen im patientenbezogenen Realismus stattfinden, nicht in unserem. Bei entmündigten Klienten ist der Sachwalter, Beistand, Kurator zu verständigen.

Folgendes soll festgestellt werden:
- Hat mein Gegenüber angekränkelte Gefühle oder ist seine Identität sicher, selbstbewußt; woher hat er sein Selbstbewußtsein?
- Ist sein Selbstverständnis zu Problemen realistisch oder stellt es eine lebenslange Lebenslüge dar (siehe auch Coping)?
- Was traut er sich (sympathikoton) zu, was traute er sich nie (parasympathikoton)?
- Welche Talente stehen ihm zur Verfügung, welche Schwächen und Stärken (auch neurotischen Einengungen)?
- Was hat er bereits erlebt, worauf kann er zurückblicken?
- Wie deutlich oder undeutlich ist das Gefühl des Klienten, daß seine innere Lebensbalance gestört ist? Ist dies eine realistische Einschätzung oder kritiklos?
- Wie sieht seine eigene Ich-Formel in bezug auf den ehemaligen Lebenssinn (höherer/ niederer) aus?
- Was waren und sind daher seine ehemaligen Lebensmotive?
- Was seine Copings; wo und woduch wurden sie behindert, eingeengt?

5. Hören mit dem dritten Ohr

Für das Verständnis der inneren Welt eines Patienten ist es notwendig und hilfreich, das „Hören mit dem dritten Ohr" durchzuführen, eine Mischung zwischen unserer Intuition (unserem Gefühl) und unserem Fachwissen. Bei der biographischen Erhebung (später auch bei deren Interpretation) ist es wesentlich, daß der Mensch erkennt, was die Verhältnisse aus ihm gemacht haben, und dies für ihn vor allem verständlich aufzuzeigen. Die Umwelt formt den Menschen, beeinflußt seine Biographie, und der Mensch weiß selbst nicht mehr, ob nun *er* lebt oder ob er gelebt wurde.

Der Mensch lebt nicht nur aus einer rationalen und emotionalen Ebene heraus, sondern auch noch aus einer erlebten äußeren und inneren Welt. Der Mensch macht aus dieser Mischung von sich und seiner Umwelt das, was er sehen und hören möchte: seine Welt seine eigene biographische Geschichte. Die Gespräche sind also eine Mischung aus:
- einer Zusammenfassung, „wie man sich sehen möchte",
- einer gewünschten Weltphantasie im Hier und Jetzt und
- einer Phantasiewelt aus der „guten alten Zeit".

Alle diese Biographiegesprächsinhalte haben beim Erzählen eine kompensatorische Funktion. Somatische und psychosoziale Tatsachen werden erst durch die Art und Weise, wie wir sie verarbeiten, positiv oder negativ besetzt.

Folgende praxisrelevante Aussagen gelten für das Hören mit dem dritten Ohr:
- Durch das Erzählen entsteht ein neues Sehen durch die Augen des Klienten.
- Lebensgeschichterln sollten öfter wiederholt werden. Der Klient hat die Chance, selbst zu erkennen, daß etwas anders ist, als er es erzählt oder erzählen möchte. Korrekturen werden nur vom Patienten selbst vorgenommen. Wir sind keine Lebensberater.
- Der Klient soll sich selbst verstehen lernen; er hat nichts davon, wenn wir ihn verstehen.
- Eine sinnvolle Einheit zwischen Wunschwelt und Realität wäre das Optimum eines Gesprächs.
- In der Praxis heißt das: Wir müssen spüren, daß uns der Klient vielleicht auch etwas anderes als das gesprochene Wort mitteilen will. Dies ist erkennbar über
  – Körpersprache
  – Stimmlage, Höhe, Schnelligkeit
  – Art des Sitzens/Stehens
  – Gesichtsausdruck

Sehr oft finden wir mit dem dritten Ohr die Antwort auf zum Beispiel folgende Begleitgedanken:
- Wie sicher oder wie angekränkelt ist das Gefühl der eigenen Identität?
- Wie ist die Identität unseres Gegenübers tatsächlich?
- Wie sieht eigentlich sein Selbstverständnis aus?
- Was traut er sich zu, was plant er, welche Talente stehen ihm zur Verfügung?
- Welche Schwächen behindern ihn?
- Mit wem lebt er, was hat er bereits erlebt und worauf kann er zurückblicken?
- Wie deutlich oder wie undeutlich ist das Gefühl des Patienten, daß seine innere Lebensbalance gestört ist?
- Wie sieht seine „innere Ich-Formel" aus?

Man muß erkennen, daß unser Klient nicht nur redet – er spricht auch mit uns. Er teilt uns mit, wer er war, was er besessen, was er erlebt hat und versucht auf diese Weise, Vergangenes mit dem Befrager zu teilen. Wo nur noch wenig oder nur eine eingeschränkte Gegenwart zu teilen ist – die Station, das Zimmer im Krankenhaus oder Pflegeheim –, wird auch wenig von selbst auf uns zukommen bzw. bei einem Gespräch herauskommen. So gelangen alte Leute dazu, sich in ihrer autobiographischen Perspektive zu sehen. Die Erinnerungsarbeit sollte keine einsame Arbeit sein, sondern ein reflektorisches Geschehen.. Alten Menschen sollte deshalb ausführlich Gelegenheit gegeben werden, über ihre „Geschichte" zu sprechen; denn Identität hat eine geschichtliche Dimension, die natürlich auch im jetzigen Zusammenhang („Ich bin im Heim") gesehen werden kann und muß.

6. Ablehnung des Biographiegespräches

Manche KollegInnen berichten, daß sie vom Klienten praktisch nichts erfahren. Der Klient nimmt sie nicht für voll, sondern betrachtet sie als junges „Trutscherl" bzw. jungen „Tutter", den wohl die Geheimnisse des Klienten nichts angehen und nicht zu interessieren haben. Ich darf vorerst erwähnen, daß dies normal ist; es ist normal, daß ein Betagter von den Jungen nichts hält („Sie verstehen nichts; sie haben das Leben noch nicht gelebt. Sie haben keine Erfahrung und wissen überhaupt nicht, um was es im Leben geht").

Paula WESSELY in einer Radiosendung am 16. 5. 1991:

Redakteur: „Wie war das mit den Engagements 1930? War es leicht, eine Rolle zu bekommen?"

WESSELY: „Wie alt sind Sie, junger Mann?"

Redakteur: „Jahrgang 1953."

WESSELY: „Da kann ich Ihnen keine Antwort geben, da müßte man jahrelang reden, bis Sie das verstehen."

Selbst WESSELY, eine weltoffene, gebildete Frau, zeigte schon allein durch ihren Tonfall eine bestimmte Abwehrhaltung zum jugendlichen Reporter. Dies möchte ich zur Überlegung einbringen, da heute immer mehr jüngere Pflegende auf der Bildfläche des therapeutischen Gesprächs auftauchen und sich natürlich auch wie Jugendliche benehmen. Diese modernen Menschen mit ihren Copings und ihrer Sprachart wollen nun die Betagten nach ihren Copings befragen. Keiner der beiden will aber etwas von seiner Persönlichkeit hergeben, weder der Alte noch der Junge. Folge: Sie reden eben.

Natürlich ist der Erfahrungsaustausch zwischen den Generationen entscheidend. Vorwiegend sollten Erfahrungen, Erkenntnisse und Fähigkeiten von den Alten auf die Jungen übergehen. Anderseits soll wenigstens der nur biologisch Abgebaute auch von den Jungen lernen, welche Probleme heute im Vordergrund stehen. In Wien hat sich ein eigener Verein („Wissensbörse") etabliert, der sich dieser Aufgabe besonders annimmt und

Gesprächspartner zwischen jung und alt vermittelt. Es hält die Betagten aufrecht, wenn sie ihre Erfahrungen weitergeben können; die Jungen werden wenigstens neugierig. Kann man sich nicht auf den Betagten einstellen, oder ist das Interesse für die Geschichtssituation zu gering, ist es nicht verwunderlich, wenn man nichts erfährt.

Wie schon erwähnt, kann das Gespräch (die Erhebung) und die Betreuung von Menschen – egal, ob sie nun Klienten, Patienten oder Bekannte sind – generell auf zwei Ebenen stattfinden: einerseits auf der fachlichen (hier bleiben die Gesprächspartner auf der rationalen Ebene; es fallen ihnen gute Argumente und Maßnahmen ein). Der Klient ist dabei in Emotion. Der Fachmann/die Fachfrau strahlt durch sein/ihr Wissen Sicherheit an seine/ihre Klienten aus und wirkt schon daher beruhigend und entängstigend. Dies sollte die geriatrische Profi-Pflegeperson sein. – Ganz anders ist der emotionale Interviewer, der Verwandte. Dieser ist selbst emotional, seine Gesprächsebene ist die Emotion. Sie entbehrt weitestgehend einer rationalen, fachlichen Grundlage, selbst wenn der Interviewer ein Profi ist und seine eigene Mutter die befragte Klientin. Wie soll er sonst mit der Verwirrtheit und der Eigenart seiner Verwandten umgehen? Er ist selbst emotional überfordert und vergißt dabei sein Fachwissen. Er stürzt vom Hirn ins Gefühl ab und wird plötzlich zum Laien. Daher beunruhigt/verängstigt er die Umgebung, da er „das zu tun Angemessene" nicht weiß. Die Erwartungshaltungen zum Patienten sind falsch und inadäquat. Sätze wie „Benimm dich doch, reiß dich zusammen" sind seine Handlungsansätze. Auch Pflegepersonal (wenn es emotional agiert) hat die falsche oder gar keine Erwartungshaltung.

Laie	*Profi*
verunsichert	sicher
emotional	rational
unfachlich	fachlich
= führt zu einer neuerlichen Fehlaktion	= beruhigt von sich aus/Plazebo

Da die Angehörigen zu ihren Verwandten emotional überlagert agieren, erwarten sie auch von uns, daß wir emotional agieren und das angeblich Beste für den zu betreuenden Verwandten erbringen. Aus dieser Motivation heraus entstand die irrige Ansicht der Krankenpflege, mit Empathie, Akzeptanz und Nähe vorzugehen. In der Öffentlichkeitsarbeit und beim Gespräch mit Angehörigen ist es unsere Pflicht, hier korrigierend einzugreifen.

7. Erlernen einer professionellen Gesprächsführung

Die Gesprächsführung auf dem Zeitgeistniveau des Klienten erfordert ein
- historisches,
- regionales und
- singuläres Geschichtswissen.

Hier wollen wir versuchen, Zeitgeistideen und Überlegungen einzubringen.

Die Literatur ist das Gedächtnis der Menschheit.
Wer schreibt, erinnert sich, und wer liest, nimmt an Erfahrungen teil.
Bücher kann man wieder neu auflegen,
von Büchern gibt es schließlich Archivexemplare.
Vom Menschen nicht.
        (Hans KEILSON)

Die allgemeine Meinung ist, daß jeder Gespräche führen kann. Meine Sorgen kann ich mir auch bei Freunden von der Seele reden. Ist also Krankenpflege eine Gesprächsprostitution auf Krankenschein? Auf einen somatischen Sachverhalt übertragen, wäre die Gegenfrage: Kann nicht auch ein Kellner oder ein Freund einem Zuckerkranken ein Stück Zucker geben? Natürlich, aber der Kellner wird die pathophysiologischen Hintergründe nicht verstehen.

So ist es auch beim Sprechen. Man muß die entsprechenden Kenntnisse über die Störungen und Problemmöglichkeiten kennen, um reden zu können. Somit ist professionelles Reden etwas anderes als das Wirtshausgespräch schlechthin, obwohl dies dem Patienten selbst egal ist. Für ihn gilt der Lehrsatz: Alles, was guttut, hilft.

Wie in diesem Kapitel schon erwähnt, muß die Biographieerhebung erlernt werden; man muß lernen, in die Volksseele einzutreten. Dabei bietet sich zur Übung die Nationalgeschichte oder die Regionalgeschichte als erster Ansatz an. Erst im Anschluß kann und soll auf die Geschichterln statt auf die Geschichte eingegangen werden. Die Erhebung der Lebensgeschichte (und noch nicht der Stories, die wir benötigen) ist also der Zugang bzw. die Erforschung der Volksseele.

Diese Volksseele drückt sich vor allem in der Dichtung klassisch und volksnah aus. Die historische Hintergrundinformation einer Zeitepoche erlernt man durch das Studium des jeweiligen Zeitgeistes, aus Theaterstücken, aber auch aus der Biographie des jeweiligen Autors: Warum hat jemand etwas geschrieben? Welche geschichtlich-sozialen Aspekte liegen dieser Zeit zugrunde?

Auch Pflegemodelle und ihre Begründer unterliegen einem Zeitgeist. So waren um 1830 bis 1910 F. NIGHTINGALE und ein christlich-ethischer Sinn modern, 1952 H. PEPLAU und der Versuch, „Psychisches" einfließen zu lassen. Ab 1960 versuchten einige Pionierinnen der Pflege die Funktionspflege einzuführen und damit – aus dem Zeitgeist heraus – das Selbstbewußtsein der Pflegerinnen zu erhöhen. Immerhin wurden in dieser Zeit Frauenbewegungen modern. Seit 1961 führte die Frauenbewegung zur Idee der Pflegeprozeßtheorien. Sie suchte nach dynamischen Beziehungen und erinnert inhaltlich an M. BALINT. 1963 identifizierte sich V. HENDERSON mit dem damals hochmodernen A. MASLOW, der dem allgemeinen Zeitgeist in Amerika entsprochen hat (Blumenkinder, Suchtszene, Vietnam). Sie entdeckte die bereits von einer italienischen Kinderärztin beschriebenen 14 Grundbedürfnisse des Menschen wieder. M. E. LEVINE lebte 1966 in „Selbstbezogenheit", Hilfe zur Selbsthilfe wurde in ganz Amerika „in". 1966 unterstützte D.E. OREM diesen Zeitgeist mit der Idee der Ressourcensuche. N. ROPER vermittelte 1987 soziotherapeutische Inhalte (12 Lebensaktivitäten), der Grundgedanke ist von V. FRANKL. R. POLETTI entdeckte 1989, als in Amerika ein weiterer Psychoboom ausbrach, neuerlich die Seele-Leib-Seele-Einheit. Alternative Methoden fließen in die Pflege ein; von der Fußreflexzonenmassage bis zu Bachblüten wird alles versucht, was nicht Pflege ist. 1990 wird eine Mixtur von verschiedenen Anteilen ganzheitlich.

So wie in der Dichtkunst haben auch Pflegemodellbegründer von der Analyse abgeschaut, aber kaum zitiert. Immerhin haben ja auch die klassischen Analytiker sehr viel von der Dichtkunst des Volkes erhoben und dann erst ihre analytische Interpretation versucht. Warum soll sich die Krankenpflege nicht auch dieser Lebensmuster bedienen? Dieses hier angedeutete Quellenmaterial zerfällt natürlich in nationale und regionale Situationen. Einige Gedankengänge zur nationalen Dichtkunst sollen dies verdeutlichen.

Das Volk über seine Literatur begreifen

Die Weltliteratur ist in ihrem Inhalt und ihren Aussagen gänzlich anders zu betrachten als die regionale Volksdichtkunst mit ihren vielfältigen Ausdrucksmöglichkeiten *(F: „Kein Blatt vor den Mund nehmen müssen")*. Sie ist formalistisch, intellektuell, auf Spracherfahrung und Ordnung ausgerichtet. Trotzdem ist die klassische Literatur in Wien um die Jahrhundertwende eher „viel Traum und wenig Wirklichkeit" geblieben, sie hat den Mann von der Straße nie oder fast nie erreicht. Die Umwandlung der Welt in eine ästhetische Totalität wurde zwar zum Programm, dieses wurde aber nicht gespielt.

Zu erlernen ist, daß bei bürgerlichen Klienten höhere Lebensantriebe mit der klassischen Literatur geweckt werden sollten: die Schönheit des Denkens und Fühlens, die Schönheit des Freiseins. Anhand des Beispiels von Stefan ZWEIG möchte ich aufzeigen, daß die Lebenswerke eines Künstlers natürlich immer von seiner Biographie geprägt sind. So ist es nicht verwunderlich, daß ein Mann, der vor dem Ersten Weltkrieg schon Pazifist war, durch die Schrecken des Ersten Weltkrieges geprägt, vorwiegend pazifistisch orientierte Literatur schrieb. Es ist daher auch kein Wunder, daß er seine ersten literarischen Gehversuche in der neutralen Schweiz in Genf startete („Eremias"). Auch „Das Herz Europas" schrieb er für das Schweizerische Rote Kreuz. Nach dem Ersten Weltkrieg ging er nach Salzburg und wollte dort seinen „gemeinsamen Europagedanken" weiter forcieren, was ihm aber bekanntlich durch die neue historische Geschichtssituation nicht gelang („Die Welt von gestern"). Dieser Mann lebte seine biographischen Eindrücke, indem er immer mit vielen europäischen Freunden einen Zusammenschluß in seiner Villa suchte und auch fand. Dieses ihm eigene Weltbild ging nicht auf, und seine Depressionen nahmen ständig zu (Bilanzierung?).

Viele Jugenderinnerungen von berühmten Personen wurden niedergeschrieben und sind zur Erlernung biographisch-emotionaler Bezüge von Interesse, unter anderem GOETHES „Dichtung und Wahrheit" sowie DOSTOJEWSKIJS „Schuld und Sühne".

Der Prolet hingegen hatte Schwellenangst, die hohe Bühne der Klassik zu betreten. So blieb der Arbeiter auch historisch-überregional bei der Posse, dem Schwank und dem Spektakel, von denen wir am ehesten noch Volks- oder Nationaldichtung (und die Seele der Dichter selbst) erlernen können. Aus der Posse, dem Schwank, der Kleinkunst erhoffte sich das Publikum mehr als von einer schöngeistigen Sprache, es erhoffte sich, damit aus der täglichen Realität entfliehen zu können. Kein Wunder also, daß das *Volkstheater* das Nonplusultra wurde: HANS WURST, F. RAIMUND, J. NESTROY und K. VALENTIN werden in der Volksseele bleiben.

Für die KollegInnen der Schweiz würde ich beinahe als Pflichtliteratur Simon GFELLER (Volksliteratur), Rudolf von TAVEL (Bern stadtbürgerlich) oder Jeremias GOTTHELF empfehlen. Gerade Jeremias GOTTHELF, der als Pfarrer der Einheimischen im Emmental weit über die Grenzen dieses Tales hinaus bekannt und beliebt wurde, und seine Werke wie „Geld und Geist", „Käserei in der Vehfreude", „Der Pächter" oder „Ueli der Knecht" sind ein Studium der Biographie der Schweizer Kollegenschaft wert.

Biographie und Musik

So, wie die Weltliteratur keinen Einzug bei unseren heutigen Betagten hatte, konnte auch die klassische Musik nicht die Herzen der arbeitenden Österreicher erobern. Es fehlten primär die Mutterstube und hernach die eigentliche Schulbildung, also die Schlüsselreize, etwas Schönes, Ästhetisches zu erlernen. Nur die obszönen Straßenlieder fanden Anklang und stellen heute noch einen Reiz dar (als Impuls gesehen).

Ganz anders beim Bürgerlichen: Bei diesem feiert die Weltliteratur wie auch die klassische Musik Triumphe. Als Impulsmusik der Bürgerlichen ist nicht an die obszönen Lieder der Straße zu denken, sondern an Kirchenmusik, Wanderlieder, Klassisches. Die Musiker selbst drücken sehr häufig ihre derzeit herrschenden Gefühle und damit auch nachvollziehbar ihre Biographie aus. Gerade bei BEETHOVEN, um nur einen berühmten Komponisten zu nennen, konnte man seine beste Zeitstimmung, seine glücklichsten Tage erkennen, als er das Trio Opus 11, die sogenannten Gassenhauer, schrieb.

Das Volk und ihre Heilenden

Während die Hexen unter dem einfachen Volk praktizierten, zogen die herrschenden Klassen ihre eigenen Vertreter weltlicher Heilkunde heran. Die Mediziner waren aktiv an der Ausschaltung der weiblichen Heilkunde beteiligt und an ihrer Aussperrung von den Universitäten. Interessant ist die Tatsache, daß dies schon lange vor der Hexenverfolgung stattfand. Die Kirche legte dem Beruf strenge Beschränkungen auf und duldete keine Entwicklung, die sich nicht im Rahmen der katholischen Doktrin bewegte.

Die Medizin war ein Leben lang vom Klassen- und Geschlechtskampf dominiert; davon können wir etwas lernen. Denn die „Heilkundigen" machten sich sofort die dienstbare Rolle der Pflegerin zunutze. Erst heute macht sich die Gesundheitsbewegung im Sinne von „Selbsthilfegruppen" neuerlich auf den Weg, das Establishment zu erschüttern.

Das Erlernen der historischen Geschichte

Die historische Geschichte lernt man am besten beim Betroffenen, sagen seit neuestem die Geschichtslehrer, und dies wahrscheinlich deshalb, weil unsere Geschichte jahrhundertelang von Nicht-Zuständigen geschrieben wurde. Die nationale Geschichte Österreichs richtig zu sehen, ist den Österreichern dadurch erschwert, daß sie jahrhundertelang an der deutschen Geschichte teilgenommen haben (Hermann BAHR). Es ist Österreichs Fluch, daß seine Geschichte fast immer von seinen Feinden geschrieben worden ist. Das Schlimmste aber ist, daß dieses verzerrte und verfärbte Bild des Österreichertums in ungezählte österreichische Köpfe eingedrungen ist, sodaß wir verlernt haben, uns mit unseren eigenen Augen zu sehen und mit unserem eigenen Geist zu beurteilen (Alfred von BERGER).

Anscheinend ist aus diesen Überlegungen heraus die heute als moderne Geschichtslehrform geltende Oral History entstanden. Das heißt, die Geschichtsstudenten selbst lernen nicht mehr von reinen Quellen als Nachweis, sondern von der Befragung der Menschen auf der Straße oder in Vereinen oder Volkshochschulen. Das Sprichwort „Grabe, wo du stehst" wurde als Fortsetzung der Oral-History-Forschung meist für die Arbeiterwelt kreiert. Dies ist als Aufarbeitung der eigenen Vergangenheit, als Entstehung des Geschichtsbewußtseins von unten zu betrachten und findet seine Auswirkung in der Gründung vom sogenannten Barfußhistoriker in Volkshochschulen, Solidaritätsgemeinschaften (Gewerkschaften), Arbeiterbiographiewerkstätten durch Vereine. Die Geschichte der Arbeiterwelt ist deshalb so interessant, da es ja kaum Arbeiterdichter und -literatur gab.

Bei der Erfragung der historischen Geschichte wird der Patient selbst zum Mitarbeiter, der „Befragte" zum Berater. Vorschläge: Abzeichen oder alte Bücher sammeln, alte Geschichtsfilme interpretieren.

Ein Volk ist die auf einer Sprachgemeinschaft und/oder Blutsverwandschaft aufgebaute Gesellschaft im Unterschied zur Nation. Das Volk ist die Verkörperung geschichtlicher und kultureller gemeinsamer Entwicklung, unabhängig von politischer Begrenzung und Staatsform. Die Frühromantik schuf diesen umfassenden politischen Volksbegriff zugleich mit den Begriffen Volksseele (HEGEL), Volkstum, Volksbewußtsein (HERDER). Es ist somit nicht verwunderlich, daß meine Erhebungs- und Interpretetationsarbeit in der Pflegediagnose vorwiegend in der Erforschung der Volksseele und ihren Aktionen und Reaktionen sowie in der Erreichbarkeit jedes einzelnen Patienen ihren Niederschlag findet.

Was man sich im Leben merkt, auch im Sinne des Geschichtsbewußtseins, ist eine Frage der Lebenswichtigkeit schlechthin. Selbst die historische Geschichte erlebt man als etwas Wandelbares und wird so bis zur Demenz immer in einem anderen Licht gesehen. In der Demenz kommen uns dann wahrscheinlich nur noch die wesentlichsten Faktoren wieder zu Bewußtsein.

Wenn man die Geschichtsereignisse den Lebensjahren gegenüberstellt, kommen unterschiedliche Geschichtsprägungen zum Vorschein (Was war uns wichtig?). So wird bei jüngeren Menschen einige Jahre wohl die Sportgeschichte wichtiger sein als beispielsweise die Sozialgeschichte, die vielleicht einige Lebensjahre später viel mehr Wichtigkeit erlangt, wie auch die Kulturgeschichte, die Arbeitswelt, die Familiengeschichte oder die Freizeitgeschichte. Die Geschichte ist also für jeden Menschen in seinem Lebensverlauf von anderen Wertigkeiten und Bewertungen besetzt.

Diese „Hackordnung" ist natürlich noch nach Unterschicht, Mittelschicht, Oberschicht, Land- und Stadtbevölkerung zu trennen. Lehrsatz: Man muß nicht unbedingt eine Biene sein, um zu wissen, wie Honig schmeckt. Man muß aber von der gegebenen Geschichte eine Ahnung haben, um die Klienten zu begreifen. Man kann so die heute eruierbaren Inhalte zur Einschätzung der Interaktionshöhe heranziehen.

8. Erlernen von Prägungsphänomenen

Für die Prägungsforschung ist interessant zu wissen, daß besonders deutschsprachige Völker anal fixiert sind und daher nach S. FREUD ein vermehrtes Abwehrverhalten im Sinne von übertriebener Reinlichkeit, Ordnungsliebe, Fleiß, Pedanterie und den Wunsch zu organisieren usw. in sich tragen.

Die typischen Folklore-Worte sind:
- „... schon in Ordnung bringen."
- „Ordnung muß sein."
- „Wir brauchen Tabellen."
- „Wir sind sparsam."
- „Unser Fleiß wird von Ausländern bewundert."

F: „Meine Herren und Damen
machen Sie nicht auf den Rahmen
machen Sie in die Mitte
das ist deutsche Sitte."
(Klospruch)

Dies bestätigen auch die Schriften S. FERENCZIs brillant, nach denen ein sich in Entwicklung befindliches Kind Interesse an Sand, Kiesel, Muscheln und

Murmeln hat, bis das Konzept der Reaktionsbildung Abneigung gegen Schmutz, Unordnung und Ausscheidungsprodukte entsteht. Hinzu kommt noch die Unterscheidung zwischen analem Zurückhalten (des hortenden, knauserigen Typs) und dem analen Ausstoßen. Das Wort „Besitz" leitet sich von „Sitzen" ab. Sauberkeitsfanatiker kann man mit Sprüchen wie: „Wie die Küche, so das Haus, reinlich drinnen, reinlich drauß'!" ansprechen.

Wenn wir bei der These bleiben wollen, daß im Alter und vor allem bei Hirnleistungsstörungen wieder auf altgespeichertes Material zurückgegriffen wird, müssen wir auch bedenken (und erleben dies in der Praxis täglich), daß die Mischung der Völker im Sinne der sprachlichen Verständigung Schwierigkeiten bringt. Da in Wien noch heute „Mischungen" als betagte Klienten aufscheinen (Ausläufer der Monarchie), haben wir das Problem, daß sie praktisch ein Leben lang deutsch gesprochen haben, jetzt aber im Senium auf die Muttersprache zurückgreifen.[2]

Problem: Muttersprache ungarisch

Diagnose: Klient spricht ab der zerebralen Dekompensation wieder ungarisch und nicht mehr deutsch.

Impuls: Aufnahme von ungarischen Schwestern

Von deutschen Regionalisten wird ausgesprochen, daß es zwar einen Nationalcharakter gibt (siehe historische Biographie), dieser jedoch auch in einem weit bedeutenderen Ausmaß als regionale Charaktereigenschaft zu finden ist. So muß darauf hingewiesen werden, daß es einen Unterschied zwischen Preußen und Bayern gibt, obwohl beide Deutsche sind, und zwischen Baslern und Zürchern, obwohl beide Schweizer sind. Zweifellos gibt es regionale Volksgruppenstrukturen, die jeweils mit ihren eigenen Gefühlen territorialer, kultureller und häufig auch mundartlicher Integrität behaftet sind.

Die Regionalgeschichte

Die Regionalgeschichte und -gefühle sind noch wesentlich prägender als die historische Geschichtssituation an sich. Die Regionalsituation spielt sich vorwiegend in der eigentlichen „Ghettosituation" der Einheimischen ab und wird mit der Herzenssprache – dem Dialekt – erlebt, vor allem aber verinnerlicht.

F: „Bist a Tiroler, bist a Mensch – bist ka Tiroler, bist a Arsch."

Dieser Beispielsatz sagt mehr aus als jedes hochdeutsche Gedicht. Die Klassiker haben vollendete Gedichte geschrieben über Sehnsucht, Herz-Schmerz usw., aber so nahe ans Herz wie die volkstümliche Herzensprache gehen sie

---

[2] In Zukunft wird es in der Altenpflege notwendig sein, die griechischen, tschechischen, DDR-Familienbiographien/Folkloremuster und Volkssitten zu erlernen, um eines Tages verstehen zu können, was bei diesen Menschen als Prägung oder als Symptom läuft.

nicht. Die Prägungssituation ist daher sehr oft streng spezifisch, sogar „herzensspezifisch".

Regional erregt das heimelige Mutterwort, das vom selbigen Gemüt der regionalen Volksgruppe herrührt. Es ist ein großer Unterschied, ob man beim Grüßen das Wiener Wort „Habe die Ehre" (nachlässig „habbedjehre"), ein um 1900 in Österreich populärer Gruß, verwendet oder mit „Tschüss" aus der heutigen gleichmacherischen Zeit agiert.

Sehr deutlich und für uns lernbar ist regionale Geschichte durch die regionale Mundartdichtung.

WIEN

Man erkennt den Wiener sofort an seiner urwüchsigen Sprache. Man kann sich bei einem echten Wiener an der Ausdrucksfähigkeit und Vielfarbigkeit der sprachlichen Bilder laben. Das ist nicht mehr Dialekt, sondern bereits eine Art von Sprache, die aus den feinsten Verästelungen von Herz und Gemüt kommt und für jede Empfindung einen haarscharf treffenden Ausdruck hat.

„*Fia d Moni, aum eaxtn is sma one dia um fire in da frua waun d easchtn aumschln schrein.*"

H. C. ARTMANN

(Für die Monika. Am ärgsten ist es mir ohne Dich um vier Uhr früh, wenn die ersten Amseln singen.)

In an Beisl sitz so a Dilo
a Manderl mit zirka vierzig Kilo
der is, wia ma sogt, so dinn
net amal a Schatten is eahm bliebn
Der Kellnerin ruaft er zua
Zahln, schnö, langsam hob i gnua
De Kellnerin kummt glei daher
Wos haum S denn ghobt, mein Herr
Zwa Salzstangeln und vierzehn Viertl
sogt glei darauf des Krepierl
Mant de Kellnerin: Hörn Si meine
sovü geht in Ihna gar net eine
Sogt der Dürre drauf sehr gelossn
Is ahr, a Salzstngl hob i überlossn.
(Franz LAHNER, „Der Dürre")

Im Schlafzimmer
wurde nur eingeheizt
wenn ich Husten hatte

*Tagsüber im Bett liegen
durfte ich nur bei Fieber
Etwas Feines zum Essen
bekam ich ausschließlich
bei Durchfall
Das schönste Leben
und die größte Aufmerksamkeit
dachte ich immer
haben die Todkranken.*
(Peter TURRINI, typische Prägungen zum Krankheitsgewinn)

SCHWEIZ

*„Heilig isch de Schwizerbode
Ähnibluet, iez tue rode
Schüss uf wine Wätterleich
Wehr di bis zum letschte Streich*

*Si hät nüd bloss ussevür
Äs wie n ä alte Tschoppe.
Sie hät au nüd bloss ob dr Tür
Wies Ähnis Heldewoppe.
Wurd einist üsri Sproch usto,
Müesst us em Härz mängs Würzli no."*

BAYERN

*„Wissens, so a kranker Mensch wia i
hätt halt a Apotheker werden solln.
Dann wär alles einfacher mit de Tabletten und so
Jetzt, wo ma a rostfreies Eisen erfunden hat
will keiner mehr a Ritterrüstung.
So sans d'Leut."*
(Karl VALENTIN, „Alles möcht i werden bei der Seelenwanderung, nur koa Kirchweihgans")

Wie man hoffentlich deutlich herauslesen kann, ist der Regionalcharakter so verschieden wie seine Dichtung und die Witze, über die man in einer Region lacht. Was in einer bestimmten Region witzig oder richtig ist, kann in einer anderen Region vollkommen falsch sein.[3] Die regionale Sprache ist also die Sprache der Namenlosen des Volkes, das wir betreuen sollen.

Während der Monarchie konnten alle Offiziere im Osten Europas Jiddisch, das Monarchie-Esperanto. So konnten sie sich in jeder Stadt zumindest verständigen, da in allen Garnisonen zumindest auch Juden waren.

---

[3] Interessant ist für mich dabei, daß, je nördlicher ich nach Deutschland gekommen bin, umso weniger mich die Leute verstanden haben, weder im Witz noch im Ernst.

In Wien, und zwar im Subproletariat, wurde eine Art Gauner- oder besser gesagt Gleichgesinnten-Sprache gesprochen (Griaslersprache), die selbst von den Facharbeitern Wiens immer abgelehnt bzw. nicht verstanden wurde. Es war die Sprache der Obdachlosen, eine komische Mischung von pathetischem Hochdeutsch und urwüchsigem Gaunerdialekt, natürlich auf der Gefühlsebene zu finden:

Arbeit	*Nagel*
Arrest	*Häfen*
Augen	*Glurren*
Bierglas	*Kochl*
Brot	*Bims, Hanf*
Bett	*Stranzn*
Cafe	*Tschoch*
ermorden	*ham schicken*
eingeliefert	*verschütt*
Landstreicher	*Landbettler*
Landbettler ohne Papiere	*Linkmichl*

Viele Worte dieses Griasler Dialektes sind in die heimische Wiener Volkssprache übergegangen, wobei der tatsächliche Inhalt des Wortes kaum mehr verstanden wird, das heißt, sehr viele Worte werden falsch verwendet. Zur Biographieerhebung braucht man die Herzenssprache, um als Pfleger Primus inter pares zu sein.

Ein aktueller Anlaß, z.B. Gedenktage an die Brüder GRIMM, kann der Ausgangspunkt für eine Gruppenveranstaltung über Märchen und ihre Auswirkung auf Kinder und Erwachsene sein. Es sollen dabei vor allem Erinnerungen an die eigenen Lieblingsmärchen, ihre Auswirkungen und Gefühle erforscht werden. Daß man dabei rein zufällig auch die Biographie erlernt, ist großartig. Märchen sollen und können zu Tagträumen führen und sind somit auch Revitalisierungsschritte.

Als emotional günstig hat es sich erwiesen, die Generationen zu mischen. „Was Oma alles weiß" ist eine Möglichkeit, Kinder des benachbarten Kindergartens in das Altersheim zu bringen, und die Omi selbst erzählt den Kindern Märchen.[4] Wie schon erwähnt, treffen sich die Oma, die schon im Abbau ist, und der Enkel, der erst im Aufbau ist, auf der gleichen Ebene, insbesondere

---

[4] Herr SCHUBERT, Parkstift St. Ulrich, übertrug die Eruierung der regionalen Geschichte seiner Mittelschicht-Klienten, indem er eine Mischung der Generationen veranlaßte. Kinder aus Schulen und Kindergärten wurden eingeladen, mit den Heiminsassen (Bewohnern) gemeinsam die Geschichte der Oma zu erfragen und zu bearbeiten. Die Kinder selbst brachten für ein Orientierungstraining Selbstgebasteltes in die Anstalt mit: Material, das der Jahreszeit entsprach, wie Kastanien im Herbst, Weihnachtsschmuck im Winter, Blumen im Frühjahr. Was die Kinder von den Heimbewohnern lernten, gaben sie anhand von gemalten Bildern wieder. So zeichneten die Kinder schließlich alte Frauen nicht mehr als Hexen, wie das Alter in Kinderbüchern oft dargestellt wird, sondern Frauen als Omis mit ihren Funktionen.

auf der Gefühlsebene. Die Eltern scheiden weitgehendst für das Gefühl aus – sie sind nur Erzieher.

Auch die Volksmusik sitzt tief. Ein kurzes Fallbeispiel von Professor H. STROTZKA soll dies veranschaulichen: Eine 94jährige liegt in den letzten Zügen, sie nimmt außer ein wenig Flüssigkeit nichts mehr zu sich, erkennt ihre Umgebung nicht mehr und hat die charakteristische keuchende Atmung. Eine Besucherin aus der nächsten Generation sitzt neben ihr, streichelt sie, was sie offenbar als angenehm empfindet. Die Besucherin sieht, daß ein Kontakt nicht mehr möglich ist. Mehr um sich selbst die Langeweile zu vertreiben, beginnt sie leise zu singen (Patientin liegt in einem Einzelzimmer). Die Patientin scheint daraufhin ruhiger zu werden. Langsam geht der Besucherin das Repertoire aus. Zuletzt singt sie noch „Kommt ein Vogerl geflogen". Die dritte Strophe fällt ihr nicht mehr ein, und sie hört auf. Da geschieht etwas Wunderbares: Die Patientin singt ganz leise und kaum verständlich allein die dritte Strophe. Das war die letzte Lebensäußerung; wenige Stunden später stirbt sie.

F: *„Singe, wem Gesang gegeben."*

„Hör i a Weanerliad" vom berühmtesten Sänger seiner Zeit, Hans SCHMID, und sämtliche anderen Wienerlieder sind eine Fundgrube der Gefühle, um das Wiener Herz erkennen, erfühlen und erahnen zu können. Keinem Menschen außer einem Wiener gehen bei einem Wienerlied die Augen über, wenn er „vom Tod..." und „daß alles hin ist..." singt. Wer als Pfleger nur ein, zwei Texte eines Wienerliedes kennt, ist schon der größte Pfleger aller Zeiten auf dieser Station.

Die Musik selbst, oder weil sie auf einem alten Grammophon oder einem nadelkratzenden Gerät abgespielt wird, ist besonders emotional besetzt und kann auch zur Erhebung des Lebensweges beitragen. So berichtet die Musiktherapeutin Dorothea MUTESIUS von zwei reaktivierenden Fällen:

– *Schlaflieder:* Schlaflieder bei Bürgerlichen, am Abend gesungen, sind ein tiefsitzendes Motiv der Erinnerung, daß da vor dem Schlafengehen noch etwas war – nämlich auf die Toilette zu gehen.

– *Unser Lied:* Jeder Erwachsene unter uns weiß, daß man eine neue Bekanntschaft sehr häufig mit einem Lied in Verbindung bringt und dieses als „unser Lied" emotional verwurzelt. Lieder und Musik lenken so auch von der rationalen Ebene ab, verklären und sind emotionsweckend.

„Ob ich will oder nicht, du bist mein Schicksal, denn alles Schöne..." hieß sehr häufig: Du hast mir eine Falle gestellt, na, jetzt bleib' ich halt. Das Lied „Ich hatte einen Kameraden" war bei einer alten Frau der Code zum zentralen emotionalen Erleben, daß ihr Mann vor Jahren gefallen war. Sie schwor ihm bei diesem Lied ewige Treue und hat diese auch gehalten.

Ich konnte immer wieder feststellen, daß auch bei der Musik ein im Tertiärgedächtnis gespeicherter Code besteht, den man im Alter wieder reaktivieren kann. Ist dieser nicht vorhanden, gibt es eben keinen Einstieg mittels Musik. Bei der Befragung zur Lebensgeschichte (Erhebung) ist darauf zu achten, ob es solche Feedbacks gibt und vor allem gab. In bezug auf Impulse muß man darauf achten, daß man früher mittels eines sogenannten Detektors Radio hörte, den man sich natürlich selbst bastelte! Wenn man keine alten Grammophone mit Nadeln zur Reaktivierung hat, ist bestimmt eines aufzutreiben. Das ist adäquates Radio- und Musikempfinden.

So wie es schreibende Chronisten gibt, gibt es auch malende Künstler, die uns die damalige Wirklichkeit näherbringen können. Alle Karikaturisten zum Beispiel malten im übertriebenen Stil und sozial anprangernd. Sie zeigen uns typische Bilder der Volksseele und ihrer Belastungen. Lokalpatriotisch ist H. OSTERSETZER zu erwähnen. Niemals leugnete sie, wie sie dem Volke zugetan war, sie hat sich vielmehr um Möglichkeiten bemüht, dem Volk Kunst zu vermitteln und höhere Lebensmotive zu bringen. Was den Leib betrifft, sagte sie immer, solle die Sorge für ihn Nationalökonomen überlassen werden, und was den Geist betrifft, so muß er von der Kunst gesunde und würdige Kost erwarten. Bücherbände dieser Art geben einen guten, emotionalen Inhalt einer schlechten Zeit wieder. Nicht umsonst heißt der Sammelband von H. OSTERSETZER „Das Leben der Armen ist bitterer als der Reichen Tod". Welche Maler fallen Ihren Patienten ein? Lassen Sie sich etwas erklären.

Im Buch „Leben auf dem Dorf" schildern A. ILIEN und U. JEGGLE (1978), wie die ökonomischen Verhältnisse die Interaktionen der Menschen durchdrangen und lautlos ständig anwesend waren. Die ständige Angst, in Armut zu versinken, vielleicht in das große Heer der Bettler eingereiht zu werden, machte die Prägung bzw. Besessenheit nach Besitz noch stärker. Besitz wurde so zum einzigen Schutzschild vor Armut. Hunger und Elend definierten das Dorf, die Größe der Häuser, der Ställe, die Höhe der Zäune, die Beziehung zwischen Eltern und Kindern, zwischen den Ehepartnern, den Generationen, den Nachbarn und den Dorfgenossen. Die Armut und die Angst machten die Menschen unbarmherzig, hart, mißtrauisch. Jeder war trotz der Zuordnung zum Arbeitsprozeß immer auch ein potentieller Konkurrent und Gegner: Der Nachbar, mit dem man zusammen beim Unwetter das Heu einholte, um es gemeinsam schneller in die Scheune zu befördern, verrückte gleichzeitig in Gedanken die Markstreine. Der Folklorespruch „Jeder ist und war ein Grenzverletzter" ist in jedem Heimatfilm noch deutlich nachvollziehbar. Die erlernten Prägungen bestehen darin, daß der andere das Schlimmste tut, und meistens hatten die Leute mit dieser Ansicht sogar recht.

F: Bauernschlaue Scheinheilige

Grundlose Freundlichkeiten hatten für jeden Bauern einen Pferdefuß. Ein Bauer hatte keine Freunde. „Der beste Freund für mich bin ich" war die Devise. So unterschiedlich die Prägungssituationen waren, so unterschiedlich sind auch die Folkloremuster zwischen Stadt- und Landbevölkerung zu betrachten. Eine alte Frau berichtet nach ihrer Entlassung aus einem Salzburger Landeskrankenhaus ihrem Gatten, daß neben ihr im Nachbarbett eine Dame aus der Stadt gelegen habe und daß diese „Stadtleut'" schon zu beneiden seien, immer ein Theater in der Nähe hätten, immer saubere Hände, gepflegte Füßchen und schöne Kleider und nicht wie sie nur ein Sonntags- oder Feiertagsgewand. Die Salzburger Stadt-Dame wird sicher ihrem Gatten etwas Ähnliches erklärt haben. Wie schön es die Landleut' hätten, wird sie gesagt haben, täglich in der Natur, die gute Luft, keine Sorgen ums Essen. Beide raunzen um des anderen Glück, über das scheinbar Versäumte, das nur der andere hat.

Auch prägungsphänomenal sind die beiden neidisch auf das Gewesene: Aus dem Salzburger Hörfunk erfuhr ich, daß sich die Salzburgerin sehr über die heilige Messe freute, ihrer Erfahrung nach war dies die einzige Stunde in der ganzen Woche, die nur ihr gehörte, wo der Hund nicht bellte, die Tochter nicht schrie, der Vater nicht essen wollte. Aus Wien erfuhr ich, daß sich die Wienerin auf das Wochenbett freute, weil dies einige Tage im Jahr waren, wo man Ruhe hatte. Beide haben sich die Ruhe erkauft, jede mit einer anderen Prägung.

Ein bürgerliches Erhebungsgespräch erfolgt wie der „Small talk" um 1900: Der Gast verneigt sich höflich: „Ich küsse die Hände, gnädige Frau", führt die dargebotene Hand leicht an seine Lippen und führt sich wie folgt ein: „Gnädige Frau, ich habe mir erlaubt, Ihrer gütigen Einladung Folge zu leisten und hoffe, nicht ungelegen zu kommen." Gastgeberin: „Ganz im Gegenteil. Wir haben uns bereits sehr auf Ihr Kommen gefreut. Bitte, Platz zu nehmen." Gast: „Sehr geehrte gnädige Frau, darf ich mich nach Ihrem Befinden erkundigen?" „Oh, danke, ich fühle mich recht wohl." „Haben gnädige Frau die Strapazen des gestrigen Ausflugs gut überstanden?" und so weiter.

Diese Gespräche sind bei Bürgerlichen geprägt. Man redet über nichts und verärgert keinen. Gespräche dieser Art sind entweder geprägt oder bei sogenannten „Neureichen" nach dem Ersten Weltkrieg erlernt. Man konnte sich Bücher über „die Unterhaltung" kaufen. Es handelt sich um eine ganz eigene Art von Kommunikation, die nichts mit den heute üblichen Kommunikationsgesetzen zu tun hat! Beispiele: Die Schüchternheit im Sinne eines krankhaften Unterordnungsbedürfnisses mußte abgelegt werden. Man benötigte zur Plauderkunst schauspielerische Fähigkeiten. Man mußte immer die Energie und Umsicht der Hausfrauen rühmen. Beim Ehrgeiz geht es heute nicht mehr darum, einen Jausengugelhupf erzeugt zu haben, sondern um sportliche, männlich-energische Leistungen. Mit Streitsüchtigen darf man nicht streiten, und man darf ihnen ebensowenig widersprechen. Lieber mehr Fragen stellen, sodaß sich der Streitsüchtige seine Antwort selbst geben muß. Wesentlich ist Sich-Einfühlen, dem anderen immer Recht geben. Jeder Teilnehmer an einem Gespräch sucht Aufmerksamkeit und will zur Geltung kommen. Sehr arme Leute sind empfindlicher als reiche, gescheite Menschen.

Wesentlich bei einem Gespräch ist die Kleidung: „Tadellos vom Scheitel bis zur Sohle." Fingernägel zum Beispiel soll man mit Rehleder polieren. Bei Männern ist darauf zu achten, daß der linksseitige Scheitel oberhalb des linken Auges gezogen wird. Als Bart kommt maximal eine Lippenbürste (Schnurrbart) in Frage. Keinen falschen Glanz anlegen! Krawatten müssen aus Seide sein.

Bevor man mit jemandem ins Gespräch tritt, muß man ungünstige Gewohnheiten ablegen. Ruhe ist vornehm. Man muß immer Interesse zeigen; dies macht man am besten dadurch, daß man seinem Gesprächspartner einmal ins Auge und einmal auf den Mund sieht.

Die Stimme ist der Mensch, systematische Leseübungen sind das Nonplusultra. Man benötigt im Dienste der Gesellschaft Allgemeinbildung. Man muß zum Reden Tanzunterricht nehmen. Nichttänzer besitzen etwas Steifes, Eckiges, Arrythmisches in ihren Bewegungen, was auf einen Mangel an Schulung hinweist.

Wovon man sprechen soll: „Es kann der Frömmste nicht in Frieden leben, wenn es dem bösen Nachbarn nicht gefällt." Das heißt: jedem Streit ausweichen, jedem Recht geben, über keine Fehler von anderen sprechen, keine heuchlerischen Selbstanklagen, keine Doppelverneinungen, keine Fallfehler, Suchen nach dem Lieblingsthema des Gegenübers, Einstieg über zuvor gelesene Zeitschriften, Konversationslexika, jedem das richtige Schmeichelwort sagen, das Ansprechen nur mit „Sie" ist verboten; es gehört der Titel dazu, z.B. „gnädiges Fräulein".

Interessant ist, daß sogar die Makrogegend, in der man aufgewachsen ist, von Interesse für das Wohlbefinden ist. Es ist ein großer Unterschied, ob man an der Nordsee, in den Alpen bzw. am Meer oder im Hochgebirge geboren oder geprägt wurde. Man spricht nicht umsonst von Bergvölkern, Wüstenstämmen oder gar von der Charakterlandschaft. Der Gebirgsbauer gibt sein Terrain nicht auf, auch wenn sein Hang lawinenbedroht ist oder sein Haus schon etliche Male eingestürzt ist. Er bleibt seiner Heimat treu, mit der er prägungsphänomenal verwurzelt ist.

Das Ghetto ist wohl als ganzes als Wohnumfeld zu bezeichnen und wird in diesem Buch laufend beschrieben, sodaß wir es hier nicht separat beschreiben müssen. Die Gegend, in der man aufwuchs, und die Erinnerung, in der man lebte und lebt, ist eine „Zone des Wohlbefindens"; dieses sollte man nicht ohne Eigenzweck nutzen. Sehr viel können wir vom Betagten selbst lernen; er soll unser Mitarbeiter werden.

Diese Methode, die sehr an die Oral History erinnert, wird seit einigen Jahren durch den Medienverbund als „Leitfaden zur Arbeit mit Lebensgeschichten" durch die Förderstelle des Bundes für Erwachsenenbildung auch in Form von Videokassetten bewerkstelligt. Vor allem aber haben sich in der Altenarbeit (mit normalen Bürgern) Universitätslektor Heinz BLAUMEISER und Frau Mag. WAPPELSHAMMER mit ihren Arbeiten „Biographie hilft helfen" und „Ottakringer Modell" ausgezeichnet. Hierbei bietet sich der Alte selbst als Lehrer an – „ich erinnere mich gerne". Dies ist im Erhebungsverfahren selbst schon als Vigilanzsteigerung und damit für normal Betagte als Präventionsarbeit (ich bin wichtig) zu sehen.

Andere Einstiegs- und Übungsmöglichkeiten, bei denen unsere Klienten unsere Lehrer werden könnten, sind folgende:
- Gründungsfeierlichkeiten (z.B. 100 Jahre Siedlerverein)
- regionales Bezirksmuseum
- 100 Jahre SPÖ-Wien
- Postmuseumsbesuch (mit einem alten Postbeamten)
- Arbeiterausstellungen

Typische Zeitexperten in der Szene, die uns durch Interviews im Studium der Betagten weiterbringen könnten, sind zum Beispiel Hausbesorger, Briefträger, Wirtshausstammgäste, Kellner, Ladeninhaber. Das Lernen von Geschichterln erfolgt darüber hinaus durch das Studium alter Heimatfilme (Hans MOSER, Theo LINGEN, Hugo PORTISCH-Serien), von Gedichtbänden der regionalen Heimat, Geschichtsdaten, alten Zeugnissen, Tourenbüchern, Lehrbüchern, Photos, Lebensläufen, Tagebüchern usw.

Wo lebt der Betagte? Das ist die erste Frage, die wir uns stellen sollten. Wer sich ein wenig umsieht, wird sehen, daß sich Bürger eines bestimmten Wohngebietes wohlfühlen. Das Wohnumfeld ist etwas mit Bedacht Gewähltes. Wohnen ist im Bewußtsein der meisten Menschen etwas höchst Privates. Die eigenen vier Wände sind etwas Heiliges, man achte genau darauf, wen man über die Schwelle läßt.

Das Wohnumfeld ist jenes Terrain, das in räumlicher Nähe liegt und prinzipiell soziale Kontakte ermöglicht (die Südländer wohnen mehr oder weniger auf der Straße). Dies kann auch der Bahnhof sein. Diese im Wohnumfeld vorhandenen geschichtlichen Situationen haben alle mit seelischer Gesundheit zu tun. Man kann einen Arbeiter aus dem 16. Wiener Bezirk eben nicht in die Lehrerumgebung versetzen, ohne daß dieser seelisch zugrundegeht. Die Mentalität gehört zum Leben wie Wasser und Brot. Nur im Wohnumfeld können menschliche Bedürfnisse Befriedigung finden.

Interessant ist, daß selbst eine Mischung des Subproletariats nicht möglich war. Es war unmöglich, daß ein „Griasler", der im Zentralkanal wohnte, in die sozial höheren Quartiere, wie etwa ein Massenquartier, übersiedeln konnte, ja durfte. Um 1900 gab es eine strenge Hackordung der Subquartiere. Das Wohnumfeld war manchmal auch die Wärmestube – einmal in ein anderes Milieu zu entgleiten, konnte den Untergang für manche Menschen bedeuten. „Es ist eigentlich komisch, wie das anfängt", sagte einmal ein Sandler zu mir. „Der Wechsel meines Stammcafés war in Wirklichkeit schuld daran, daß ich immer mehr abgeglitten bin. Du mußt plötzlich deinen Kaffee billiger trinken, gehst in ein Beisl. Dort siehst du die Leute einer sehr gemischten Gesellschaft, die viel Zeit hat. Die sitzen den ganzen Tag da, spielen oder reden von ihren eigenartigen Geschäften. Anfangs bist du stolz. Geschmacks- und Bildungshochmut halten dich auf deinem Platz fest, wo du über eine Zeitung hinweg diesen fremden Existenzen lauschst. Aber eines Tages bist du mitten unter ihnen. Es ist unglaublich, wie rasch dein verlorener Halt dich dem Thema näherbringt."

Das Wohnumfeld der bürgerlichen Schicht kann man in Wien als das Kaffeehaus bezeichnen. Es war der Nährboden, aus dem die Bürgerlichen geheime Lebenskräfte zogen. Es ging um die Atmosphäre (Reaktivierung), die hier ausgestrahlt wurde und um das Treffen mit Gleichgesinnten.

Im eigenen Milieu kennt man sich aus und fühlt sich demnach auch „sicher". Ein Gammler fühlt sich eben beim Gammeln wohl, ein Strotter beim Strotten; man hat die gemeinsame Sprache, das gemeinsame Interesse und wird so nicht verängstigt. Wir hätten die Aufgabe, in das Milieu unserer Betagten einzudringen und uns am Ort der Not umzuschauen. Man sollte durch die Quartiere der Not und des Verbrechens gehen und lernen, die Menschen so zu nehmen, wie sie sind.

Warum habe ich mich mit all diesem Material beschäftigt? Warum hab ich Ihnen dies alles erzählt? Weil es für die Erhebung einer emotionalen Biographie von großer Wichtigkeit ist.

Man könnte sagen, der Lehrsatz lautet:

F: Erst wenn das Herz voll ist, geht der Mund über.

Oder anders gesagt: Erst wenn wir Pflegenden es schaffen, den Klienten in Emotion zu versetzen (und dies geht eben sehr gut mit biographischem Eigenmaterial/Zeitgeistmaterial), wird er uns etwas von sich, womöglich durch das Über-Ich nicht Gebremstes erzählen.

Und das ist das Material, das einerseits Probleme macht, anderseits zur Interpretation, aber noch mehr für die Impulse von Wichtigkeit ist.

9. Kommunikation aufgrund eines Biographiegespräches

*Der Weg zur Erkenntnis einer Person
geht über die Äußerung der Person.
(Autor unbekannt)*

Wahrnehmen von Stories

Erheben ist wahrnehmen. Wir müssen wahrnehmen, daß die Lebensgeschichterln unserer Betagten eine Ansammlung von vielen Lebensscherben darstellen. Viele Menschen haben in ihrem Leben mindestens fünfmal ihr Leben neu aufgebaut. Trotzdem sind Grundmuster und Bauweise immer gleichgeblieben (Coping). Der Wiederaufbau erfolgte stets streng nach den alten Mustern: Wer Maurer war, ist Maurer geblieben und ist es auch heute noch, obwohl viele neue Chancen beim Wiederaufbau vorhanden gewesen wären.

Ein Gatte wollte einmal seiner Frau zum 80. Geburtstag eine Freude machen und die alten Fotos neu einordnen. Er kaufte ein Fotoalbum und klebte die Bilder neu ein. Er mußte dies schnell wieder ändern; denn die Gattin stellte fest, daß die Art, wie er die Bilder klebte, nicht der Realität entsprach und ihr Leben praktisch veränderte. Der Gatte klebte nämlich nur die positiven Bilder ein, ließ die Kriegsbilder weg und gestaltete damit eine positiv besetzte Traumwelt. Nicht so, wie es wirklich war bzw. wie man fühlt, sieht man die Vergangenheit, sondern so, wie man sie gerne sehen würde. Schnell wurde wieder die alte Albumsmappe aus dem Mistkübel geholt und das Leben neu geklebt.

Wesentlich ist, daß wir nicht ein datenzentriertes Gespräch erheben, sondern Gefühle. Es ist in diesem Zusammenhang ganz interessant zu erwähnen, daß man in Afrika einen sterbenden alten Mann als „brennende Bibliothek" bezeichnet. Dieser Aphorismus aus Afrika sagt uns in kurzen Worten, wie wesentlich die Lebensgeschichte ist. Erheben ist, einen Zugang zum anderen zu finden. Man findet am leichtesten Zugang, wenn man der *Primus inter pares* ist (der erste unter gleichen): Ist man Arbeiter, findet man auch Zugang zu Arbeitern; ist man Student, findet man auch Zugang zu Studenten. Man kann sich, wie man so sagt, verständigen. Man lebt in der *Realität* und in der *Empfindung* dieser Menschen. Entfernt man sich, dann ist man jemand anderer. Zum Glück kommt man im Alter wieder dorthin zurück, wo man war, und kennt sich unter Seinesgleichen wieder aus.

Erhebung heißt auch, zu fragen, warum der Mensch über sich spricht bzw. sprechen will. Für die Tatsache, daß sich Menschen gerne mitteilen, gibt es verschiedene Erklärungen. Ein Mensch kann über sich sprechen – auch ohne Aufforderung – weil:
- ihn etwas berührt, bewegt;[5]
- der Mensch primär ein kommunikatives Wesen ist und den Hang zur Mitteilung in sich trägt;
- er im Moment eine Selbsttäuschung benötigt oder sich selbst mit einer Lebenslüge aufwerten möchte;
- er seine gerade getätigte Reaktion erklären möchte oder erklärt haben möchte;
- er seine Ich-Identität durchleuchten möchte;
- er seine Biographie mit der von anderen Menschen vergleichen möchte (immerhin will doch jeder normal sein und dies auch durch andere Menschen kontrollieren können);
- weil Biographien von einfachen Menschen interessant sind.

Jeder Mensch, auch der einfachste Mann von der Straße, hat seine für ihn spezifische Biographie, sodaß es für ihn und für uns interessant ist, aus

---

[5] Dies sieht man, besonders in der heutigen Zeit, an der Zunahme der Telefonseelsorge, der Kriseninterventionstätten; aber auch Radiosendungen oder Volkshochschulveranstaltungen zeigen unübersehbar Kommunikationsmangelerscheinungen an.

unserem und aus seinem Leben zu berichten. Das Reden über seine eigenen Lebensgeschichterln stellt eine besondere Form der Kommunikation dar und bedeutet nicht, andere auszufragen, sondern ganz im Gegenteil, reden zu lassen. Jedes Sprechen über sich selbst ist als Entlastungsgespräch zu sehen und kann somit angstlindernd sein. Wenn ein Papagei spricht, dann tut er das nicht aus Freude, sondern aus Kummer oder Stress, stellte der brasilianische Forscher Jacques VIELLIARD fest. Nach zwölfjähriger Forschung meint er, daß Papageien ihre Umgebung nur imitieren als Ersatz für die fehlende Kommunikation mit ihrer natürlichen Umwelt.

Das Sprechen mit Gleichgesinnten tut gut. Die Psychotherapiekommission in Deutschland stellte fest, daß das Reden vom Laien zum Laien effizienter ist als jenes vom Profi zum Klienten. Es ist ein Gespräch, das vorwiegend auf menschlichen Qualitäten beruht. Auch ein Wirtshausgespräch auf der Ebene des Milieus auf beidseitig verstehender Basis „tut gut". Weil auch Krankenpflege eine persönliche Dienstleistung darstellt, muß somit auch jedes Gespräch als Qualitätserhöhung einer persönlichen Dienstleistung gesehen werden. Wer von uns ginge schon in ein Lokal, in dem der Kellner nicht mit einem spricht?

Gerade in einem biographischen Gespräch ist die kommunikative Wirkung wichtiger als der sachliche Inhalt, und jeder von uns redet auch ganz gern Blödsinn daher. Jeder von uns kennt wohl den Ausspruch, wenn es bei einer Feier langweilig wird: „Erzähl doch eine Story aus deinem Leben". Weil man dabei seine eigene Biographie und deren Verlauf mit anderen Menschen, auch unseren Patienten, kontrollieren kann, stellt man auch fest, ob man selbst eine normale Biographie besitzt oder weitgehend vom Normalen abweicht. Dabei stellt man auch fest, ob beim Reden die Leute zuhören oder sich abwenden. Wenn man genug Zuhörer hat, erscheint die Geschichte spannend genug; dann wird das Ich und somit auch der Lebensweg bestätigt. Wenden sich hingegen die Hörer gelangweilt ab, wird man frustriert aus den Erzählungen aussteigen. Man kann seine Stories und sein Leben überdenken und eventuell Änderungen herbeiführen.

Das Erzählen von Leid bedeutet an sich schon Therapie. Leid schafft eine Erschütterung der Seele, und das ist auf alle Fälle etwas Großes und Heilsames. Diese Erschütterung führt von der Oberfläche in die Tiefe und läßt uns Menschen einen festen Grund suchen und finden.

Was kann beim Gespräch passieren? Das Gespräch über unser Leben ist immer von hohen Gefühlsinhalten getragen: Leiden, Ängste, Hoffnungen, Besorgnisse. Es kann passieren, daß diese erwähnten Gefühle sich auf uns Pflegepersonen übertragen und wir seine emotionalen Probleme auf dem Buckel haben. Diese Übertragung und Gegenübertragung dürfte einer der Gründe sein, warum sich das Pflegepersonal mehr um institutionelle Pflegemethoden kümmert als um menschliche; denn sie sind ganz gewöhnlich einfacher zu verkraften. Blutdruckmessungen erregen weniger, als wenn man erfährt, daß schon drei Kinder der Klientin gestorben sind.

Es kann passieren, daß man die Schicksalsschläge seiner Klienten nicht teilen kann, ja nicht einmal Anteil nehmen kann. Aber zuhören kann man. Trotzdem sind wir von Übertragungen und Gegenübertragungen nicht frei; denn „wir sind auch nur Menschen." Mit dem Erzählen seiner Lebensgeschichte kann man aber nachweisen, daß man ein Ich hat, daß man etwas erlebt hat, was andere nie erlebten, daß man einzigartig ist, daß man soziale Basiskompetenz hat. Immerhin kann man „mitreden". Jede biographische Kommunikation soll anxiolytisch, also an sich schon angstnehmend sein, sodaß die Erhebung der Biographie gleichzeitig auch therapeutisch sein muß.

Die Biographieerhebung und -interpretation soll wertfrei sein. Wir dürfen nicht urteilen. Man darf auch weder überfordern noch unterfordern, wobei gesagt werden muß, daß Betagte eine wesentlich höhere Reizschwelle besitzen als Jüngere und demnach von Haus aus stärkere Impulse benötigen als Junge. Auf keinen Fall sollten aufdeckende Gespräche geführt werden, dies ist Sache der Psychoanalytiker und Therapeuten.

Menschen, die von früher reden und sich erinnern, sehen etwas, was der „junge Pflegende" nicht sieht, nicht nachvollziehen kann; sie erscheinen dem jungen Fremden als nicht beteiligt. Trotzdem können Junge von Alten lernen, Copingmethoden von früher zu erkennen und sich selbst zunutze zu machen. Kommunikation mit Betagten ist vorwiegend von ihnen zu lernen.

Viele Erfahrungen werden von den Alten ausgesprochen und ihre Reaktion anschließend erklärt:

- „Wenn ich damals von der Schule gegangen wäre . . ."
- „Wissen Sie, bei mir war das so . . ."
- „Ich hatte eben eine unglückliche Jugend . . ."
- „Ja, so ähnlich ist es mir auch ergangen, aber ich habe . . .
- „Das paßt gar nicht zu Ihnen."
- „Der soll sich bloß in acht nehmen!"
- „Wie sich die Zeiten geändert haben!"
- „Wie bin ich ein Sozi geworden?"
- „Wie habe ich diese heutige Ideologie erreicht?"

Wir stellen auch Fragen, die noch zu nahe an der tatsächlich erlebten Geschichte liegen. Von jenen, über die der Klient nicht gerne spricht, sollte man die Finger lassen. Wir wissen beispielsweise nicht, wer er während der Nazizeit war. Diese Zeit kann noch zu nahe an einem aktuellen Geschehen sein, das kränkt und verdrängt wird. Nur derjenige, der erzählt, ist sein eigener Zeuge und will seine Geschichte so sehen, wie er sie erzählt, ob sie nun in unseren Augen gelogen ist oder nicht. Wir haben nicht das Recht zu korrigieren; dann steigt unser Klient aus, zum Beispiel mit dem Satz: „Das haben Sie ja nicht erlebt. Wie können Sie da mitreden?"

Man sollte auch Familienmitglieder und Freunde mitreden lassen. Biographie ist auch immer eine Biographie der anderen, das heißt, enge Freunde und Familienmitglieder kennen die Biographie unseres Patienten, aber aus

ihrer Sicht, die bestenfalls wieder streng spezifisch, eigenständig und emotional gefärbt dasteht. Familienmitglieder, also die „anderen", werden andauernd den Bericht korrigieren und unter anderem sagen:
- „Aber, aber. So war das nicht."
- „Du kannst Dich doch nicht mehr erinnern!"
- „Du warst doch damals noch zu klein."
- „Was Du heute für einen Blödsinn redest!"
- „Du bist doch geflüchtet, weil . . ."
- „Du warst doch ein armer Hund! Warum sagst Du, Du kommst von . . ."
- „Das habe ich nicht gewußt von Dir, was Du da sagst."

Sehr häufig machen wir den Fehler, unsere Klienten sofort zu trösten, wobei Trost sehr häufig negativ behaftet sein kann. Denn gerade Copings sind sehr verschieden zu betrachten. Viele Menschen haben nie gelernt, getröstet zu werden, oder sind getröstet und nachher ausgenützt geworden. Die Reaktion ist eine andere als die von uns erwartete.

Man sollte seinem Klienten mitteilen, wofür man seine Informationen benötigt und daß wir helfen wollen, ihn zu verstehen, und man sollte ihn fragen, ob er mitspielen möchte. Der Betagte erzählt, wer er war, was er besessen hat, was er erlebte und versucht so, mit uns seine Biographie zu teilen. Er teilt sich mit. Wo nur wenig oder eine eingeschränkte Gegenwart ist, redet er viel (H. PETZOLD, 1983). So gelangen Alte dazu, sich in einer autobiographischen Perspektive zu sehen. Die Erinnerungsarbeit sollte demnach keine einsame sein (Bilanz), man sollte „mitmachen".

Man sollte bedenken, daß die biographische Kommunikation mit Emotionen verbunden ist und daß sie eine positive, negative, aber auch ambivalente Gefühlsströmung auf beiden Seiten beinhalten kann. Wenn man nicht echt demente Klienten befragen muß, bei denen man eine Reizanflutung benötigt, dann ist biographische Erhebung meistens einer Familisierung gleichzusetzen.

Das Bild, das sich der Klient von seinem Pfleger macht, ist kein verfälschtes, sondern ein *verinnerlichtes*. Die Haltung des Pflegers, seine Art, sich an die *Individualität* seines Patienten anzupassen, trägt zur Entstehung eines Übertragungsbildes (Sohn, Tochter) bei. Sie ist an *Vergangenheitserfahrungen* des Klienten, seien sie positiv oder negativ, gekoppelt. So sind wir auch mit ihren früheren Erlebnissen mit Spitälern, Pflegepersonal usw. verbunden. Das Gespräch ist somit – und das sollte man nicht vergessen – eine *Projektion* von Gefühlen. Für den Patienten geht es darum, eine Beziehung zu erleben, die er noch nie hatte; dies allein stellt ihn schon vor eine neue, einzigartige Realität und kann somit als Gedächtnistraining bezeichnet werden. Die Beziehung wird somit zu einer Sonderrealität, die für beide Partner gilt. Zu diesem unrealistischen Aspekt gehört unter anderem, daß wir Pflegepersonen nicht nur die Frau Müller sehen, sondern auch gefühlsmäßig zwischen bedauernswerten und liebenswerten Kranken unterscheiden.

Es ist wesentlich, den Klienten per Namen anzusprechen, der Name ist etwas sehr Charakteristisches und nicht zufällig. Schon in der Heiligen Schrift steht, daß jeder bei seinem Namen gerufen werden muß. Der Name sagt viel über Herkunft und Milieu aus.

F: „Nomen est omen."

In unseren Biographieerhebungsbogen haben wir eine exakte Trennung zwischen normaler Biographie und „Stories" (Geschichterln) und Folkloremechanismen gesetzt. Dies vor allem deshalb, da Geschichterln wesentlich emotionsreicher sind als die zeitliche Aufgliederung einer Biographie. Aus der Lebensgeschichte wird nach einem Feedback immer mit einer Absicht erzählt, im Hinblick auf die jetzt bestehende Situation, zum Beispiel:
- „Früher war ich Förster, jetzt liege ich da . . ."
- „Ich war Sportler, sehen Sie sich jetzt mein Glaukom an."

Der Gesprächsbeginn kann also auch ein Spontanbericht sein. „Welche Sorgen und Beschwerden haben Sie derzeit?" führt schon in die Emotion und in biographische Zusammenhänge zwischen gestern und heute. So erfährt man auch, was der Patient von uns erwartet und erhofft. Bei dieser Frage werden die zentralen Lebensprobleme erkennbar (Lebenspanorama, Coping). Wir erkennen gleichzeitig die derzeitige *Stimmungslage:* eher froh, heiter, lustig, optimistisch; eher mißtrauisch, eifersüchtig, nachtragend, ängstlich usw. Es geht dabei um die *Wirkung* beim Zuhörer; man wird in seine „Geschichte" und „Geschichten" mit eingespannt, soll sie miterleben, erleiden, ausleben.

Biographie, Lebensgeschichterln, Lebensweg kommen uns nicht andauernd in den Sinn, solange wir noch eine Zukunft haben. Wir leben in einer stabilen Umgebung, die uns die Gewißheit einer Zukunft gibt. Erst wenn wir keine Zukunft mehr haben, gehen wir in unsere Vergangenheit zurück. „Auf ein gutes Leben sieht man gern zurück", wenn diese Jahre lebens- und entscheidungsreich waren. Das heißt, der Mensch erinnert sich gerne, wenn in seinem Leben etwas passiert ist, wenn das Leben gelebt, belebt war.

Man sollte den Leidensdruck erhöhen, denn, wie die Folklore sagt, „erst wenn das Herz voll ist, geht der Mund über". Es ist interessant, daß gerade das obige, doch sehr stark negativ anmutende Gespräch mehr Wirkung hat als das positive. Das positive Gespräch („Komm, reden wir einmal darüber!") kann wesentlich mehr negativen Stress erzeugen und mehr Angst auslösen als das realistische.

Wir haben schon erwähnt, daß jeder Mensch eine Intimschranke von 1,5 Meter Entfernung vom anderen braucht. Will man einen Klienten absichtlich in Emotion bringen, dann kann man ihm natürlich diese 1,5 Meter spontan wegnehmen; er wird daraufhin emotional erzählen. Es handelt sich dabei um eine eingeplante Vigilanzsteigerung.

Am besten ist wohl der Einstieg im Tratsch oder im Wirthausgespräch mit Mutterwitz. Das Wesentliche beim „Tratschen" ist, Zeit zu haben; da die Adaptionszeit der Betagten länger ist, muß die biographische Erhebung ohne Zeitdruck erfolgen. Dies ist einer der großen Vorteile der Übergangspflegepersonen, da sie sich nicht in der Anstalt befinden.

Wer wenig oder so gut wie nichts erzählt, hat eben nichts zu erzählen. Seine eigene Biographie erscheint ihm nicht wichtig genug (z.B. „nur" Hausfrau). Es ist daher vor einem neuerlichen Gesprächsversuch eine Vigilanzsteigerung erforderlich. Erst wenn Wirbel ist, wenn etwas los ist, wird er oder sie zu berichten beginnen. Denn in Wirklichkeit gibt es keinen Menschen, der keine biographischen Stories zu berichten hätte.

Fragen ist Reden, erst das Miteinander-Reden macht uns zu Menschen: „Ich hör dir zu." Zu fragen heißt: „Ich interessiere mich für Dich." Dabei können wir unsere eigenen normalen Copings verwenden, jene, die wir zum Beispiel als Männer recht gut können (Frauen oft noch besser). Wenn Männer sich für eine Frau interessieren, sprechen sie sie auf ihre schönen Augen oder Haare an und erregen damit Aufmerksamkeit, aber auch dadurch, daß sie etwas aus ihrer Biographie erfahren wollen. Man versetzt sie durch Komplimente in Emotion. Auch eine 80jährige kann schöne Augen haben, die angesprochen werden sollten.

Auch der weiße Mantel einer Pflegeperson erfüllt natürlich diesen Zweck. Der weiße Mantel erregt den Eindruck, daß wir kompetent seien. Und wer will schon mit einem inkompetenten Menschen über sein Leben oder seine Biographie sprechen? Handelt es sich beim Gesprächspartner um eine jugendlich aussehende Schwester, geht diese oft in die Rolle des „Trutscherls" über. Sie stellt sich dümmer, als sie ist, denn jede ältere Frau möchte dem Mädchen doch erklären, wie das Leben funktioniert, und möchte ihr ihre Lebenserfahrungen mitteilen (z.B. wie man etwas kocht). Dabei wird der Klient zum aktiven Teil. Er teilt mit und erklärt; wir werden dabei eine Art Ersatzverwandte. In früheren Zeiten war das absolut notwendig. Der Altbauer erzählte seinem Sohn von seinen Erfahrungen, beispielsweise wann Gemüse oder Korn angebaut werden sollte usw. Die Großmutter erzählt uns voll Begeisterung ihre wichtigsten Küchentricks und Geheimrezepte. So holt sich der Alte seinen Ich-Aufbau und wird brauchbar oder zweckmäßig. Heute machen wir das normale Leben wieder nach: Wir fragen nach seinem „veralteten" Wissen.

Jedes kommunikative Gespräch erfolgt auf der Ebene des patientenbezogenen Realismus. So, wie er es sieht und heute auslegt, ist es gültig – Korrekturen verboten.

10. Folkloresprüche zur Reizanflutung

Indem die Seele des Volkes fast überall auf der Welt auf der Ebene der Gefühle gleich reaktiviert wird, möchte ich eine Sammlung von Aphorismen in diesem Buch wiedergeben – einen Schatz, der nicht verloren gehen darf. Ein Sprachschatz, der die Gefühle unserer Klienten beleben soll und der in der Altenpflege wesentlich wichtiger ist als das Auswendiglernen der Hirnnerven oder sonstiger Bilderbuchdarstellungen aus der Medizin.

Lebensweisheiten in Sprüchen
(weitergegeben von Andre HAUSMANN, Präsident des Service RBS, Luxemburg)

„Als 72jähriger Präsident einer luxemburgischen Vereinigung, die sich mit der Problematik der älteren Menschen befaßt, habe ich den Versuch gewagt, eine stattliche Sammlung heimatlicher Sprüche ins Deutsche zu übertragen. Der Sammler ist übrigens Herr E. Robert, ein heute 85jähriger Luxemburger, der uns freundlicherweise sein Altgedächtnis und Tertiärgedächtnis zur Verfügung stellte, damit die 20- bis 40jährigen Schwestern davon lernen können. Beim Arbeiten habe ich gemerkt, daß bei vielen dieser Sprüche eine Übersetzung gar nicht so einfach ist. Bei manchen ist sie schlichtweg unmöglich. Das beweist erst recht, daß man gut daran tut, gewöhnliches heimatfühlendes Pflegepersonal in der Geriatrie zu beschäftigen.

Es ist eine Tatsache, daß der tiefe Sinn von Sprüchen aus der ‚Seele' eines Volkes kommt und von den sozialen, geschichtlichen, demographischen und kulturellen Strukturen eines Landes oder gar einer Region geprägt ist. Fast alle Sprüche stammen aus der ‚guten alten Zeit', in der die Menschen noch das sagten, was sie fühlten. Sie bedienten sich dabei einer einfachen, deftigen und humorvollen Sprache, die aber zugleich sehr bildhaft und aussagekräftig wirkte. Die Menschen waren eben damals noch nicht von den Massenmedien beeinflußt und deformiert wie heute. So kamen ihre Gedanken ohne Umwege von ‚der Lunge auf die Zunge', wie die Luxemburger sich auszudrücken pflegen.

Durch die, oft mit Hilfe eines ‚primitiven Wortschatzes' formulierten Sprüche wollen die früheren Generationen ihre Lebensweisheiten und Lebenserfahrungen zusammenfassen, um sie als menschliche Werte an die jüngere Generation weiterzugeben, damit diese lernen und sich eine eigene Meinung bilden kann.

Heute sind es vor allem die in der Altenpflege Tätigen, die sich diese markigen Volksweisheiten aneignen müßten, um einen Zugang zu den ‚alten Seelen' zu finden. Denn es ist zuerst die Seele, die bewegt werden muß. Ob dies nun in positiver oder negativer Weise geschieht oder nicht (BÖHM 1996)."

Die hier aufgezeigten Sprüche sind von Patienten erlernt – versuchen Sie nun selbst, einige Patienten als Lehrer für Aphorismen zu finden. Diese Klienten sollen den jungen Pflegepersonen auf diese Art einen Zugang zu den gespeicherten Daten verschaffen, mit denen dann gearbeitet werden kann. Diese Sprüche haben in der Erreichbarkeitsstufe (Interaktionsstufe) 4 ihre besondere Bedeutung. Sie dienen:
1. der Reizanflutung
2. der Therapie (wenn wir sie verwenden), um so den Klienten in Emotion zu versetzen und damit Biographieerhebung betreiben zu können, um dann letztendlich zu reaktivieren
 (Anmerkung des Autors).

Über das Arbeiten

Er ist geplagt wie die Pfanne zur Fastnachtszeit.
Er ist müde wie ein Hund.
Er ist krumm vom Arbeiten.
Er arbeitet sich den Darm aus dem Leib (Arsch).
Der Gipser-Neckel sagt: „Man wäre ja besser ein Bauernhahn, du würdest am Morgen die Hühner besteigen und wärst den ganzen Tag los."
Du mußt viel arbeiten, um ein Pfund zuzunehmen.
Er zieht wie ein Blinder.
Wer nichts tut, der nichts bricht.
Er ist so müde, er kann nicht einmal „A" sagen.
Er kann vor Müdigkeit nicht mehr gipsen.
Der arbeitet, daß er verreckt.
Er muß schwer arbeiten für seine Kruste.
Er liegt in der Arbeit wie der Braupeter im Tabak.
Er hat schon alles getan, nur noch keine Messe gehalten.
Wer den Namen „Frühauf" hat, der behält ihn, und wenn er erst mittags aufsteht.
Der schläft auf den Knien (ein arbeitswilliger Bauer).
Er hat den Sack bekommen – er hat die Entlohnung bekommen – er hat das Geldbuch bekommen (er wurde entlassen).
Er hat den Stuhl vor die Tür gesetzt bekommen.

Über Armut und Reichtum

Die Armut ist überall verstoßen.
Die reichen Leute hatten schon letztes Jahr genug.
Der Teufel scheißt nie auf einen kleinen Haufen.
Die Armut ist ein Streitmacher.
Herr bleibt Herr und Max bleibt Max.
Der springt von einer Pfütze in die andere.
Was wollt ihr haben, sagen die Leute, und dabei geben sie euch nichts.
Es raucht, man glaubt, ein armer Mann würde backen.
Das da wächst wie armer Leute Weizen.
Es gibt Leute, denen kalben Ochsen auf dem Speicher.
Was man spart über den Mund, frißt die Katze oder der Hund.
Er hat für das Stroh gedroschen.
Er hat noch einen Apfel für den Durst.
Wollen wir uns vertragen, sagte S. zu R., denn auch ich bin Dreck.
Derjenige, der für eine Leinenhose geboren wurde, bekommt nie einen wollene, und wenn er einmal das Geld hat, sich den Stoff zu kaufen, verdirbt sie ihm der Schneider noch.
Er ist ein Vogel für die Katz.
Er pfeift aus dem letzten Loch.

Die armen Leute kochen mit Wasser.
Wenn ein Waldarbeiter auf den Hintern fällt, steht ein armer Mann auf.
Er ist so arm, daß er nach den Leuten beißt.
Bei dem liegen die Mahlzeiten weit auseinander.
Das Geld allein macht nicht glücklich.
Er sitzt auf einem dünnen Ast.
Er ist nicht mit Wurst angestrickt.
Wenn der Teufel die Kuh holt, kann er auch das Kalb holen.
Geld macht nicht glücklich, aber man ist schlecht dran, wenn man es braucht, und man hat keines.
Da ist eine hungrige Laus nicht satt geworden.
Er ist platt wie ein Geldstück, platt wie ein Pfannkuchen.
Er lebt von der Hand im Mund.
Der hat Huf an den Fingern vom Geldzählen.
Ein Arbeiter im Stahlwerk: „Hier sitze ich auf dem Wurstbrot, und zu Hause fressen die Kinder die Tapeten, so hoch sie reichen."
Er sitzt zwischen zwei Stühlen im Dreck.
Der arme Junge: „Leg dich nur hin, wie du bist, auch mein Hemd ist zerrissen."
Der Hunger treibt den Wolf aus dem Wald.
Wenn es nicht regnet, so tröpfelt es doch.
Wehmütig geschaut ist auch gebettelt.
Wenn man den Teufel gewöhnt ist, braucht man die Hölle nicht zu fürchten.
Ein reiches Frauenzimmer frißt nicht mehr als ein armes.
Hatten und Hätten waren zwei arme Stätten.
Einem geschenkten Gaul schaut man nicht ins Maul.
Sich plagen ist auch gelebt.
Um dich zu plagen, brauchst du nicht viel.
Er hat sich geplagt wie ein Hund.
Es gibt keinen großen Hund, der den anderen beißt.
Es wachsen keine Bäume in den Himmel.
Hat du nichts, so bist du geplagt, hast du was, so bist du auch geplagt.
Der weiß, wo die kleinen Leute der Schuh drückt.
Er ist so arm wie Job.
Er ist so arm wie eine Kirchenmaus.
Sie hatte nicht einmal soviel, um ihre Scham zu bedecken.
Du glaubst, der hätte Schiffe auf dem Meer.
Man wird hin und her gestoßen, als ob man kein Geld in der Tasche hätte.
Das Wasser steht ihm bis zum Hals.
Das Geld kommt zu Geld.
Ich weiß nicht mehr ein noch aus.
Es ist viel Wind und wenig Regen.
Die reiche Bauersfrau sagte: „Unsere Tochter ist klein, aber ich kann ihr genügend Taler unter die Füße legen, daß sie so groß wird wie die anderen."
Ums Geld fiedelt der Spielmann.

Geschwätz ist kein Geld.
Das Geld riecht nicht danach, von wo es herkommt.
Der hat das weiße Brot vor dem schwarzen gegessen.
Der hat gut scheißen, wenn die anderen drücken.
Aus anderer Leute Leder ist gut Riemen schneiden.
Zuviel und nicht genug ist niemals ein Maß.
Er hat sich zwischen zwei Stühlen in den Dreck gesetzt.
Für einen Sou (Pfennig) läßt der sich eine Bohnenstange auf den Kopf spitzen.
Er steht in schlechten Schuhen und Strümpfen.
Er steckt in schlechten Tüchern.
Da ist nicht viel hinter der Hecke.
Es geht schneller bergab als bergauf.
Der kommt nicht mehr zum Anhalten.
Er teilt wie die „Pinsinger" mit den Raben.
Glaubst du, ich hätte einen Geldscheißer?
Er sitzt vorne und hinten fest.
Der schwimmt im Geld.
Er ist so leicht wie die Hühner im Advent.
Besser eine Kruste im Sack als eine Feder am Hut.

Über das Eingebildetsein und das Aufschneiden

Wer nichts aus sich macht, der ist nichts.
Wäre er nur halb so ausgebildet wie er eingebildet ist.
Der ist auf den Köpfen anderer groß geworden.
Ich kann nicht viel Französisch, aber schrecklich viel Deutsch.
Der Jost aus Esch: „Ich habe gehoben, die Augen standen mir außerhalb des Kopfes, was war mir daran gelegen." (Er hatte gerade den Möbelwagen herausgehoben, der versenkt war.)
Blas dich nicht auf, sonst platzt du.
Blas dich nicht auf, sonst wird deine Hose zu klein.
Den muß man mit Handschuhen anfassen.
Was ist das eine Hitze bei dem Vieh, sagte die Frau, dabei hatte sie nur eine Ziege im Stall.
Der macht aus einem Furz einen Donnerschlag.
Wer hoch aufsteigt, fällt leicht hoch herunter.
Da sind viel Wind und wenig Regen.
Vorne den Firlefanz und hinten das Hemd nicht ganz.
Er ist aufs hohe Roß gestiegen.
Er glaubt, die gebratenen Tauben kommen ihm in den Mund geflogen.
Sein eigenes Huhn hält jeder für eine Nachtigall.
Er liebt es, mit den großen Hunden „pissen" zu gehen, aber er kriegt die Beine nicht hoch.

Über die Dummheit
Er ist dumm wie ein Esel, dumm wie ein Loch.
Er hat das Pulver nicht erfunden.
Dem muß man mit dem Scheunentor winken.
Er ist so dumm, man könnte Häuser mit ihm umrennen.
Als die Dummheit ausgeteilt wurde, hatte er zweimal „hier" gerufen.
Er hat die Dummheit mit dem Schaumlöffel gefressen.
Der hat eine feste mit dem Bratschieber erwischt.
Der ist auf den Kopf gefallen.
Der ist von einer Postkutsche gefallen.
Gegen die Dummheit gibt es kein Mittel.
Gegen die Dummheit ist kein Kraut gewachsen.
Er ist dumm wie Bohnenstroh.
Der brüllt vor Dummheit.
Der ist nicht fest gebacken.
Der wurde zu heiß gebadet.
Dem ist der Kopf zu früh zugewachsen.
Der ist dümmer als seine Füße.
Du hast eine Schraube locker.
Das geht ihm über die Hutschnur.
Der ist nur Donnerstag nachmittag in die Schule gegangen.
Der hat Gedanken wie ein Sieb.
Der hat ein Durcheinander in der Schublade.
Bei dem ist Hopfen und Malz verloren.
Wenn die Dummheit weh täte, was würde der Schreie ausstoßen!
Die einen lernen spät, die anderen nie. Die einen lerne nie, die anderen noch später.
Wenn der so groß wäre, wie er dumm ist, könnte er aus der Dachrinne trinken.
Wenn jemand noch dümmer wäre wie du, würdest du ihn totschlagen, um der Dümmste zu bleiben.
Du bist der Dümmste aus sieben Gemeinden.
Der ist dümmer als sieben Dumme.
Der dümmste Bauer zieht die dicksten Kartoffel.
Der ist dümmer als sieben Schoppen Kot.
Er ist dümmer als sieben Säue dreckig sind.
Dummheit reißt das Maul auf.
Dumm geboren und nichts dazugelernt.
Die armen Unschuldigen, die in Ettelbrück (Irrenanstalt) sitzen.
Du mußt ein Zwilling sein, einer allein kann nicht so dumm sein.
Wenn man dich von weitem sieht, glaubt man, du wärst dumm, aber wenn du näher kommst, merkt man, daß man sich nicht getäuscht hat.
Wenn du einen „Einfalt" wegschickst, bekommst du einen Tölpel zurück.
Du bist nicht dumm, nein, du bist saudumm.
Wenn der den Mund öffnet, kommt eine Dummheit heraus.

Die Güte ist ein Stück von der Dummheit.
Aus einem armseligen (traurigen) Arsch kommt kein tüchtiger Furz.
Die Dummheit und die Verstocktheit gehen zusammen.
Wenn der von der Dummheit Steuern bezahlen müßte, wäre er der Dickste in der Gemeinde.
Dem schaut die Dummheit zu den Augen heraus.
Wenn du nur halb so dumm wärst, wärst du noch dumm genug.
Das da ist nicht in seinem Garten gewachsen.
Der arbeitet mit dem Kopf, wie die Ochsen.
Der kann kaum bis drei zählen.
Der kann nichts für seine Dummheit.
Die dumme Ziege . . . die dumme Zicke . . . das dumme Küken.
Der hat Verstand wie ein krepiertes Ferkel.

Übers Essen und Fressen

Er frißt wie ein Pferd . . . wie eine Kuh . . . wie ein Schinderhund . . . wie ein Scheunendrescher.
Er ist seinem Bauch keine Stiefmutter.
Ein Fresser wird nicht geboren, er wird erzogen.
Was der Bauer nicht kennt, frißt er nicht.
Er schlägt hinein wie die Sau in den Weizenbrei.
Zuviel ist zuviel, selbst wenn es gebratene Täubchen sind.
Wenn die Mäuse satt sind, ist das Mehl bitter.
An Essen und Trinken kann man sich erhalten.
Einer, der nichts ißt, hat bereits gegessen oder er weiß, wo er zu essen bekommt.
Die Brach (Dickmilch) sucht das Loch.
Wer sich nicht satt ißt, leckt sich auch nicht satt.
An einer dicken Kruste ist noch niemand verhungert.
Wenn man mit anderen an den Tisch geht, geht man auch mit ihnen weg.
Zu einem guten Essen gehört ein Arschlecker, eine Straßenhure und ein Landläufer.
Es ist zum Bersten, sagt Simchen, der geschlachtet hat, wenn ein armer Teufel was haben will, will es nicht Tag werden. Da ist er mitten in der Nacht aufgestanden und hat sich Koteletts gebraten.
Es gibt allerhand Leute, nur keine, die nichts essen.
Wenn jemand nach dem Essen rülpst: „Eine Sau ist satt, bring der anderen noch einen Eimer voll!"
Viele Hände löschen viele Brände, aber im Suppentopf sind sie vom Bösen.
Wenn jemandem etwas schmeckt, ist es auch gut.
Wer den ganzen Tag gejagt hat, der braucht keinen Salat beim Braten.
Es sind schon mehr geborsten als verhungert.
Die Katze schleppt dem den Magen nicht weg (er hat zuviel gegessen).
Du wärst schon längst verhungert, wenn du nichts zu fressen bekommen hättest.

Ein Mann über seinen Esel: „Als ich dem Luder das Fressen fast abgewöhnt hatte, ist das Biest krepiert."
Jedes Erbschen bewirkt ein Fürzchen, jedes Böhnchen gibt ein Tönchen, und jedes Linschen gibt ein Windchen.

Über die Faulheit

Er ist so faul, er hat seinen Schweiß noch nicht gerochen.
Der „Beeildich" hat sich den Hals gebrochen.
Es hat sich mal jemand beeilt, der hat sich in die Hose gemacht.
Für zwei Pfennig bekommt man mehr Arbeit als man in einer Woche erledigt bekommt.
Dicke Backen machen und die anderen leben lassen.
Er ist so faul wie Mist.
Er ist zu faul, sich zu kratzen, wo es ihn juckt.
Die Faulheit wird nicht bezahlt.
Vom Schweiß der Wegewärter wird das heilige Öl gemacht.
Ein Wegewärter lieferte nach dreißig Dienstjahren seine Schaufel ab, und der Preis stand noch drauf.
Man muß um die herumgehen, wie um einen Opferstock.
Besser kalt als müde (arbeiten im Winter).
Er ist ein fauler Hund.
Der hat gutes Sitzleder.
Der hat die Arbeit nicht erfunden.
Der hat Haare auf den Handflächen.
Wenn der sitzt, kriegen ihn keine zehn Pferde hoch.
Ein Fauler kann sich bessern, ein Säufer nie.
Man kann den ganzen Tag an einem Ei schälen.
Er fürchtet die Arbeit wie der Teufel das Weihwasser.
Der hat sein Leben lang noch keinen Strich gearbeitet.
Keine zehn Pferde kriegen den ans Arbeiten.
Wenn der Dreck Mist wird, läßt er sich fahren.
Man kann den Ochsen an den Bach führen, aber er braucht nicht zu saufen.
Der Rekrut in der „Freiwilligen Kompanie": „Wenn ich gerne arbeiten würde, wäre ich nicht in die Kompanie gekommen."
Wer nicht wagt, der nicht gewinnt – wer nicht scheißt, der nicht stöhnt.
Der Häftling: „Die paar Tage Kiste mache ich auf einer Arschbacke."
Der Häftling: „Jetzt mache ich ein paar Tage bei Milch und Kuchen."
Der Luxemburger nach dem Krieg: „Achtzig Millionen Preußen haben mich nicht zum Arbeiten gebracht, deshalb brauchst du dir auch keine Mühe zu geben."

Über das Freien und das Heiraten

Das Freien hat nicht viel zu bedeuten, es ist das Kriegen.
Es ist besser, sich in der Ehe hie und da etwas nachzuwerfen, als sich beständig etwas vorzuwerfen.

Das Geld gibt sich aus, aber den „Dabo" (Tölpel) behält man.
Jeder Topf findet seinen Deckel.
In den alten Töpfen kocht es sich am besten.
Bei den Alten ist man am besten gehalten.
In den alten Türmen ist das schönste Geläute.
Jung gefreit hat noch nie gereut.
Besser jung hineingesprungen als alt dazu gezwungen.
Zwei harte Steine mahlen selten rein.
Der Dreck läuft, bis er zusammenkommt.
Jedem seine Idee und mein ist die Geiß, sagte der Bock.
Du bekommst einen (Ehemann) in Nospelt gebacken.
Man kauft keine Katze im Sack.
Demnach, wie der Fall fällt, heirate ich, demnach, wie er fällt, bleibe ich Junggeselle.
Er kam in ein gemachtes Bett zu liegen.
Nach der Heirat ist der Franken nur die Hälfte wert.
Nachts sind alle Katzen grau.

Über die persönlichen Werte und das Aussehen der Leute

Der ist nicht einmal trocken hinter den Ohren.
Der kann noch nicht einmal alleine pissen.
Der ist gerade gut genug, um bei dem Misthaufen zu liegen, damit die Hühner den Mist nicht herunterscharren.
Er ist so hoch wie eine Roggenstoppel.
Er ist so hoch wie ein Hund, der auf dem Arsch sitzt.
Er ist so hoch wie ein umgestoßener Schnaps vom Pfennig.
Er ist so hoch, er könnte mit dem Regenschirm unter dem Tisch spazierengehen.
Er hat einen Kopf wie ein Verrückter.
Der geht mit dem Kopf durch die Mauer.
Er hat Ohren wie Handleitern.
Er hat einen Mund, man könnte ihn mit einem Fladen kommunizieren.
Er hat einen Mund wie ein Scheunentor.
Der schaut mit dem linken Auge in die rechte Westentasche.
Er hat eine Nase, um Geschwüre aufzupicken.
Er hat eine Nase, es regnet ihm hinein.
Er hat eine zweischläfrige Hundehütte.
Er ist bekannt wie ein grüner (bunter) Hund.
Er geht zur Seite wie ein Hund, der zur Kirmes geht.
Er hat ein Gewicht an dem einen Ohr hängen.
Er hat ein paar Lippen, du könntest einen Taler (Münzen) darauf zählen.
Er ist einer wie ein Furz in einem Sack.
Er ist keinen Furz wert.
Er ist einer aus der Mitte, wie es deren am meisten gibt.

Er ist keine Trumpfsieben wert.
Er furzt bei jedem Schritt wie ein Bettler.
Er ist so dünn wie ein Zwirnsfaden.
Es beißt keine Kuh „Blümchen", ohne daß sie hat ein „Striemchen".
Er wächst wie das Ei im Nest.
Er wächst weder zum Kopf noch zum Arsch.
Er ist so fett wie ein Axtstiel.
Er ist so mager, du kannst ihm die Rippen am Leib zählen.
Er hat ein Gesicht, er könnte eine Ziege zwischen die Hörner küssen.
Unter den Blinden ist der Scheele (Kurzsichtige) König.
Er hat Haare auf der Zunge (auf den Zähnen).
Der ist so rot wie der Fuchs beim Arsch.
Er hat eine Stimme wie ein Bär.
Er ist so rund wie eine Kugel.
Sie hat einen Arsch wie ein Kasernenstock (Gebäudeblock in einer Kaserne).
Sie hat einen Arsch wie eine Trommel.
Sie hat einen Arsch wie ein Bauernpferd.
Sie hat einen Arsch, er würde in kein Gestell hineingehen.
Sie hat einen Rücken wie eine Soldatenbrücke.
Sie hat einen Rücken wie ein Kleiderschrank.
Der hat seine Brust auf dem Rücken.
Er hat eine Brust wie eine Affenmutter.
Er hat ein paar Backen wie eine gebackene Birne.
So, wie du einer bist, haben wir zu Hause einen unter dem Brutkorb sitzen.
Er hat ein Mundwerk wie eine Pfeffermühle.
Er hat ein Mundwerk wie ein Arsch.
Er ist schwer wie Blei.
Er schwimmt wie eine bleierne Ente.
Er ist naß wie ein eingetauchtes Huhn (wie eine gebadete Maus).
Er ist so lang wie eine Hopfenstange.
Er ist so schlank wie ein Brotschieber.
Er ist so ruhig wie ein Mäuschen.
Er ist so glatt wie ein Aal (wie eine Forelle).
Er ist so flink wie eine Katze.
Er ist so steif wie ein Brett.
Er ist so flink wie ein Wiesel.
Er ist ein Flinker, wenn er Durchfall hat.
Er ist so flink, wenn man glaubt, er fällt, dann liegt er schon.
Er ist ein flinker, sobald geschissen – wupp – das Loch zu.
Er hat einen Kopf wie ein Holzhammer.
Er hat einen Kopf wie eine Hainbuchenkugel.
Er ist so leicht wie eine Feder.
Er hat ein paar Füße wie Müller-Hans.
Er hat ein paar gesunde „Schrittmacher".
Er hat ein paar Schuhe wie Kindersärge (Geigenkästen).

Er hat zwei linke Füße.
Er schlägt Feuer mit den Knien.
Er ist so schmutzig, du glaubst, er hätte gewühlt.
Du wärst sicher ein Sauberer, wenn du nicht bräuchtest aufs Töpfchen zu gehen.
Er wurde geprügelt wie ein Nußsack.
Er wurde geprügelt, er war nicht mehr gut genug, betteln zu gehen.
Er schreit wie ein Mörder.
Er ist hundsmager.
Der schaut einem durch Hosen in den Arsch.
Er bekommt keinen Zucker in den Arsch geblasen.
An den Mäulern erkennt man die Schweine.
Er stinkt wie ein Widehopf (wie ein Ziegenbock).
Er krümmt sich wie ein Hund, der Knöpfe scheißt.
Er läuft wie ein Hase.
Er ist naß wie eine Suppe.
Er ist krebsrot.
Er ist schwarz wie ein Mohr.
Er ist schwarz wie ein Kesselhaken.
Er hat von der wütenden Kuh gefressen.
Er ist mit dem verkehrten Fuß aus dem Bett gestiegen.
Er ist mit allen Wassern gewaschen, nur nicht mit Weihwasser.
Sie ist wie mit dem Beil zugehauen und nicht herausgeputzt.
Er ist einer von Kreuz-Stuppeg (klein).
Er hat einen Bauch wie ein Pastor.
Er sieht aus, du glaubst, er bekäme keine warme Suppe zu essen.
Er hat Glockenseile unter der Nase hängen.
Der hat Ohren so schwarz, du könntest ihm Rübensamen hineinsäen.
Er hat eine Nase so rot, du könntest Feuer damit anzünden.
Er ist so dick, du könntest ihn rollen.
Er ist so dick, wie er lang ist.
Er hat sich den Floh selbst in den Pelz gesetzt.
Das ist der, der den Hühnern das Pissen verboten hat.
Er steht da, als ob die Hühner ihm das Brot weggenommen hätten.
Er ist von dort, wo die Brotkruste den Jungen totgebissen hat.
Er kommt von dort, wo die Welt mit Brettern zugenagelt ist.
Er hat den Bock zum Gärtner gemacht.
Er hört den Kuckuck nicht mehr singen.
Er ist ein Vogel für die Katz.
Für den haben die Glocken geläutet.
Der steht mit einem Fuß im Grab.
Für den ist kein Kraut mehr gewachsen.
Er hat die Engel schon singen hören.
Er sieht aus wie des Todes Reisender.
Dem biegt keiner den Arm.

Dem ist keiner gewachsen.
Er bekommt den Gestank als Dank.
Jemand, der bringt, der trägt auch. Er lebt von der Hand in dem Lohne.
Es ist leichter, einen Sack Flöhe zu hüten als ein verlaufenes Weibsbild.
Er schreit wie ein Waldesel.
Er schreit, als hätte er ein Messer im Hals.
Wenn alte Scheunen beginnen zu brennen, ist es schwer sie zu löschen.
Es ist ein schlechter Vogel, der sein eigenes Nest beschmutzt.
Wer gut schmiert, der gut fährt, wer zuviel schmiert, zum Teufel fährt.
Einem hungrigen Hund wirft man einen Knochen ins Maul.
Er kennt keinen Gott und kein Gebot.
Pack schlägt sich, Pack verträgt sich.
Sie zerbalgen sich wie die Topfgießer.
Was man den Dreck mehr rührt, was er mehr stinkt.
Was auf Dreck (Sand) gebaut ist, fällt zusammen.
Wer sich unter die Kleie mischt, den fressen die Schweine.
Du hast, du warst, du bist, du bleibst und du wirst nichts.
Der ist nicht Schäfchen, wie er Wolle trägt.
Wenn ein alter Junggeselle stirbt, ist das nicht wie wenn ein alter Hund eingeht.
Sie hat Brüste wie zwei Linsen auf einem Brett.
Wer wirft sich in die Brust wie ein Hering in die Gamaschen.
Der da hält mir den Wolf vom Leib.
Mit dem kannst du den Krieg gewinnen.
Ein Bauer, ein Eber und ein Stier, das sind drei ungemütliche Tier.
Sie ist verliebt wie ein Arm voll junger Katzen.
Er würde einer Ziege nachlaufen, wenn sie eine Schürze anhat.
Er hat ihm einen Floh ins Ohr gesetzt.
Mach den Spott mit deinen alten Schuhen.
Das ist kein „Schlapper" (Schlappschwanz).
Mit dem könnte man Pferde stehlen gehen.
Er ist wie ein Echternach, die kommen immer hintendrein.
Er hat ein Gesicht wie ein Bussard.
Er hat ein Leben wie ein Hund ohne Flöhe.
Er hat ein Leben wie Gott, der Herr in Frankreich.
Er raucht nicht, er säuft nicht, er lebt wie unserem Hund sein Arsch.
Er hat früh ins Gras beißen müssen.
Wenn du dir selber hilfst, brauchst du keinem zu danken.
Der hat genug vor seiner Tür zu fegen.
Der hat genug mit sich selber zu tun.
Sie ziehen an einem Strang.
Die zwei scheißen durch ein Loch.
Sie gehen miteinander durch dick und dünn.
Er ist eine treue Seele.
Es ist dem Arsch auch wohl, wenn er bei der Kuh steht.

Wer den Musikanten kommen läßt, bezahlt ihn auch.
Er hat eines auf den Hut bekommen.
Er hat eines auf den Deckel bekommen.
Er ist klein, aber fein.
Er hat Wasser in seinen Wein getan.
Nimm dir keinen mit glänzenden Knöpfen, denn das sind versoffene Kerle.
Der hat ihm das Wasser auf die Mühle geleitet.
Am eigenen Weizen sieht man, wenn anderer Leute Weizen reif wird.
Jetzt weiß er, wieviel die Uhr geschlagen hat.
Wenn ich einmal aufs WC gehe, geht mehr Dreck weg, als wenn ihr euch die ganze Woche wascht.
Man ist so alt und so krank, wie man sich fühlt.
Die Hunde, die viel bellen, beißen nicht.
Sprich, wie der Schnabel dir gewachsen ist.
Armseliger Dreck, wer hat dich geschissen?
Ich hau dir eine ins Maul, daß die Zähne dir im Arsch Klavier spielen.
Im Pfaffental: „Du kriegst eine ins Maul, daß du die Märzamsel pfeifen hörst."
Im Pfaffental: „Vergreif dich nicht an einem Krüppel."
Er ist nur mehr Haut und Knochen.
Zeig ihm, wo der Bock das Loch hat.
Er ist falsch wie ein Galgenholz.
Er ist falsch wie ein Galgenstrick.
Wenn man dem einen Finger gibt, will er die ganze Hand.
Er krümmt sich wie ein Wurm.
Er ist keine Pfeife von Tabak wert.
Er ist wie gerädert.
Für den raucht der Kamin nicht mehr.
Der Bart ziert den Bock.
Ein roter Bart, eine rote Art.
Der ist noch weniger als nichts.
Du kannst dich drehen und kehren wie du willst, der Arsch ist immer hinten.

Über das Trinken und Saufen

Er säuft wie ein Loch . . . wie eine Unke . . . wie ein Fisch . . . wie ein Besenbinder.
Er verkauft seine Seele für einen Schnaps.
Er ist nicht mehr ganz allein.
Er hält die Richtung nicht mehr.
Er hat zu tief ins Glas geguckt.
Er ist voll (betrunken) wie hunderttausend Mann . . . er ist steif satt.
Er sieht die „Männchen" vor lauter Suff.
Er hat eine Kräftige am Köcher . . . er hat eine Tüchtige hängen.
Er hat die weißen Mäuse gesehen.

Er hat sich totgesoffen.
Er säuft wie ein Fuderfaß . . . bis er umfällt.
Er war so besoffen, daß er den Pfarrer verlangte.
Er hat einen Neuner (er hat neun Tage lang gesoffen).
Er spinnt mit dem blauen Zwirn.
Er ist zwetschkenblau vor Suff.
Er arbeitet nur für den Suff.
Er war voll wie eine Bombe (Kugel), er blieb nicht mehr am Boden liegen.
Er ist wie ein Faß ohne Boden.
Einem Besoffenen fährt ein Fuder Heu aus dem Weg.
Einem Säufer legt man einen Ballen Stroh hin, damit er sich beim Fallen nicht weh tut.
Es ist keine Kunst, sich einen Kater zu kaufen, aber es ist ein Kunststück, ihn nach Haus zu tragen, ohne daß er schreit.
Wenn man nur einen Humpen schafft, soll man den zweiten stehen lassen.
Vom Wasser bekommt man Läuse im Bauch.
Wasser ist da, um die Kühe zu tränken.
Täglicher Tropfen schlägt ein Loch in den Boden.
Die Kälber, die gut saufen, brauchen nichts zu fressen.
Du kannst ruhig deine 20 Humpen trinken, nur darfst du nicht anfangen zu saufen.
Trinkt, daß eure Kinder lange Hälse bekommen.
Der ist seinem Bauch keine Stiefmutter.
Volle Krüge sind nüchterne Gedanken.
Sauf nur, bis der Nabel rutscht.
Das Glück geht dem Suff nach.
Der wird schon betrunken, wenn er ein Brauereipferd pissen sieht.
Jakob: „Stramm amüsiert, dreimal gekotzt."
Der ruinierte Bauer von Sassenheim: „Wenn der Ehemann säuft, so ist das schlimm, wenn die Ehefrau säuft, ist das schlimmer, aber wenn beide saufen, dann kann es nicht gehen. Das war bei uns der Fall!"
Der Daniel aus Stadtgrund hat mit dem Kopf eine Kegelkugel für einen Schnaps aufgefangen.
Von der Mosel: Er war so voll wie eine Sau . . . wie ein Klöppel.
Eine Frau tröstet die andere: „Laß deinen Alten ruhig zu anderen laufen, das hört von alleine auf, aber meiner säuft, und das wird immer schlimmer."
Die Pflegeschwester von der Etage: „Wenn ein Moselaner gestorben ist, wird er erst nach acht Tagen begraben, denn er wird erst mit dem Kopf nach unten im Schuppen aufgehängt, damit er auslaufen und trocknen kann, sonst brennt er nicht beim Teufel in der Hölle."
Der Gipser Karl Häuser war im Suff in die Gipskiste gefallen, als er den Gips aufrührte. Der Gips wurde hart und Karls Arbeitskollegen mußten ihn heraushacken.

Über Wahrheit und Lüge

Wenn du die Wahrheit sagst, kannst du sie laut sagen.
Er lügt wie ein roter Jude.
Er lügt, es würde auf keine Kuhhaut gehen.
Es kommt ihm nicht auf eine Handvoll an.
Er nimmt es nicht zu ernst mit der Wahrheit.
Wenn der an der ersten Lüge erstickt wäre, wäre er schon längst nicht mehr da.
Bei dem wird die Wahrheit nicht groß geschrieben.
Das da glaubst du ja selbst nicht.
Kinder und Verrückte sagen die Wahrheit.
Wäre das Lügen so schwer wie die Maurerhotte, würden viel mehr die Wahrheit sagen.
Der ist so voller Lügen wie der Esel voller Furze.
Lüge nicht so mit dem Mund, mit dem du beten sollst.
Der kann lügen wie gedruckt.
Papier ist geduldig.
Wenn man den Leuten die Wahrheit sagt, sind sie beleidigt.
Wenn der zweimal eine Lüge sagt, glaubt er sie selber.
Wenn du als Lügner bekannt bist, glaubt dir bald niemand mehr die Wahrheit.

Allerhand Sprichwörter

In der Not kommt manch einem eine gute Idee.
Doppelt genäht hält besser.
Nicht geschossen ist immer verfehlt.
Gebot und Angebot machen den Markt. Er war vor den Wagen gelaufen.
Umgedreht ist auch gefahren.
Er hatte den Ochs beim Schwanz gepackt.
Geld leihen und sich kratzen tut nur einmal wohl.
Wenn das Kind getauft ist, geht jeder gerne mit als Pate.
Schlag ihm auf den Kopf, dann wird er nicht lahm.
Bleib vorne von den Frauen weg und hinten von den Pferden.
Wenn der Herrgott eine Tür schließt, dann öffnet er ein Fenster.
Wenn man einen Hund totschlagen will, sagt man, er sei tollwütig.
Er hat die Katze aus dem Sack gelassen.
Er hat sich ins eigene Fleisch geschnitten.
Er hat seinem Herzen einen Stoß versetzt.
Paris, Parschiss, ich gehe heim zu meiner Mutter.
Er ist sauer wie Essig.
Er ist bitter wie Galle.
Er ist hart wie ein Knochen, hart wie Gußeisen.
Es kann Milch sein, sagte der Kater, und hat die Sahne gesoffen.
Man muß einen kleinen Fisch ins Wasser werfen, um einen großen zu fangen.

Tu das, was du nicht lassen kannst.
Es wird keine Suppe so heiß gegessen, wie sie gekocht wurde.
Es ist ein Wetter, da würde man keinen Hund hinausjagen.
Es ist so warm, daß die Läuse einem auf dem Kopf verbrennen.
Er dreht sich wie der Wind.
Er dreht sein Hütchen nach dem Wind.
Morgenstund hat Gold im Mund.
Der hat lange Finger.
So schneidet man die kleinen Eber.
Es gehen viele geduldige Schafe in einen Stall.
Sie sind Familie miteinander von Adam und Eva.
Von vorne gleicht er seinem Vater und von hinten der ganzen Welt.
Er ist so satt wie die Sau der kalten Erbsen.
Der nimmt den Mund dick voll.
Ein Unglück kommt selten allein.
Die ersten Hunde ertränkt man.
Mit Knüppeln fängt man keine Vögel.
Was des einen Freud, ist des anderen Leid.
Jeder ist sein eigener Herr.
Das Wasser läuft nie bergauf.
Mach wie die Leute, dann geht es dir wie den Leuten.
Paß auf, daß die Kirche im Dorf bleibt.
Leben und leben lassen.
Es kann des Guten zuviel werden, auch wenn es ein Dutzend gebratene Eier sind.
Man muß ein Spitzbube sein, um einen Spitzbuben zu fangen.
Über Land geht Schelm und Dieb, aus dem Schrank stiehlt er dir Geld und Brief.
Wie kurz leben wir und wie lange sind wir tot.
Er ist geduldet wie der Hund im Kegelspiel.
Alles vergeht, nur die Wassersuppen nicht.
Es ist klar wie Konviktsuppe – klar wie Jauche.
Das Papier ist geduldig.
Der redet besser als ein Stummer.
Das gebrannte Kind geht nicht mehr ans Feuer.
Die Berge begegnen sich nicht, aber die Leute.
Wo der hinschlägt, wächst kein Gras mehr.
Besser schlecht geritten als stolz zu Fuß gegangen.
Wenn man Butter am Kopf hat, soll man sich nicht in die Sonne setzen.
Was man selber gebrauchen kann, das gibt man nicht weg.
Eine Frau und ein Fahrrad leiht man nicht aus.
Wenn du niemandem Brot geben kannst, so nimm es auch niemandem weg.
Er kommt geschossen wie die Kugel aus der Flinte.
Es wurde noch nie ein Gipser mit drei Priestern begraben.
Sie ist das Blümchen im Knopfloch.

Der hat im Hornissennest gestochert, und jetzt muß er die Stiche abwehren.
Bei dem hat es Zwölf geschlagen.
Jetzt schlägt's aber Dreizehn.
Er ist schlimm auf den Hund gekommen.
Er ist gesund wie der Fisch im Wasser.
Er ist krank wie ein Hund.
Wenn wir zwei Paris zu teilen hätten, du bekämst nicht einmal ein Scheißhäuschen.
Er wird getrocknet, so wie der Teufel seine Mutter getrocknet hat.
Der kommt nicht wieder, der ist wie ein Furz.
Das wäre mir nicht im Traum eingefallen.
Der Krug geht so lange zum Brunnen, bis er bricht.
Sag, hat deine Mutter noch solche wie dich?
Jetzt geht's Schlag auf Schlag.
Musikalisch: „Ich kann die Weise, aber ich kann die Melodie nicht."
Der ist vor der Tür daheim.
Ich leg auch dir einmal einen Stein in den Weg.
Einen solchen Hut hatte dein Vater nicht, als er verheiratet wurde.
Sprich oder scheiß Buchstaben.
Geirrt ist verspielt.
Sie ziehen alle an einem Strang.
Sankt Nimmerleinstag ist der Tag, der nie kommt.
Du gehst mit dem „Hierbleibekärrchen".
Die Scherben sind ganz geblieben.
Was man geschenkt bekommen hat, gibt man nicht weg.
Wer es lang hat, läßt es lange hängen.
Nichts gesagt ist auch gesprochen.
Der hat den Nagel auf den Kopf getroffen.
Der hat dem das Tüpfelchen aufs i gesetzt.
Mit Gewalt wirft man eine Ziege auf den Rücken.
Das ist wie Speck und Schweinefleisch.
Das ist mir so breit wie lang.
Jedem das Seine, dann bekommt der Teufel nichts.
Umsonst ist der Tod (und der kostet das Leben).
Alles nützt, sagte der Meissenkönig und hat ins Meer gepisst.
Wer selten reitet, dem schwillt der Arsch.
Eine Hand wäscht die andere.
Eine blinde Sau findet auch mal eine Eichel.
Geschissen ist nicht gemalt.
Er findet immer ein Haar in der Suppe.
Besser warmer Rauch als kalter Wind.
Schöne Federn schöne Vögel machen.
Es ist eine schlechte Maus, die nur ein Loch hat.
Er singt wie ein Orgelspieler.
Besser grau als nicht mehr da (Haare).

Jemand, der meint, der weiß nichts.
Es ist ein Tropfen auf einem heißen Stein.
Er ist trocken wie Wachs, trocken wie Gips, furztrocken.
Eine Mutter kann zehn Kinder ernähren, aber zehn Kinder keine Mutter.
Das ist gehopst wie gesprungen.
Besser ist besser, sagte die Frau und hat den Schinken in der Milch gekocht.
Ich gehe, und wenn Heugabeln fallen.
Es regnet wie mit Eimern geschüttet.
Ich gehe, wohin auch der Kaiser zu Fuß geht.
Wer den Schaden hat, braucht für den Spott nicht zu sorgen.
Pack schlägt sich, Pack verträgt sich.
Der Apfel fällt nicht weit vom Stamm.
Wenn man in ein Rudel Hunde schießt, bellt der, der getroffen ist.
Die setzen sich an wie Wandläuse.
Er ist schlecht wie die Nacht.
Es ist heute schlechtes Licht bei dem.
Er muß sich nach der Decke strecken.
Wer sich nicht der Decke nach streckt, dem bleiben die Füße kalt.
Kleine Kessel haben große Ohren.
Wenn es dem Esel zu wohl ist, geht er aufs Eis tanzen.
Rechts ist, wo der Daumen links ist.
Wenn das Kind im Brunnen liegt, kommt der Deckel drauf.
Rutsch mir den Buckel herunter.
Man kann miteinander singen, aber nicht miteinander sprechen.
Er blutet wie ein Rind.
Einmal ist keinmal.
Eine Sau ist eine Sau, und wenn sie mit dem Zylinder im Bett liegt.
Sie gleichen sich wie ein Tropfen Wasser dem anderen.
So schnell schießen die Preußen nicht.
Er hat ihm den roten Hahn aufs Dach gesetzt (Brandstifter).
Er hat klein beigegeben, den Schwanz eingezogen.
Dreimal ist göttlich, aller guten Dinge sind Drei.
Wie man sich sein Bett macht, so schläft man.
Du mußt nicht glauben, daß der Fuchs Eier legt, wenn er auch schon Hühner frißt.
Die Großmutter zum Enkel: „Benimm dich, sonst holt dich der Preuße."
Etwas Seltenes: „Ein grüner Hund und ein braver Preuße."
Ein Preuße ist wie ein Esel, er hat immer einen Streich für seinen Herren.
Er schwitzt, daß ein Tropfen den anderen schlägt.
Der Korporal in der Kaserne: „Jetzt schwitzen sie, daß ein Soldat Wäsche machen könnte in ihrer Arschfurche."
Es regnet mit Unverstand.
Wenn es donnert: „Die Engelein spielen Kegeln da oben."
Er spitzt die Ohren wie eine Sau, die in den Bach pisst.
Ein Luxemburger Junge: „Ade Welt, ich gehe nach Tirol."

Besser ein guter Nachbar als ein ferner Freund.
Wenn ich einen Arsch hätte wie dein Gesicht, würde ich mich schämen, am hellichten Tag zur Toilette zu gehen.
Bei der ist die Vesper länger als das Hochamt (Unterrock).
Sie ist herausgeputzt wie die Gretl im Herbst.
Es ist, wie wenn du eine Stecknadel in einem Fuder Heu suchen sollst.
Der ist nicht von der Hecke gepflückt.
Mit dem ist nicht gut Kirschen essen.
Der gute Eber, sagte die Frau, da hatte die Sau Ferkel geworfen.
Der Mensch muß gepeinigt werden, damit er Lust zum Sterben bekommt.
Komm, kitzle mich, damit ich lachen kann.
Demnach Geld, demnach Ware, was nichts kostet, ist auch nichts.
Wo gehobelt wird, fallen Späne.
Es hängt zusammen wie Hund und Schwanz.
Da liegt die Krummaxt in der Hecke.
Da liegt der Hund begraben.
Du sollst dich nicht zu früh freuen.
Lehre keinem alten Affen Grimassen machen.
So lange die Männer Dickmilch kauen, können sie Kinder machen.
Es paßt wie die Faust auf's Auge – wie die Faust auf die Frau.
Er redet wie ein Advokat.
Er spricht viel, wenn der Tag lang ist.
Er stottert nur, wenn er spricht.
Im Alter kannst du an deinem Nachwuchs sehen, was du in der Jugend falsch gemacht hast.
Eitelkeit verlangt Gewalt.
Der kleine Peter: „Wenn ich böse bin, ist mein Arsch feuerrot."
Weine nicht, ehe du geschlagen wirst.
Misch dich in nichts, dann kommst du in nichts.
In Nachbars Garten ist gut zu ernten.
Er hat den letzten Haufen gemacht.
Eine Kinderhand ist schnell gefüllt.
Wer sich auf den verläßt, ist schon verlassen.
Die Junghennen sperrt man ein, die Hähne dürfen laufen.
Im Krieg: „Die Preußen gehören zusammengeschlagen, daß sie alle unter einem Apfelbaum zu Mittag essen können."
Weh muß weh vertreiben.
Der Wolf verliert die Haare, die Gelüste nicht.
Vor lauter Bäumen sieht man keinen Wald.
Es sind die hohlen Fässer, die das meiste Geräusch machen.
Er ist außer Rand und Band.
Man wird so alt wie eine Kuh, man lernt doch jeden Tag dazu.
Wenn du nicht stark bist, mußt du klug sein.
Der Wille kann Berge versetzen.

Wir Beamte müssen zusammenhalten, sagte der Schweinehirt zum Bürgermeister.
In jeder Familie gibt es einmal ein schwarzes Schaf.
Sie laufen durcheinander wie Hühner, wenn es donnert.
Er hat den Knoten aufgemacht.
Er ist da wie das Brötchen im Laden.
In einem Haus sollen nicht mehr Frauen sein als Backofenlöcher.
Wenn du Pech hast, kannst du dir den Finger in der Westentasche brechen.
Die Katze hat sich in den eigenen Schwanz gebissen.
Der braucht auch nicht zu sagen: „Gott strafe mich."
Bezahl, dann bleibst du auf dem Hof.
Mit der Zeit heilen auch die tiefsten Wunden.
Der wird jetzt erfahren, was das Pfund Kirschen kostet.
Wer den Kopf verliert, beweist noch nicht, daß er vorher einen hatte.
Das Geschenk eines Freundes bekommt noch mehr Wert, wenn er nicht mehr da ist.
An den Kindern merkt man, wie man alt wird.
Er weiß, wie der Hase läuft.
Der kann nicht über seinen Schatten springen.
Besser leiden als streiten.
Der gibt seiner Seele auch Fußtritte hintenbei.
Wasch mir den Pelz, aber mach mich nicht naß.
Er ist das fünfte Rad am Wagen.
Er spitzte den Mund, aber keiner hörte ihn pfeifen.
Der Weg zur Hölle ist mit guten Vorsätzen gepflastert.
Wenn die Katze weg ist, sind die Mäuse Meister.
Wenn die Katze aus dem Haus ist, haben die Mäuse Kirtag.
Der hat die Rechnung ohne den Wirt gemacht.
Er tanzt, wie die anderen pfeifen.
Die Pfaffentaschen haben keinen Boden.
Er hat das Kind mit dem Bade ausgeschüttet.
Sie sind so selten wie die weißen Mäuse.
Die Ärzte sind am besten, wenn du keinen brauchst.
Die schlimmsten Erlebnisse in der Jugend können im Alter noch schöne Erinnerungen sein.
Die guten Ratschläge und die lahmen Ziegen kommen immer zu spät.
„Zeit ist Geld", sagte der Kellner und hat das Datum zur Rechnung gezählt.
„Irren ist menschlich", sagte der Igel, da ist er von der Kehrbürste heruntergeklettert.
„Es ist zum Bersten", sagte der Hund, da hat er acht Tage nichts zu fressen bekommen.
Zwei Arbeitskollegen: „Ich scheiß an einem gewöhlichen Werktag noch fetter als du am Kirmestag zu Mittag ißt."
Lachen ist die beste Medizin.

„Wie waren wir so lieb, als wir noch klein waren", da hat sie einen Wurf Ferkel betrachtet.

Winterferkel und Sommerkinder ruinieren den Bauern.

Aus den Frühjahrsträumen wird im Herbst Konfekt gemacht.

Harke nicht mehr los, als du wegschaufeln kannst.

Das Kind zur Mutter: „Es tut so weh." Die Mutter: „Wenn es angenehm wäre, würdest du es noch einmal tun."

Das Kind zur Mutter: „Ich hab so Bauchweh." Die Mutter: „Geh zur Toilette, da bekommst du Knieweh."

Das Kind zur Mutter: „Ich bin hungrig." Die Mutter: „Leck Salz, dann wirst du durstig."

11. Wahrnehmen von Copings

Müssen hier nicht separat anführen werden, da beide Bücher voll mit Copingbeispielen sind.

12. Interaktionsstufen

Gespräche ohne Erregung sind meistens nur bei biologisch Abgebauten möglich; hier genügt das Vertrauen gewinnende Gespräch, das mit einfachen, harmlosen Fragen beginnen sollte: „Sind Sie auch Skifahrer gewesen?" „Haben Sie auch als Bub mit U-Hakerln geschossen?" Fragen dieser Art erbringen genug Einstiegsreize.

Ist der Klient ein z.B. durch eine akute zerebrale Dekompensation veränderter Mensch, muß bei der Erhebung zunächst einmal die Erreichbarkeitsstufe (Interaktionsstufe) 1–7 festgestellt werden. Es müssen vorher Interesse und Neugier durch eine Vigilanzsteigerung geweckt werden.

Jeder, auch der Dementeste, hat etwas zu erzählen; ob etwas passiert oder nicht, ist nur eine Frage der Erregungshöhe. Jedes Leben, jede Lebensgeschichte ist ein Denkmal.

Je dementer ein Klient wird, um so mehr müssen wir auf die jeweilige Interaktionshöhe eingehen. Die Eruierungshöhe bestimmt der Klient.

Das heißt, daß die jeweilige Interaktionsstufe vor unserem Gespräch mittels unseres Interaktionsbogens abzuklären ist.

Beispiele emotionaler Fragen zur jeweiligen Interaktionsebene

1. Sozialisation

„Ihr Leben muß wahnsinnig interessant gewesen sein."
„Was erachten Sie jetzt noch als wichtig?"
„Was wollen Sie noch erleben, erreichen?"
„Was war für Sie das Schwierigste?"
„Was hat man früher angebaut?"

„Ich kann mir nicht vorstellen, daß . . ."
„Hamstern, wie ging das?"
„Hat man Sie nie erwischt?"
„Gab es Widerstandskämpfer?"
„Haben Sie auch auf dem Misthaufen gespielt?"
„Haben Sie Doktor gespielt?"
„Hatten Sie eine 60-Stunden-Woche?"
„Haben Sie auch Aluminiumdraht gesammelt?"
„Haben Sie Pferdemist gesammelt?"
„Waren die Väter früher strenger?"

2. Mutterwitz
„Womit haben Sie Ihr Brot verdient? Wahrscheinlich mit Gaunereien!"
„Warum hatte man so viele Kinder?"
„Warum hatte man im Tanzcafé einen eigenen Raum (Kreissaal)?"

Außerdem:
- Wirtshaussprüche
- Klosprüche
- althergebrachte Grüße
- Sprüche als Blitzableiter (s. Kap.10)
- Fragen mit eingebautem, absichtlichem Fehler
- Witze aufhängen, erzählen

3. Grundbedürfnisse
„Das Kleid ist reizend! Es erinnert mich an Sonntag."
„Wen vermissen Sie am meisten?"
„Leben Sie gerne hier?"
„Wen mögen Sie am liebsten?"
„Das Bild an der Wand ist hübsch! Ist das Ihre Tochter?"
„Ich will von Ihnen gerne lernen."

Außerdem:
- Kochrezepte schreiben lassen
- übers Essen reden
- über Sex reden
- über die Bösartigkeit anderer reden
- über Macht reden lassen

4. Prägungen
„Wann soll man heiraten?"
„Wann soll man sich ein Haus bauen?"

Außerdem Gespräche über:
- Berufswechsel
- Prüfungen

- Auslandsaufenthalte
- Urlaub
- Handkuß den Damen
- devote Haltung

5. Antriebe

„Sie haben schöne Augen."
„Was tun Sie, um sich wohl zu fühlen?"
„Was ist Ihre Lieblingsbeschäftigung?"
„Schmeckt das Essen hier?"
„Wo wären Sie lieber als hier?"

Außerdem:
- Ich-Identitätsgespräche
- Leute ausrichten lassen

6. Intuition

„Wo waren Sie Augenzeuge, Ohrenzeuge?"
- Berichte über Hexen in der Heimat
- Glücksbringer schenken
- Teddybären für Männer
- Puppen für Frauen
- Hufeisen übers Bett
- Pfarrer involvieren

7. Urkommunikation
- Geruchsassoziation (z.B. Kartoffelsuppe)
- gezielter Hautkontakt
- Signalsprache

Es steht fest, daß bei Klienten unter der Stufe 5 die jeweilgen Lebensmuster per Zeitgeistsituation und Signalsprache eingeschätzt (assoziiert) werden müssen.

Interaktionsstufe 1, 2 bis maximal 3:
Eruierung des normalen Lebenslaufes

Die alltäglichen Kommunikationsgrundlagen für die Eruierung eines normalen Lebensverlaufes sind zum Beispiel:
- die täglichen Kommunikationsgrundlagen bei Ehepartnern („Na, wie war's heute im Dienst?")
- Stammtischrunden. Da werden Geschichterln erzählt, wie man früher den Oberpfleger hereinlegte, sich mit einer Besucherin getroffen hat, ganz toll das WC-Papier von der Abteilung gestohlen hat usw.
- Familientreffs
- Ehemaligentreffs („Kannst Du Dich erinnern? Da war doch . . .")

- Diese Familientreffs, Ehemaligentreffs, Stammtischrunden sind eine wahre Fundgrube der biographischen Forschung. Hier sprechen alle zumindest über den Alt-, wenn nicht sogar Tertiärgedächtnisinhalt, und dies gibt Sicherheit und erfreut.
- „Kennen wir uns nicht von irgendwo?" ist eine Redewendung, die darauf schließen läßt, daß man ein Stück Leben miteinander gegangen ist. „Wohnen Sie schon lange hier?" heißt auch: „Kommen Sie ursprünglich aus gutem Hause oder sind Sie ein Neureicher, der hier zufällig eingezogen ist?" „So war ich auch damals" sind die typischen Sätze, die man verwendet, wenn man sich Bilder von früher zeigen läßt.
- Kinderzeichnungen oder die Handschrift von damals sind perfekte Kommunikationsmittel. „Genau so war es" ist eine typische Redewendung, wenn man sich im Altgedächtnis wohlfühlt. „Wie konnte ich das nur vergessen!" ist eine typische Aussage, wenn jemand anderer etwas berichtet.
- Wenn Alte erzählen, erklären sie sich selbst und uns die Welt: „Tja, das ist so gekommen" ist der Satz, wenn man erklären will, wer man heute ist, was aus einem wurde. Wenn man sein Mißgeschick auf andere projiziert, erklärt man, daß dies der Krieg war, daß die Eltern schuld waren, daß einen die Frau behindert hat, daß man ohne Kinder weiter wäre, daß die schlechten Zeiten dazu geführt haben.
- „Schon früher hab' ich mir nichts gefallen lassen!" So belegt man, daß man schon früher so war wie man heute ist, daß man noch heute jung ist und das Alter verdrängt. Man glaubt daran, daß man sich selbst treu blieb, daß man toll ist.
- „Früher hab ich das auch so gemacht" ist eine Entschuldigung dafür, daß man so ist, wie man ist, aber natürlich dazugelernt hat und dieselben Fehler nicht mehr machen würde, was natürlich nicht stimmt, aber man freut sich über seine eigene Erklärung.

Über früher zu reden, braucht nicht erklärt zu werden, da wir alle gleich kommunizieren und dazu auch unsere berufliche Biographie zum Beispiel in Geschichterln kleiden. Es sind eben Copings – eine Art, wie man sich selbst entschuldigt.

Bei der Erinnerungsarbeit sind wir auf andere angewiesen; wir wollen unsere Geschichte von anderen bestätigt wissen: „Ja, so war das damals, wie er sagt. Genauso ist es mir auch ergangen." Interessant ist dabei der gewählte Interaktionskreis. Ein Bürgerlicher, der früher geisteskrank war, wird tunlichst vermeiden, mit alten Freunden zusammenzukommen. Ehemalige gute Pfleger werden versuchen, sich mit anderen Pflegern zu treffen, um von früher zu reden. Wenn man mit ehemaligen Kollegen spricht, kann es natürlich auch sein, daß man von diesen korrigiert wird, da diese uns damals anders sahen und erlebten. Jeder Mensch erzählt seine Lebensgeschichte, sodaß sie der Zuhörer akzeptieren kann.

Geschichterln sind ohne Zeitstrukturierung. Keiner erzählt in Form eines Lebenslaufes, von der Stunde Null bis heute. Erzählform soll Unterhaltung und nicht Vortrag sein.

Das Sprechen über die Biographie löst affektive Resonanzen aus. Viele Klienten fragen sich, ob sie etwas versäumt haben und Reue empfinden über das ungelebte Leben und kommen eventuell zur Einsicht: „Ohne mich geht's auch."

Interaktionsstufe 3:
Aphorismen als Schlüsselreize

Wie bereits ausführlich besprochen wurde, geht es bei der Erhebung darum, die Klienten in Emotion zu bringen (Vigilanzsteigerung). Dies erfolgt unter anderem mittels Reiz-„Sprüchen" aus ihrer Zeit.

Bei einer Exkursion in eine deutsche psychiatrische Klinik grüßte ich einen seit Jahren als stuporös bezeichneten Klienten mit dem Wiener Jargongruß „Griaß Di", und der Klient begann spontan zu reden. Es stellte sich nachher heraus, daß er einen Wiener Kriegsfreund hatte und mein Wienerisch ihn aus seiner Lethargie holte. Dieses Feedback war die Entstehungsgeschichte meiner Folklore- und Spruchbarbeit schlechthin.

Sprache, daher Sprüche, sowie Folklore und Dialekt stammen aus der Prägung und Sozialisation und sind daher – zusammen gesehen – eine ideale Reizsituation für das singuläre Biographiemuster unserer Betagten. Sprüche und ihre allgemeine Bedeutung sind wie die Sprache selbst von der Zeit geprägt. Sprüche kommen aus dem Mund, wenn das Herz voll ist. Dialekt wird in der Küche gesprochen und ist demnach eine ehrliche Herzenssprache. Es ist kein Zufall, daß Formulierungen aus einer durchaus persönlichen Situation entstehen und diese Situation dadurch dargestellt wird. Es sind allgemeine Lebensregeln für das einzelne Individuum.

Viele dieser Sprüche haben aber auch Allgemeingültigkeit für ein bestimmtes „Ghetto-Klientel" (z.B. Lehrer, Schlosser). Sich wiederholende Sprüche geben eine gewisse emotionale Fixation und Grundhaltung von Menschen kund, die meistens aus der Prägung oder Sozialisation stammen, und sind daher für den Aussprecher als typisch zu bezeichnen.

Sprüche, Aussprüche können aber auch als Lebensweisheiten (instinktive Begriffe) oder als Aphorismen bezeichnet werden, die immer schon von der Tradition und Pietät getragen wurden. Sie wurden fast immer von Frauen kreiert, da die Männer normalerweise mit Brotverdienen und der Erhöhung des sozialen Engagements beschäftigt waren. Es ergab sich sozusagen ein internes Matriarchat (F. TORBERG, 1975). Viele dieser Sprüche sollen nichts anderes tun, als das schlechte Gewissen beim Leser wecken, also die Über-Ich-Normen festigen. Jeder kennt diese „Seelenkiller", als Stickmuster meistens über dem Herd hängend („Mutter, liebe Mutter ...").[6]

---

[6] Hunderte von Betagten wurden von mir über ihre persönlichen Aphorismen befragt. Oft hatte ich den Spruch schon gehört (meist aus alter Literatur), wußte aber keine Deutung. Manchmal hatte ich die Deutung und keinen Spruch, manchmal sogar beim befragten Betagten nur eine Emotion geweckt und nicht gewußt, warum er reagiert.

Enorm unterschiedlich sind der Dialekt und die dazugehörige erzeugbare Emotion, sodaß die meisten Aussprüche nur für eine regionale Leserschaft gedeutet werden können. Eine Arbeit der Zukunft müßte es sein, weitere Redewendungen – regional zugeschnitten – zu erforschen und in die Praxis umzusetzen. Der Klient wird dabei zum Mitarbeiter!

Hier angeführte Sprüche sind als Beispiele gedacht. In anderen Ländern gibt es zwar andere Sitten, aber der Gefühlsanteil bei der Kommunikation ist der gleiche. Besonders das Deutsch um die Jahrhundertwende – und dieses Klientel haben wir heute zu betreuen und zu verstehen – ist eine Verschlüsselung und Veknappung, die ein Uneingeweihter kaum versteht. Sehr schön kommt diese Eigenart in einem Gespräch zwischen Mutter und Tochter beim Arzt heraus: „Steh schön gerade, mein Kind", mahnt die Mutter, „damit der Herr Professor sieht, wie schief du bist."

Auch kann man von den Mischsprachen Jiddisch, Böhmisch, Wienerisch behaupten, daß sie eine Vorliebe für die Bildhaftigkeit aufweisen, was das folgende Beispiel bekunden soll: Nach einem Disput darüber, wie alt die Kirche des Städtchens sei, ging ein Mitstreiter zum Pfarrer und fragte: „Hochwürden, wissen Sie vielleicht, wie lange die Tauben schon auf Ihr Gotteshaus scheißen?"

Ich möchte Ihnen in diesem Kapitel mit Beispielen aus dem Leben näherbringen, daß unsere Alten eine Sprache sprechen, deren Inhalt wir nicht mehr verstehen. Denn heute reden wir eher amerikanisiert und kaum mehr „Wienerisch" oder „Kölsch". <u>Wir sollten uns immer wieder darauf besinnen, daß jede Kommunikation auf zwei Ebenen erfolgt und wir es nur mit der Gefühlsebene zu tun haben.</u>

Eine Vielzahl an Beispielen für Folkloresprüche zur Reizanflutung finden Sie auf den Seiten 38 ff.

Interaktionsstufe 4–5:

Ist unser Klient auf der Gesprächsbasis allein kaum oder nicht mehr erreichbar, sollten zum Gesprächseinstieg emotional tragende Vehikel aus der Biographie Verwendung finden. Denn das Herz wird voll, wenn man sich an die „gute alte Zeit" erinnert.

Beispiele:
- das auf dem Tisch stehende Hochzeitsfoto
- alte Bücher mit Inschriften
- Sortieren alter Briefe
- Ansichtskarten
- Essen mitbringen (oraler Lustgewinn)
- Briefmarkensammlungen
- Vereinspokale
- Kleidungsstücke, Trachten
- Abzeichen

- Bilder, Möbelstücke
- Gerüche
- alte Gemälde
- Bücher mit Fotos aus der alten Zeit
- Speisen aus der Nachkriegszeit
- Installierung eines biographischen Zimmers
- Kleidung z.B. aus 1930
- Musikstücke der Region
- Sprüche

Aus der Anstalt sollen die Verwandten angeschrieben werden, damit sie bei der nächsten Besuchszeit zum Beispiel Fotoalben zur Besprechung mitbringen.

Erhebungen aus der Biographie im Gespräch nehmen meistens „szenische Qualität" an (H. PETZOLD 1965, 1982); man kann dabei selbst die Stimmung zwischen den Ehepartnern, Kindern, Arbeitskollegen mitempfinden. So wird Szene für Szene lebendig und in ihrem emotionalen Gehalt erfahren. Jedes Vehikel (Spiegel, Herrgottswinkel, Kruzifix oder rotes Falkenhemd), also jeder Gegenstand kann – je nach Coping – einen Schlüsselreiz darstellen. Es gibt keine Gefühle ohne Schlüsselreize, die auch Dinge sein können.

Die Auswahl der richtigen Dinge ist die schwierigste Aufgabe. Mein Kollege Helmut KAISER hat aus diesem Grund für Klienten, die nicht mehr in die Wohnung können, ein sogenanntes biographisches Zimmer angelegt. Die Einrichtung des Zimmers ist auf das Jahr 1900 zugeschnitten. Alle jene Patienten, bei denen ein Gefühl erzeugt werden soll, z.B. zum Zwecke der Biographieerhebung, werden in diesen urgemütlichen Raum gebracht, und Emotionen werden durch den Geruch, durch die alten Vorhänge und Kästen erzeugt und dadurch biographische Plauderstunden erst ermöglicht.

Interaktionsstufe 6–7:
Erhebung durch Einschätzung der Situation

Nun, wie wir erfahren haben, ist Gespräch nicht Gespräch, ist das, was man sagt, nicht unbedingt das, was man meint, gibt es eben verschiedene Betrachtungsweisen über das Gespräch, seinen Inhalt und dem Gefühl dazu.

Die vorherigen Seiten über die Hintergrundperspektive sollten nur einen Überblick geben, daß es mehr gibt auf dieser Welt als nur das gehörte Wort.

Ich persönlich meine, daß man dies wenigstens wissen sollte – deshalb wurde es auch erwähnt. Für die Pflege aber meine ich, daß unser Gespräch auf der banalen Ebene des Menschlichen zu liegen kommen sollte und weder transaktionsanalytisch noch per FREUD oder sonst einer gesprächstherapeutischen Grundlagenliteratur erhoben und interpretiert werden sollte.

Pflege braucht einen banalen menschlichen Aspekt, der nach meiner Forschung nur auf den Grundlagen des Normalitätsprinzips von 1900 bis 1925 bzw. auf der Erhebung der Handlungsabsicht basieren sollte. Das heißt übersetzt, der Patient berichtet uns selbst seine Erreichbarkeitsstufe und damit auch seine eigene Pflege. Wir müssen nur lernen, uns für den Zeitgeist zu interessieren, zu beobachten, was normal für ihn war und damit auch heute wieder normal ist.

Die Differenz zwischen dem Normalitätsgrundsatz von heute und dem von 1900 ist die Pflege, die Reaktivierung als Impuls.

Erhebung ist die Erhebung des für den Patienten Normalen aus 1900, ist das Erkennen der Symbolsprache einer Handlungsabsicht.

Wir Pflegenden sollten lernen,

A – die Handlungsabsichten zu eruieren und
B – die Signalsprache zu verstehen,

um das „Warum erscheint uns sein Verhalten als Symptom?" begreifen zu können.

Erkennen von Handlungsabsichten oder das Wohnzimmer-Küchensyndrom

Bei der ersten Stufe der Eruierung (Erhebung) muß es darum gehen, begreifen zu lernen, was denn nun der Klient eigentlich wollte, nicht, was er zur Durchführung bringt.

F: Geh zurück, dann fällt Dir schon was ein!

Handlungsabsicht und dessen Unterbrechung kann man mit den Worten „banale Ursachen, maximale Wirkung" umschreiben:

Wir sehen einen Klienten, der im Heim umherirrt und alle Kästen ausräumt. Er sucht nach Hosen, Hemden, Leintüchern, irrt von der Teeküche in den Aufenthaltsraum usw.

Was will er?
Es geht darum, dies zu erkennen!

Was will schon ein Mensch, der zum Beispiel naß ist?

Der Klient hat Harndrang, will sich die Windel, die er anhat, vom Körper reißen. (Wer hat schon früher etwas zwischen den Beinen getragen?)

Auch das Leintuch ist nun naß – er will abräumen.

Er räumt den Schrank aus – um ein frisches Leintuch zu suchen.

Er sucht nach Hosen, Hemden – er versucht etwas zu verbergen, nämlich seinen Harndrang.

Aber immer wieder reißt der Faden ab, er vergißt, was er wirklich will.

Dieses Nicht-Wissen, was er eigentlich wollte, macht ihn ganz verrückt.

Aber er verlangt auch nicht um Hilfe (Krankheitsuneinsichtigkeit), denn er wurde als Kind immer bestraft, wenn er ins Bett genäßt hat – und wer will das schon. Darüber hinaus geniert er sich und weiß selbst nicht so genau, daß das überhaupt so ist.

Handlungsabsicht – Was will er?

Er will essen, weiß aber nicht mehr (zumindest im Augenblick), wie das geht. Er wird Ersatzhandlungen setzen und in Ersatzhandlungen mit uns sprechen.

Pfleger: „Essen Sie doch!"
Patient: „Essen Sie doch, warum immer ich?"
Pfleger: „Das ist eine gute Suppe."
Patient: „Na, tun Sie doch!"

Impulse:

Förderpflege – Hand führen beim Essen, nicht ausspeisen.

Wieder klarmachen, wo die Hand ist, wo sie beginnt und aufhört. Daß man eine Suppe mit einem Löffel ißt.

Der Klient versteht die Welt nicht mehr – mach sie ihm wieder klar.

Wir müssen lernen zu eruieren, wo dem Klienten der Faden abgrissen ist, ab wann er nicht mehr weiter weiß und dadurch eine leere Betriebsamkeit als Ersatzhandlung entwickelt.

Nehmen wir an, wir stehen im Wohnzimmer und wollen ein Glas aus der Küche holen. Wir gehen in die Küche, und plötzlich ist uns der Faden gerissen. Wir wissen nicht mehr, warum wir eigentlich in der Küche stehen. Wir gehen zurück ins Wohnzimmer, fragen uns nochmals, was wir in der Küche wollten und haben plötzlich das Aha-Erlebnis: „Ach ja, ein Glas."

Genauso geht es unserem Klienten, doch er hat dieses „Aha-Erlebnis" nicht mehr. Dies verunsichert ihn noch mehr, und er läßt sich etwas Neues einfallen, um wiederum ein Blackout zu haben, und so entsteht das Durcheinander in seinem Hirn. Dieses Durcheinander macht ihm in der Folge Angst, und aus der Angst heraus ist er noch mehr verwirrt.

Die Verwirrung wird zusätzlich dadurch erhöht, daß bei stark dementen Menschen auch noch die Speicher 1–7 durcheinander geraten. Der Patient weiß nicht mehr, ob es 1900 oder 1994 ist und ob nun das Essen in der Art von 1910 ablaufen soll oder nicht.

In der ersten Ebene des biographischen Arbeitens muß es nun darum gehen, die Handlungsabsicht zu eruieren.

Was wollte er eigentlich?

Warum-Beispiele

Stellt man die Frage nach dem *Warum*, ist die Pflege – das *Wie* – leicht erreicht.

Um die Sache informativer zu gestalten, möchte ich nun einige Beispiele aus der Praxis in Kurzform erzählen.

* Inkontinent – WARUM?

Problem

Eine Patientin wird von der Urologie an die Station transferiert, sie wird als inkontinent geschildert. Es fällt auf, daß die Patientin selbst immer wieder das WC sucht, dort auch ankommt, allerdings mit nasser Kleidung zurückkommt.

Bei der Erhebung stellt sich bei genauerer Beobachtung heraus, daß die Klientin einen Jogginganzug trägt, der außen blau glänzend und innen schwarz gefärbt ist. Sehr oft zieht sie diesen verkehrt herum an.

Warum

Bei genauerer Befragung sowie beim Nachgehen auf das WC stellte die Stationsschwester M. RIEDL (Salzburg) fest, daß sich die Klientin zwar auf das WC setzte, aber nur den Oberteil des Jogginganzugs in die Höhe zog und auf die Hose vergaß. Somit urinierte sie durch die Hose und erschien daher inkontinent.

Weil

es eben früher nicht üblich war, daß eine Frau vom Land eine Hose trug, und weil es ferner nicht üblich war, eine Unterhose zu tragen. Weil das Coping darin bestand: hinsetzen – urinieren – fertig.

Impuls

Nachdem Frau RIEDL die Tochter der Klientin gebeten hatte, ein altes Kleid in die Station zu bringen und die Klientin dieses Kleid auch anziehen ließ, war die sogenannte Inkontinenz behoben.

* WARUM setzt jemand einen Hut mit Farbband auf?

Problem

Aufregung der Gemeindemitglieder über das Aussehen eines älteren Herrn in der Kirche.

Ein älterer Herr saß in der Sonntagsmesse mit einem wunderschönen Trachtenanzug, am Kopf allerdings trug er eine Wollhaube mit Leuchtstreifen (geklebt mit Uhu). Die ganze Gemeinde war aufgeregt, wie dement der Herr sei und ob man dies nicht einstellen könne, wie der aussehe und daß man sich für die Gemeinde genieren müsse.

Weil

Dieser Mann war einmal Straßenkehrer, und es war üblich, vorwiegend bei schlechtem Wetter mit einem Leuchtmuster an der Kleidung auf die Straße zu gehen. Diese Leuchtstreifen im Winter oder nachts geben ihm Sicherheit, und nun ist alles für alle „logisch".

* WARUM spielt jemand einen Kollaps?

Problem

Eine Patientin war nicht zu Gehübungen ins Freie zu aktivieren.

Manche Klienten wollen nicht ins Freie, da sie annehmen, daß sie, wenn sie von selbst auf die Straße gingen, bald entlassen würden, da es ihnen ja im Grunde besser geht als sie es eigentlich wollen (Krankheitsgewinn).

Weil

... es für sie eine Frustration wäre, sich selbst als Solzialschmarotzer zu erkennen.

Impuls

Eine dieser Klientinnen hatte immer wieder eine Ausrede, warum sie doch nicht nach draußen könne und dürfe. In erster Linie deshalb, weil sie angeblich keinen Mantel habe.

Eines Tages wollte man wieder versuchen zu trainieren – man konnte aber nicht, da es ja keinen Mantel gab. So borgte sich die Schwester den Mantel der Chefin aus und gab diesen der Klientin. Die Klientin fiel darauf auch herein. Immerhin durfte sie den Mantel der Chefin tragen und darüber hinaus auch die Tasche der Oberärztin. Diese emotionale Aktion führte dazu, daß die Klientin ebenfalls emotional wurde und der Chefmantel mehr Gewicht hatte als ihr Krankheitsgewinn.

* WARUM verhindert jemand seine Reaktivierung?

Problem

Eine Klosterschwester, die im Krankenhaus lag, beschäftigte sich nur mit Beten. Sie hatte sich selbst ein enormes Gebetspensum pro Tag auferlegt und sagte, daß sie keine Zeit für irgendwelche Übungen habe.

Weil

... sie sich selbst aus schlechtem Gewissen („Ich habe den Orden verlassen und liege hier herum.") als Eigentherapie und Eigenbestrafung Beten statt Üben auferlegt hatte.

Impuls

Eines Tages kam unser geschulter Pfleger wieder in den Dienst. Es war üblich, abends einen warmen Ziegelstein ins Bett zu legen, um die Beine zu erwärmen. Fehlte dieser Stein, dann fehlte auch das Daheim-Gefühl, der Schlüsselreiz: „Hier bin ich zu Hause." Die Patientin mußte ihr Daheim suchen und fand es nirgendwo an der Station. Wo auch?

* WARUM schleicht jemand nachts umher?

Frau XY schlich nachts umher, sie war bettflüchtig und schrie laut nach einem „Karl".

Weil

... ihr im Bett der Mann fehlte, und zwar nicht direkt der Karl, sondern nur indirekt. Sie war es über viele Jahre gewohnt, daß neben ihr jemand schnarcht. Nun schnarcht niemand neben ihr, daher kann das auch nicht ihr Da-heim sein. Sie fühlt sich fremd und flüchtet und sucht.

* WARUM ist jemand lästig?

Herr XY betrat, sobald wir uns zum Kaffee setzen wollten, immer wieder den Sozialraum und störte uns bei unserer Pause.

Weil

Er will uns mitteilen, daß er an dieser Station unterfordert ist. Er hofft, daß er mit uns in einen Streit gerät, daß wir ihn wenigstens immer wieder vor die Tür stellen. Dadurch ginge es ihm erst gut.

* WARUM bleibt jemand gerne im Heim?

Frau Havelka war eigentlich für ihre 75 Jahre kerngesund – so gesund möchte ich einmal sein. Trotzdem ließ sie sich nicht entlassen. Kaum rückte der Entlassungstermin näher, „kollabierte" sie, dekompensierte, und wir verlängerten den Aufenthalt wieder um ein paar Tage.

Weil

Frau Havelka ist parasympathikoton, sie liebt es, betreut zu werden, liebt es herumzusitzen und in einem geschlossenen Heim auf den Tod zu warten. Ihre ganze Lebensgeschichte drückt Angst vor dem Leben aus.

* WARUM ist jemand ein Zappelphilipp?

Frau XY benahm sich im Aufenthaltsraum wie ein Zappelphilipp. Sobald sie den Raum betrat, flog alles durch die Gegend. Sogar sie selbst fiel mit dem Sessel um.

Weil

Frau XY war das jüngste von neun Kindern. Sie lernte aufzufallen, wenn sie sich wie ein Zappelphilipp benahm und nahm auch in Kauf, hie und da eine Ohrfeige zu bekommen. Denn selbst geschlagen zu werden, war für sie eine Form der Zuwendung und des Auffallens. Heute fällt sie wieder auf – als Kind unter vielen.

* WARUM zieht sich jemand aus?

Viele Menschen in Heimen ziehen sich aus. Dann kommt die Schwester und zieht sie wieder an, und das geht den ganzen Tag so.

Weil

Zieht sich jemand aus, dann will er etwas, das man eben nur ausgezogen machen kann, z.B. auf die Toilette gehen.

* *WARUM will jemand keine Schuhe anhaben?*
Herr Navradil zieht sich immer wieder die Schuhe aus. Kaum hat er sie ausgezogen, kommt jemand vom Personal und zieht sie ihm wieder an, sodaß eine Art Beschäftigungstherapie für beide entsteht.

Weil

Herr Navradil war sein Leben lang Knecht, er verwendete keine Schuhe, sondern Stiefel, vor allem aber Stiefelfetzen. Nun zeigt er uns, daß er ausgehen möchte, und dazu braucht er keine Schuhe, denn die trug er ja nur als Pantoffel, wenn er zu Hause bleiben wollte.

* *WARUM steht jemand zu früh auf und hält sich nicht an die Dienstzeit?*
Auch sein Nachbar war Knecht und steht heute täglich um vier Uhr früh auf, obwohl die Dienstübergabe erst um sieben Uhr stattfindet. Dies stört den Nachtdienst und den Stationsbetrieb.

Weil

Ihn aber stört es, daß er liegenbleiben soll, denn eigentlich muß er ja um vier Uhr früh die Kühe melken gehen.

* *WARUM liegt jemand in einem fremden Bett?*
Frau Lucia liegt immer im Bett eines anderen Klienten.

Weil

Früher gab es sogenannte Bettgeher. Für sie ist Da-heim, wenn sie neben jemandem liegen kann, ganz egal, ob der Nachbar ein Fremder ist oder nicht.

* *WARUM schließt jemand am WC die Augen?*
Frau Maria schloß am WC immer die Augen, und dadurch ist es schon vorgekommen, daß einiges danebenging.

Weil

Als Mädchen war sie sehr streng erzogen worden. Aber gerade am WC der Hauptschule hingen in Augenhöhe der Toilette viele ordinäre Bilder, die sie gar nicht sehen wollte. Fazit: Sie schloß ihr Leben lang am WC die Augen und tut dies natürlich auch heute wieder.

* *WARUM bleibt jemand nicht im Bett?*
Herr Arbeiter hatte strenge Bettruhe verordnet bekommen. Kein Mensch war aber in der Lage, ihn auch tatsächlich im Bett zu halten.

Weil

Man mußte doch immer arbeiten gehen, denn jeder Tag, den man krank war, barg die Gefahr in sich, entlassen zu werden und arbeitslos zu sein.

F: „Wer lange hustet, lebt lang."

*** WARUM heizt man nicht?**
Jemand sitzt in der kalten Wohnung und heizt nicht ein.
Weil

Man möchte sich „verjüngen", denn als wir jung waren, war uns auch allen kalt, und gerade dies war eine „gute alte Zeit".

*** WARUM flüchtet man?**
Frau XY flüchtete immer von der Station.
Weil

Sie war als Findelkind aufgewachsen – ihr jetziger Wunsch war es, frei zu sein, nicht eingesperrt den Lebensabend verbringen zu müssen.

*** WARUM hat man viele Tiere in der Wohnung?**
Manche Leute haben wir mit mehr als 30 Tauben in ihrer Wohnung angetroffen. Vernichtet man die Tauben, dekompensieren die Klienten.
Weil

. . . sie auf dem Land als Knecht aufgewachsen sind und ihr einziger Bezug Tiere waren (niemals Menschen) – sie suchen ihr Da-heim.

*** WARUM macht eine Frau das Bett nicht?**
Viele Klienten weigern sich, im Spital ihr Bett selbst zu machen.
Weil

. . . es üblich war, mit dem Leitsatz erzogen zu werden: „Eine Frau tut so etwas nicht, wozu habe ich geheiratet." Und schon gar nicht Betten machen, wenn Bedienerinnen (Schwestern) da sind.

*** WARUM zieht jemand nichts Neues an?**
Viele Klienten verweigern das Umziehen, das Anziehen von neuen Hosen, Hemden, etc.
Weil

. . . das Anziehen eines neuen Hemdes „Sonntag" bedeutet hat. Und am Sonntag stiehlt man dem Herrn den Tag.

*** WARUM versteckt jemand alles?**
Viele verstecken alles, was sie im Heim bei sich haben, vergessen aber, daß sie vergeßlich sind und finden es nicht mehr. Logische Schlußfolgerung: Es wurde gestohlen.
Weil

. . . man so erzogen worden ist, daß ja früher immer gestohlen und geplündert wurde. Mit einer Änderung ist kaum zu rechnen.

* WARUM geht man in eine Gruppe?

Weil

... man gelernt hat, in eine Gruppe zu gehen (Pfadfinder, Turnerbund, etc.), um zu Hause nicht einheizen zu müssen; um feste Brennstoffe zu sparen.

* WARUM folgt man einem männlichen Pfleger?

Viele Klienten tun für ihren Herrn Pfleger alles. Würde dasselbe eine Schwester verlangen, liefe gar nichts.

Weil

... es üblich war, dem Gatten zu folgen.

* WARUM zerreißt man Fotos?
(Beispiel aus Dresden)

Eine alte Dame zerriß immer die Fotos, auf denen sie selbst als kleines Mädchen barfuß abgebildet war.

Weil

Ihre größte Angst war es, ein Leben lang arm zu sein. Sie konnte das aber nicht sein, wenn es diese Fotos ohne Schuhe nicht mehr gäbe.

* WARUM steigt jemand in einen Kasten?

Eine Kollegin berichtete mir von einer Patientin, die abends immer in den Kasten hineinstieg. Dort stand sie eine Zeitlang herum, prüfte anscheinend alle Wände, da sie herumklopfte, und kam dann wieder heraus.

Weil

Diese Klientin wohnte in einem Haus, das in der Wohnung einen Aufzug hatte, mit dem sie zu der einen Stock tiefer lebenden Tochter fahren konnte.

Das Verkennen war die Ursache – ein in den Kasten gestellter Sessel brachte für alle Beteiligten Erleichterung.

Rituelle Schlüsselreize, Glaube, Intuition, Aberglaube

„Eine Sau haben" heißt, Glück im Unglück zu haben. Das Wort Sau wurde von unseren Vorfahren aus dem Kartenspielwort „As" abgeleitet. As wurde umgedreht zu Sau. Eine Sau zu sein oder verwahrlost zu sein, war demnach nichts anderes als Glück im Unglück zu haben. Sehr oft haben wir schon davon gesprochen, daß Leute, die verwahrlosen, statt Menschen Sachen sammeln, und daß diese Sachen den Partner ersetzen. So gesehen hat auch der Verwahrloste Glück im Unglück, denn er hat wenigstens Utensilien und ist demnach nicht allein.

Glück ist, wenn zufällig eine schicksalhafte Erfüllung eines Wunsches eingetroffen ist. Glück und Unglück sind immer relativ, sagt die Psychologie. Sie basieren immer auf Vergleichen. Glück kann man durch Witze erzeugen; man spricht von Trostmechanismen, die bedeuten, daß man erkennen muß, daß immerhin alles noch viel schlimmer sein könnte. Die Psychologie spricht in diesen Fällen von Abwärts-Vergleichen.

Das Ich schützt sich vor den oft unerfreulichen Realitäten des Lebens, indem es buchstäblich Schönfärberei in eigener Sache betreibt. Illusionen, die uns Glück und Zufriedenheit vortäuschen oder die wir uns selbst vortäuschen, müssen demnach positiv gesehen werden. Der leichte Drall ins Optimistische, ins vorgespielte Glück, schützt uns vor Depressionen, in die wir gleiten müßten, lebten wir zu real. Die kreative Selbsttäuschung ist geradezu eine Bedingung für psychisches Wohlbefinden . . . Der Arzt in uns selbst ist das geglaubte Glück und der Humor.

Der Glücksklee ist deshalb so wichtig, weil der vierblättrige Klee die Gestalt eines Kreuzes hat und demnach aus religiöser Überzeugung Geister abwehrt. Die Rauchfangkehrer reinigen alles, aber diesmal sogar den schwarzen Kamin, in dem ja Hexen und Geister sitzen könnten (ca. 13. Jhdt.).

Das Reden über das eigene Glück war schon im Altertum verpönt – man verband damit die unbestimmte Ahnung, daß man etwas „verschreien" könnte. Das heißt, das Reden über das eigene Glück ist eine Herausforderung, die man unterlassen sollte. Sehr häufig wird daher nicht darüber gesprochen, wenn es einem gut geht; man erzählt viel lieber Unangenehmes oder untertreibt die wichtigsten Punkte wie Geld, Sexualität und Besitz.

Es ist interessant, daß diese Themen auch heute noch bei der Erfragung von biographischem Material jene sind, bei denen am meisten gelogen wird.

Der Gegenzauber zum Verschreien ist, „gleich auf Holz zu klopfen" und bedeutet – da die meisten Kirchenrelikte aus Holz waren –, eigentlich auf das Kreuz Christi zu klopfen. Die Berührung irgendeines Holzstückes war dann die Weiterentwicklung, wenn gerade kein Kreuz zur Verfügung stand. Man „haut auf den Tisch".

Einige Wissenschaftler behaupten allerdings, daß das Klopfen auf Holz nicht von der Berührung des Kreuzes Christi stammt, sondern der Überlieferung nach vom Unterstreichen einer Rede oder einer Meinung herrühre. Man will seine Aussage verstärken, indem man auf den Tisch haut.

„C-M-P", auf den Türrahmen geschrieben, heißt nicht, wie es das Volk annimmt, „Kaspar, Melchior und Balthasar", sondern ist ein uralter Haussegen, der besagt: „Christus soll unser Haus segnen".

Einen Spiegel zu zerschlagen, bedeutet im Volksmund sieben Jahre Unglück zu haben. Der Überlieferung zufolge existiert der Spiegelglaube allerdings schon viel länger als es tatsächlich Spiegel gibt. Vor der Zeit der Spiegel betrachtete man sich im Wasserspiegel und beobachtete sein Gesicht und seine Grimassen. Wenn sich nun das Wasser bewegte, verzerrte sich das Antlitz des Betrachters, und er fühlte sich sofort krank und seelisch nicht schön.

Das symbolische Ausspucken ist ein Reinigungsprozeß, um etwas abzuwehren. Entweder dreht man sich um und spuckt aus oder man spricht symbolisch das „Toi, toi, toi" aus. Die Bedeutung liegt in der Überlieferung, daß Speichel ein besonderer Lebenssaft ist, in dem Lebenskraft haust. Damit kann man mit seinem eigenen Lebenssaft bedrohende Situationen abwehren.

Mit Gläsern anzustoßen geht weit in die vorchristliche Zeit zurück, in der man noch Opfergaben brachte. Als Speiseopfer gab man immer schon den ersten und besten Schluck oder Bissen zur Versöhnung weg. Dabei wurden die Speisen samt den Behältern vernichtet. Da die Vernichtung der Behälter mit der Zeit zu teuer wurde (ausgenommen Trinksitten in Rußland), ist man auf das symbolische Anstoßen gekommen. Da man den Göttern nur die besten Getränke gab, durfte man nach der Etikette nur mit edlen vergorenen Flüssigkeiten (z.B. Wein) anstoßen. Fruchtsäfte und Bier waren daher verboten.

Glaube ist das Samenkorn aller Wunder, aber aus diesem Samen kann Böses wie auch Gutes sprießen. Im Bösen kann ein Baum daraus entstehen, in dessen Krone jeder krächzende Unglücksvogel sein Nest baut. Wir leiden vielleicht an einer geringfügigen Störung irgendeines Organs. Nach ein bis zwei Tagen fangen wir schon an, die Störung zu erwarten. Dann stellen wir uns nur noch krank vor. Dann wird das Leiden mit irgendeinem Namen benannt, der vielleicht die Vorstellung der bösen Gefahr suggeriert. All das stärkt den Glauben an das Unglück. Der Einfluß anderer Gehirne kommt noch hinzu. Freunde oder Verwandte sind besorgt und ängstlich und erinnern uns fortwährend an unseren Zustand. Alles und jedes drängt uns förmlich in den Vorstellungskreis der Schwäche hinein. Keiner schickt uns das eigene Gedankenbild von Kraft und Wohlsein. Von überall strömt die Vorstellung der Krankheit zurück. Die spirituellen Kräfte der ganzen Umgebung wirken in die falsche Richtung. In den Gesprächen wünschen uns die Freunde beim Abschied „baldige Besserung". Sie tun dies in einem mitleidigen Ton, der das Schlimmste befürchten läßt. Nun erhält man die Substanz dessen, was man fürchtet. Verwandte, die sich um uns Sorgen machen, arbeiten an unserem Ruin. Man muß sich mit allen Fasern des Seins an den Gedanken des Glücks mit der Gesundheit hängen; Woche um Woche, Monat um Monat, Jahr um Jahr dem eigenen Bild frei von jedem Übel entgegenträumen, bis dieser Traum zur fixen Idee, zur zweiten Natur geworden ist und unbewußt weiterwirkt.

13. Erhebungsübungen

Zu Übungszwecken, also wenn man eine singuläre Biographie noch nicht ganz interpretieren kann, kann man versuchen, die Interpretation mittels eines emotionalen Erreichbarkeitsbogens durchzuführen.

EMOTIONALER ERHEBUNGSBOGEN[7]

Fragen für die praktische Arbeit: Wie gut kenne ich meine Klienten?

Stufe	Fragen	Antworten
Wie heißt mein Lieblingsklient:		
1	War er risikofreudig? Hatte er viele Versicherungen?	
1	Welche Lebensgewohnheiten hat er beim Essen (schnell/langsam), beim Schlafen (wenig/viel)?	
1	Welchem Verein wollte er angehören (Sport/Kultur)?	
2	Wer und was waren seine Großeltern? Bedeuteten sie ihm viel?	
2	Welches ist sein Lieblingsfoto?	
2	Was bedeuteten ihm seine Großeltern?	
2	Was hat Oma/Opa gerne gegessen?	
3	In welcher Prägungszeit wuchs er auf (was fehlte)?	
3	Wo lag seine sportliche Begabung?	
3	Machte er Hausmusik?	
3	Will er jemand sein?	
3	Wie versorgte er sich in Notzeiten?	
3	Hatte er genug Anerkennung?	
3	Wen oder was hat er im Krieg verloren?	
4	Wer oder was war für ihn prägend?	
4	Hatte er viele Freunde?	
4	Wie agierte er, wenn jemand böse auf ihn war?	
4	Wie war seine Laufbahn (beruflich, sportlich, privat)?	
4	Was macht er immer gleich?	
4	Was war sein Leibgericht?	
5	Welche Religion war in seiner Heimat üblich?	
5	Wie ging man seinerzeit mit Religion um?	
5	Sind seiner Meinung nach Gesetze nötig/unnötig?	
6	Was erregte ihn negativ – früher/heute?	
6	Was erregte ihn positiv – früher/heute?	
7	Wo war er daheim?	

---

[7] Der Einfachheit halber haben wir nicht bei jeder Frage „er/sie" oder „seine/ihre", sondern nur die männliche Form benutzt, dies soll aber keine Diskriminierung sein.

Stufe	Fragen	Antworten
7	Wie sieht sein Heimatort aus?	
7	Welche Redewendungen verwendet er?	
7	Welche Sprichwörter verwendet er?	
7	Erzählt er Geschichterln aus seinem Leben?	
8	Wie war seine Laufbahn in der Familie?	
8	Welche Zukunftsaufgaben hat er noch?	
8	Welche Lebensweisheiten will er uns mitgeben?	
8	Was glaubt er versäumt zu haben?	
8	Was will er noch erleben?	
8	Was kann er, was kann er nicht?	
8	Was ist er anderen neidig?	
9	Lebte er aus niederen Trieben oder aus höheren?	
9	Wo hatte er seine Alphaposition?	
9	Hatte er Bildungshunger?	
10	Wie war sein Spitzname?	
10	Von wem hat er etwas fürs Leben gelernt?	
11	Was ist für ihn Daheimgefühl?	

Der Bogeninhalt gibt Auskunft über folgende Inhalte:

1	War er sympathikoton/parasympathikoton?	Grundtypenzuordnung
2	War er vater- oder mutterfixiert?	Identifikationsmuster
3	Bedürfnisse	Nachholbedürfnisse
4	Coping	Daheim-Gefühl
5	Ethisch-moralische Werte	Über-Ich-Stärke
6	Was erregte ihn?	Unter- oder Überforderung
7	Was ist normal?	1900–1925
8	Wovon lebte er? Woher nimmt er sein Ich?	Ich-Gefühle (Elan, Vitalität)
9	Triebe und Ersatzhandlungen	Grundakkumulator (sublimieren, überkompensieren)
10	erste Lebensjahre	Urkommunikation
11	Daheim	Grundinformation

ad 1) War er sympathikoton oder parasympathikoton?
Damit errechnet man Grundprägungen wie Pessimismus, Optimismus, Ambivalenz usw. Das heißt: Welche Reaktion ist bei einer neuerlichen Belastung (z.B. Aufnahme ins Heim) zu erwarten? Totstellen oder Angriff? Welche Psychomotorik zeigt uns der Klient? Geht er gebückt, trägt er alle Lasten auf seinen Schultern? Was lastet ein Leben lang auf seinen Schultern? Wir haben uns unsere Geschichterln einverleibt und verkörpern diese. Steht er inmitten der Welt, nimmt er Stellung, geht er auf andere zu, zieht er sich zurück? Geht er auf Distanz, senkt er den Kopf, ballt er die Faust? Stänkert er herum, macht er sich über alles lustig? Bei spätem Abbau ist nur noch Signalsprache möglich (austoben, keppeln, ausziehen).

ad 2) War er vater- oder mutterfixiert?
Braucht der Klient eine Schwester oder einen Pfleger zur Reizanflutung oder Reizabschirmung?

ad 3) Bedürfnisse
Welches Bedürfnis hatte dieser Mensch, vor allem welches Nachholbedürfnis, das ihm wiedergegeben werden muß?
Beispiele: nach Prestige, Sicherheit, Ordnung und Genauigkeit, Vertrautheit, Unabhängigkeit, Geltung, Besitz, Gefallenwollen, Nachahmung, Orientierung, Mitteilung, Macht, Unterwerfung, Verteidigung, Bewegung, Gerechtigkeit, Neid und Schadenfreude, Abwechslung

ad 4) Coping
Welches Coping hatte er?
Beispiele: Ehrgeiz, Angst, Mut, Krankstellen, Schönsein, Humor, Miesmachen, Fallenlassen, Selbstaktivierung, Singen, Sarkasmus, Zynismus, Strenggläubigkeit, Wissenschaftlichkeit, Ästhetik, Essen, Redseligkeit, Jammern, Aufopferung, Gebet, Fleiß, Tüchtigkeit

ad 5) Ethisch-moralische Werte
Welche ethische, moralische, politische Ideologie hatte er (höhere oder niedere Befriedigung)?
Z.B.: politisch rot, grün, schwarz; Religion; Furcht vor Tod; Freude; Arztmoral, Bauernmoral, Bäckermoral

ad 6) Was erregte ihn?
Wann war etwas los? Hatte er soziale Kompetenz?
Andere Beispiele: Streit, Neugier, Sehen, Hören, Tasten, Gerüche, Tagträume, Verwundungen, Enttäuschungen, Nachbarn, Familie

ad 7) Was war normal?

Was ist für ihn daheim (1900) normal: beim Schlafen, beim Essen, bei der Kleidung, beim Sex? Machte er alles selbst, mußte er sich auf sich selbst verlassen?

Andere Punkte: Verantwortung tragen, Sorgen, sich selbst verstehen, leiden oder nicht leiden können, typisch männlich, typisch Frau (mit allen Copings), Ruhezeiten, Tiere, Banalitäten des Lebens, Verwahrlosung

ad 8) Wovon lebte er?

Was macht seine Ich-Identität aus?

Zum Beispiel: Ersatzhandlungen (falsch sein, Bauernschläue, Futterneid), Strebungen (nach Alltäglichem, Hoffnungen, Ängste, Arbeitstrieb, Sucht), Selbstverwirklichung (Geltung, Sicherheit, alles Schöne)

ad 9) Triebe und Ersatzhandlungen

Niedere Triebe: Nahrung, Sexualität, Aggression, Macht, Schlaf, Wärme, Neugier, Muttertrieb;

höhere Triebe: Strebungen, Selbstverwirklichung (siehe unter 8)

ad 10) Erste Lebensjahre

Hatte er alles in den ersten zwei Lebensjahren? Zum Beispiel: Hautkontakt, Augenkontakt, Vibrationsempfinden, alle sozialisierenden Faktoren, Mutterwitz, Lachonkel, Körperbezug oder Ablehnung, steif oder locker, gerade gehend oder gebückt. Ist er ich- oder Du-bezogen? Einzelmensch oder Gruppenkind? Prägung typisch Frau oder typisch Mann? Allmächtigkeitsgefühl, Einwegkommunikation? Teilte er/sie? Lustprinzip: oral, anal, phallisch? Bevorzugt er weiches Material oder hartes? Basteln oder arbeiten? Ist er stuhlfixiert? Liebt er Schlammbäder oder reine Wannen? Brause, Wanne oder Lavoir?

ad 11) Daheim

Wie sah sein Zuhause aus (räumlich, Milieu, psychosozial)?

Teil II
Interpretation

1. Erklärungsversuch der fachlichen Hintergründe

Die Klassiker

Die klassische Psychoanalyse sieht die Lebensgeschichte als „Variation eines Grundthemas", das im wesentlichen in der Kindheit komponiert wurde. Die in der Kindheit durchlebten Triebkonstellationen bestimmen wesentlich die spätere lebensgeschichtliche Entwicklung und Erfahrung eines Menschen.

Auch S. FREUDs Verständnis der Übertragung ist in diesem Zusammenhang zu sehen.

Psychoanalytische Deutung der Lebensgeschichte orientiert sich demnach an traumatisierenden Folgewirkungen aus der kindlichen Lebensgeschichte sowie an der Überzeugung des jeweiligen Autors.

Zur Biographie hatten die Klassiker folgende Einstellungen:
- Nach S. FREUD ist Biographie vorwiegend Trieb und Wunsch.
- Nach C. G. JUNG ist sie die Geschichte der Selbstverwirklichung.
- Nach F. NIETZSCHE hingegen ist Leben immer Wandlung und Fortschritt.

A. ADLER und Lebenssinn

A. ADLER ist wohl ein Klassiker, der sich sehr mit biographischem Material beschäftigte, sodaß es gut ist, etwas mehr darüber zu wissen. ADLER unterteilt vor allem das Leben in Pflichten und Problemkreise als Sinn des Lebens: *Arbeit – Geschlechter – Gesellschaft.*

Wenn nun ein Mensch (als Säugling erlernt) in der Liebesfähigkeit unbefriedigt ist, sich im Beruf nicht anstrengt, an der Berührung mit seinen Mitmenschen wenig Freude hat oder die Berührung mit anderen Menschen gar als peinlich empfindet, wird er das Leben als gefahrvolle Sache betrachten, die nur wenige günstige Gelegenheiten und viel Mißerfolge bereithält, und es auch so beantworten.

Leben heißt für ihn, sich selbst vor dem Leben zu schützen, sich einzukapseln, um heil davonzukommen. Leben heißt, sich das Leben positiv oder negativ vorzustellen und demnach falsch oder richtig (Welt ist positiv = sympathikoton) zu reagieren. Der Lebenssinn ist somit eine ganz private Sache, je nach Art der Verarbeitung.

Sinngebung

Von den ersten Tagen der Kindheit an können wir ein unsicheres Tasten nach diesem Sinn des Lebens beobachten. Schon das Baby trachtet danach, seine Rolle in dem Lebensganzen (drei Problemkreise), das es umgibt, abzuschätzen.

Gegen Ende des 5. Lebensjahres hat das Kind ein einheitliches, festgefügtes Verhaltensmuster ausgebildet, einen eigenen Stil, an Probleme und Aufgaben heranzugehen.

Ein dauerhafter, tiefer Begriff von dem, was es von der Welt und von sich selbst zu erwarten hat, steht fest.

Von nun an sieht es die Welt durch ein feststehendes Auffassungsmuster, Erfahrungen werden gedeutet, bevor sie angenommen werden, und die Deutung entspricht immer dem Sinn, der dem Leben ursprünglich beigegeben wurde. Auch wenn dieser Sinn sehr schwere Fehler enthält, auch wenn unsere Art des Herangehens an Probleme und Aufgaben beständig zu Mißerfolgen und Qualen führt, geben wir unser Verhaltensmuster nur ungern auf.

Deutungsbeispiele

Deutungen sind Erinnerungen, Lebensentwurf, Beginn des Lebenslaufes.
- Das ist es, was du zu erwarten hast.
- Davor mußt du dich hüten, so ist das Leben.
- Wir müssen in Zukunft solche Fehler vermeiden.
- Das Leben ist ungerecht, andere haben es immer besser.
- Wenn die Welt mich so behandelt, warum soll ich gut sein.
- Ich muß eben alles aushalten.
- Mir muß alles vergeben werden, weil ich brav bin.
- Ich bin eine Prinzessin und keiner versteht mich.
- Organminderwertigkeit – Omegatyp – Überkompensation
- Verwöhnter: verwirrt, wenn er nicht mehr verwöhnt wird; fühlt sich betrogen und verlassen. Reaktion: Er stellt Forderungen an andere (statt an sich selbst).
- Vernachlässigtes Kind: mißtrauisch, kein Gemeinschaftsgefühl

Wir werden unser Schicksal nie ändern, wenn wir diese Deutungsphänomene nie ändern (A. ADLER).

Deutungsmodelle nach ADLER

Man kann den Erwachsenen nicht verstehen, wenn man das Kind nicht versteht, meint A. ADLER. Wir machen aus unseren Erfahrungen das, was uns dient.
- Geburtstrauma
- erlernte Prägung
- Verhaltensbewältigung
- Deutung der Welt
- erste Erlebnisse
- Reaktionsmuster
- Sozialisation

ADLER meint, daß man sich ein Leben lang gleich verhält – außer, man ändert die primäre Deutung und dann erst die Reaktion.

Ich möchte Ihnen noch gerne einige erste Erinnerungen, Kindheitsprobleme und ihre Deutung und somit negative Verarbeitung nach ADLER vorstellen.

Vorgang	Deutung vom Kind
Der Kaffeetopf fiel vom Tisch und verbrühte mich.	So ist das Leben. Hilflosigkeit wird erlernt, Gefahren im Leben werden überschätzt. Alle anderen sind schuld, hätten sie nur aufgepaßt. Entstehung eines Sicherheitsneurotikers.
Ein Kind ist aus dem Kinderwagen gefallen.	Traum, zu fallen. Folge: Angst, im Leben keinen Erfolg zu haben, zu stürzen.
Ein Junge verstecke sich im Kasten, um der Mutter Angst zu machen.	Ich errege Aufmerksamkeit – Zuwendung erkämpft man sich durch Betrügerei. Er wurde Bettnässer!
Im Keller erschreckt der Neffe das Mädchen.	Ewige Angst vor dem anderen Geschlecht blieb zurück.
Kinder, die mit vielen anderen Kindern aufgewachsen sind ...	... leiden oft an mangelnder Selbständigkeit. Sie haben nur Gemeinschaft geübt.

Sinn des Lebens – Lebensstil

Nach ADLER geht es im Leben darum, sein Ziel, seine Lage zum eigenen Vorteil zu verbessern und dabei den eingeübten, für sich selbst sinnvollsten Weg zu finden.

Da der Kampf um eine überlegene Stellung der Schlüssel zur gesamten Persönlichkeit ist, finden wir ihn an jedem Punkt der psychischen Entwicklung eines Menschen wieder.

So bin ich und so ist das Universum.

Ein Sinn, den sich der Mensch selbst gibt, und ein Sinn, den er seinem Leben gibt.

Beispiel anhand der Angst:

Problem: Angst	Deutung und Vorteilssuche
Ein Kind schläft nicht im Dunkeln und schreit.	In Wirklichkeit heißt das aber: „Ich habe nicht Angst vor der Dunkelheit, sondern die Mutter soll kommen."
Jemand bettelt um Liebe und Zuneigung durch Angstsymptome.	Ein Mensch, der immer verwöhnt wurde, wird jetzt nicht mehr verwöhnt. Er gibt das Symptom Angst an, und schon kommt jemand und hilft. Dadurch verbessert er seine Situation.
Ein Sorgenkind ist immer krank.	Wir haben gelernt, durch Kranksein unser Los zu verbessern. Der alte Mensch spricht eben über seine Operationen.

Problem: Angst	Deutung und Vorteilssuche
Ich kann nicht – ich bin gestürzt ...	Tricks zur Erregung der Aufmerksamkeit – Liebesbetteln
Ich mache andere für alles verantwortlich.	Dies kann auch mit körperlichen hysteriformen Symptomen einhergehen: „Ich kann nicht mehr sprechen, weil ich von Baum gefallen bin, weil sich keiner um mich gekümmert hat."
Das Gefühl, arm zu sein ...	... ist das Gefühl, um alles betrogen worden zu sein. „Das Leben hat mich betrogen." (Lebensfreude, etc.)
Wenn ich aber arm bin, habe ich ...	... keine Sicherheit.

2. Mein Erklärungsversuch

Interpretationen, Hypothesenbildungen sind die Assoziationsmöglichkeiten von „Verdachtsmomenten" nach folgenden Möglichkeiten:
1. nach Einzelschicksalsfragen: Wie erging es einem Menschen um 1900? (Geschichterln, Stories und Copings)
2. nach der Sozialisation in einem bestimmten Zeitgeist
3. nach Phänomenologien: Aufgrund einer Prägung (P) entsteht ein Gefühl (G), das mit einem Coping (C) abgewehrt wird.
4. nach Erreichbarkeitsstufen 1–7
5. nach einem ehemaligen Lebenssinn
6. nach dem Daheim-Gefühl
7. nach Wertmustern
8. nach Typen
9. nach Copings
10. nach Dekompensationsgründen
11. nach Ritualen

Da der Anteil der Sozialisation und der Folklore am meisten zum Tragen kommt, wird besonders auf diese Punkte eingegangen.

Die Interpretationen, die mir eingefallen sind, sind wieder empirisch zu betrachten. Es sind Phänomene, die bei vielen Klienten beinahe gleichmäßig aufgetreten sind. Sie sind nach folgender Formel zu verstehen:

Prägung	Gefühl dazu	Coping
Schicksalsjahre	Lebensschicksal	
Zeitgeist	erleben erleiden	erdulden Ersatz ertragen

Je häufiger ein gleiches Copingmuster erkannt wird, umso höher liegt die Trefferquote der Interpretation.

Ich denke, wir haben eine bestimmte Prägung aus dem herrschenden Zeitgeist zur Kenntnis zu nehmen. Diese Prägung erzeugt ein gewisses (positives oder negatives) Gefühl zu der Prägungssituation und wird mit einem bestimmten Situationsmuster (Coping, eingelerntes Ritual) beantwortet. Dieses Coping kann als Ersatzhandlung, aber auch als Trostmuster auf Lebensereignisse gesehen werden.

Prägung	*Gefühl dazu*	*Coping*
Grüß schön die Frau Müller, sagt die Mutter.	Ich hasse die Müller.	Ich weiche ihr aus, wenn ich ihr begegne; zeige ihr die Zunge nach dem Gruß.

Es handelt sich um Lebensbewältigungsmuster aus einem bestimmten Milieu; interessant ist, daß gerade diese anscheinend regredienten Züge wiederkommen, sobald man psychisch eingeengt ist.

Die Interpretation der Lebensgeschichterln (sodaß man daraus Impulse machen kann) ist daher
- vom Zeitgeist
- vom Reaktionsmuster
- von Prägungsphänomenen und
- von traditionellen Folkloremustern

abhängig.

Die Interpretation soll uns das Verständnis geben, warum ein Klient in einer bestimmten Situation, insbesondere aber in einer Grenzsituation so und nicht anders (re)agiert.

Prägung	*Gefühl dazu*	*Coping*
Bekommt nur Zuwendung wenn er schreit; weil er das älteste von neun Kindern ist.	Ich möchte auch Zuwendung.	Im Heim, wenn alle etwas bekommen, nur er nicht, wird er wieder schreien.

Er wird auf seine altbewährten, ihm selbst Sicherheit gebenden Maßnahmen zurückgreifen, ohne darüber nachzudenken, ob dies der jetzigen Situation angemessen ist oder nicht. Es ist klar, daß wir solche Klienten dann als nicht angepaßt, als der Situation nicht entsprechend handeln sehen.

Interpretation in meinen Sinne hat nichts mit Psychologie oder Tiefenpsychologie zu tun, sie ist eine banale Rekonstruktion des Lebens entsprechend dem „jeweiligen Milieu".

Bei allen Auslegungsversuchen soll es darum gehen, die eruierten, den Patienten eigenen Copings wiederzugeben – ja, ich möchte fast sagen, zu verstärken.

Interpretieren heißt „Deuten", wobei bei diesem Deuten Lebenslügen (von beiden Seiten) akzeptiert und nicht berichtigt werden.

Auch lebenslange Neurosen können als Coping gesehen werden. Es handelt sich also nicht um ein tiefenpsychologisches Verfahren, das versuchen will, den 80jährigen zu heilen, sondern ganz im Gegenteil: Es ist der Versuch, selbst neurotische Copings wieder einzusetzen.

Wenn ein Mensch ein Leben lang mit solchen Mustern leben konnte, dann kann er es auch weiterhin, wenn wir es ihm gestatten, wenn die Öffentlichkeit es zuläßt oder wenn wenigstens wir verstehen, daß seine Handlungen eben nicht im Hier und Jetzt stattfinden müssen. Wozu auch?

Interpretationen sollen womöglich mit dem Klienten selbst durchgeführt werden. Der Klient könnte so zum *Mitarbeiter* an der Station aufsteigen und den Klientenstatus verlassen. Es wird ihm das Prädikat „Herr oder Frau" statt „Patient oder Klient" eingeräumt. Diese zielgerichtete Maßnahme ist an sich schon Ich-identitätssteigernd und als positive Gefühlszuwendung zu sehen.

Das *Tagebuch* von vielen Lebensgeschichterln stellt aber auch eine Art Tagebuchsituation dar, anhand derer man sein eigenes Normenregister darstellen kann.

* Bin ich über das Ziel geschossen?
* Habe ich Sünden begangen und wann habe ich wie reagiert? (Wahn)

Natürlich werden bei unseren Gesprächen mit Klienten auch intimste Geschichterln vorwiegend durch die Abflachung der Über-Ich-Normen erzählt. Diese werden aber aus Achtung vor den Klienten in diesem Buch weder erwähnt, noch in der Praxis interpretiert.

Die Deutungsarbeit des Vergangenen stellt für *biologisch Abgebaute gleichzeitig auch einen Weg in die Zukuft dar*. Viele Volkshochschulen usw. beschäftigen sich heute mit dieser Form der Wegaufzeigung.

Diese Erinnerungsarbeit heißt, dem Abgelaufenen und dem Zukünftigen einen Sinn zu geben. Heißt, akzeptieren zu lernen, daß sie sind, was sie sind. Ist die Abbaustufe zu tief, müssen wir uns auf die Mithilfe der Angehörigen und, wo dies nicht möglich ist, auf die Signalsprache verlassen.

Vergessen sollten Pflegepersonen nie, daß die Interpretation nicht zuletzt von der eigenen Stimmungslage abhängig ist.

Man weiß, daß bei Regen viel härtere Urteile vom Pflegepersonal abgegeben werden als bei Schönwetter. Das Wichtige daran ist, daß man solche Fehlurteile durch eine eigene positive Stimmung und durch Einsicht beherrschen kann. So ist es wesentlich, dies wenigstens zu wissen. Zu wissen, daß wir ungerecht werden, wenn es uns persönlich psychisch schlecht geht. Es ist daher ratsam, nicht alleine zu interpretieren, sondern in der Gruppe, um die Fehlerquelle zu reduzieren und das Wissen um Lebensinhalte nicht bösartig zu verwerten.

Beurteilung setzt natürlich auch Selbsterkenntnis voraus. Erich FROMM schrieb einmal, daß in uns geheime Pläne vorhanden sind, über die wir Bescheid wissen sollten. Er meint, daß wir wissen sollten, daß wir alle in Wirklichkeit kleine Verräter, Lügner, Sadisten, Betrüger, Narzisten etc. sind. Denn nicht nur unsere Klienten, sondern selbst kleine Kinder fühlen schon, daß hinter einer Fassade jemand anderer stecken kann. Daher nehmen wir uns selbst nur so wahr, wie wir uns wahrnehmen wollen, und dies tut schließlich und endlich auch unser Klient, sodaß *ein Beurteiler mit Lebenslügen einem Beurteilten mit Lebenslügen gegenübersteht.*

Man sollte verstehen, sagte E. FROMM, daß wir –
*solange wir nicht wissen, daß
Kinder nicht immer ihre Eltern lieben,
Eltern nicht immer ihre Kinder lieben,
der Ruhm nicht von Leistung kommt,
Altruismus bösartig sein kann,
Liebe nur Gier sein kann,
Bescheidenheit nur Eitelkeit ist
und das Streben nach Macht normal ist
– nichts verstehen.*

Das bedeutet, daß ich mich, solange ich nicht weiß, wer ich bin, davor hüten sollte, andere zu interpretieren. Psychisch gesundes oder (wenigstens) geschultes Pflegepersonal wäre demnach eindeutig von Vorteil.

Die Interpretation kann über die Anhaltspunkte des damals herrschenden Zeitgeistes der Erforschung von einer Vielzahl auftretender Copings (Reaktionen) erfolgen, sodaß wir vorerst einmal einen kurzen zeitgeschichtlichen Abriß erwähnen und uns im Anschluß mit dem Aufbau des psychischen Materials aus der Kindheit bis zum Jugendlichen beschäftigen wollen.

Natürlich können die Klienten nicht über die ersten Jahre ihres Lebens befragt werden, sodaß wir Näheres über die ersten Lebensjahre (siehe „Urkommunikation" im Kap. „Impulse", S. 262) der einschlägigen Fachliteratur entnehmen müssen.

Der Ablauf erfolgt praktisch in umgekehrter Reihenfolge des Aufbaus:

vom Ich-starken Säugling (Erreichbarkeitsstufe 7)

zum Du-praktizierenden Kind

über das Schulkind

zum Jugendlichen und

Bürgerlichen (Erreichbarkeitsstufe 1)

Interpretation heißt aber auch, die „Leitern" der Eltern zu rekonstruieren. Eltern, Verwandte, Bekannte lizitieren die Entwicklung des Kindes wie beim Kartenspiel in die Höhe. Das Kind bleibt dann auf der Strecke. Wer kennt nicht Sprüche wie:

„Mein Sohn sagt schon Mama." (Er meint natürlich damit das Essen, aber das sind ja Kleinigkeiten, Details.)

„Deine Tante war in deinem Alter schon sauber, und du . . ." (Sie ist zwar jetzt als Erwachsener ein Putzteufel, aber was soll's – sie weiß ja nicht, warum.)

Hauptsache, der Kleine entwickelt sich – egal wohin.

Solche Entwicklungsleitern (und im wahrsten Sinne ihr Absturz) stehen und standen in jedem Elternheft. Und jeder Elternteil wollte den noch besser entwickelten Teil haben.

Endlich entwickeln sich die Kinder selbst weiter – meistens gegen die Mutter gerichtet – und entwickeln ihre Copings gegen die *Leiter*, die man Entwicklung nennt. Sie werden Eigenbrötler, Träumer, die auf die Schule husten, Buben werden Mädchen, und nicht umsonst sagt man: „An dir ist ein Bub verlorengegangen." Manche glauben dann, sie hätten ein gutes Herz, dabei haben sie nur schwache Nerven.

Das heißt, Interpretation ist auch die Interpretation der Eltern- und Großelternbiographie, denn auch diese wollten ja immerhin immer das „Beste".

Interpretationsschritte – Auflösungen der Grundfragen
a) Was ist in meinem Leben gewesen (Story, Folklore)?
b) Daher ist mein Wunsch heute . . . (bezogen auf Copings – wie oft ist dasselbe Coping nachweisbar).

Ziel: → Erreichung des optimalen Reaktivierungspotentials

Wenn man zur Interpretation keine vollständige Biographie mit Stories, Folkloremechanismen und Copings zur Verfügung hat, kann man das Leben eines Menschen („Von welchem Lebenssinn lebte er?") auch „berechnen". Ich würde dabei folgende Schritte vorschlagen:

1. War sie/er sympathikoton oder parasymapthikoton?

Damit errechnet man die Grundprägungen wie Pessimist, Optimist, ambivalent, etc. Das heißt: Welche Reaktion ist bei einer neuerlichen Belastung, z.B. Aufnahme ins Heim, zu erwarten (Totstellen oder Angriff)?

Welche Psychomotorik zeigt uns der Klient, was lastet ein Leben lang auf seinen Schultern – geht er gebückt, trägt er alle Lasten auf den Schultern?

Wir haben uns unsere Geschichterln einverleibt und verkörpern diese:
- Gesicht im Alter
- in der Welt stehen
- Stellung nehmen
- auf andere zugehen
- sich zurückziehen
- auf Distanz gehen
- den Kopf senken
- die Faust ballen
- herumstänkern
- sich über alles lustigmachen

Bei spätem Abbau nur mehr Signalsprache:
- austoben
- keppeln

- sich ausziehen
- Sturzangst im Leben

2. War sie/er Mutter- oder Vater-fixiert?
Braucht sie/er eine Schwester oder einen Pfleger zur Reizanflutung oder Reizabschirmung?

3. Welche Bedürfnisse hatte dieser Mensch, vor allem aber, welches Nachholbedürfnis hat er und was muß ihm daher wiedergegeben werden?

Bedürfnis z.B. nach:
- Prestige
- Sicherheit
- Ordnung und Genauigkeit
- Vertrautheit
- Unabhängigkeit
- Geltung
- Besitz
- Gefallenwollen
- Nachahmung
- Orientierung
- Mitteilung
- Macht
- Unterwerfung
- Verteidigung
- Bewegung
- Gerechtigkeit
- Neid
- Schadenfreude
- Abwechslung

4. Welches Coping hatte sie/er?

5. Welche ethische, moralische, politische Ideologie hatte sie/er (höhere oder niedrigere Befriedigung)?
- Politisch rot/schwarz/grün/blau
- Religion
- Furcht vor Tod oder Freude
- Moral eines Arztes/Bauern/Bäckers

6. Was erregte sie/ihn?
- Daß nichts los ist
- soziale Kompetenz zu haben
- streiten
- Neugier
- sehen/hören/tasten/riechen
- Tagträume

- Verwunderungen
- Enttäuschungen
- Nachbarn
- Familie

7. Was ist für sie/ihn normal (Da-heim 1900)?
- Beim Schlafen,
- beim Essen,
- bei der Kleidung,
- beim Sex?
- alles selbst machen
- sich auf sich selbst verlassen
- Verantwortung tragen
- Sorgen
- sich selbst verstehen
- sich selbst leiden/nicht leiden können
- typisch männlich
- typisch weiblich (mit allen Copings)
- nur keine Ruhe/viel Ruhe
- Tiere
- Zuwendung erbetteln/ablehnen
- Banalitäten des Lebens
- Verwahrlosung
- reden

8. Wo kommt die Ich-Identität her?
(siehe „Motive von A – Z" in Band 1, Grundlagen, S. 139)

9. Durch welche Triebe (oder Ersatzhandlungen) lebte sie/er?
(siehe „Motive von A – Z" in Band 1, Grundlagen, S. 139)

10. Hatte sie/er alles in den ersten zwei Lebensjahren?
- Hautkontakt
- Augenkontakt
- Vibrationsempfinden
- Mutterwitz
- Lachonkel
- Körperbezug oder Ablehnung
- Ist sie/er
- steif oder locker
- gerade gehend oder gebückt
- Ich-, Du- oder Er-bezogen
- Einzelmensch oder Gruppenkind
- Prägung typisch Frau/typisch Mann?
- Allmächtigkeitsgefühl
- Einwegkommunikation

- Hat sie/er je geteilt?
- Lustprinzip oral/anal/phallisch
- Lustprinzip weiches oder hartes Material
- Lustprinzip Basteln oder Arbeiten
- stuhlfixiert oder nicht
- liebt Schlammbäder oder reine Wannen
- liebt Brause oder Wanne oder Lavoir

11. Wie sah ihr/sein Zuhause (Da-heim) aus?
- Räumlich
- milieumäßig
- psychosozial

Biographie und technische sowie pathologische Noxen

Das Dasein ist sehr eng mit dem Daseinsselbst und mit den dazugehörigen Überlebensmechanismen verbunden, die wir aufgrund von lebensweltlichen Erfahrungen erlernen (Sozialisation, Prägung, Verhalten).

„Ich bin mein eigener König in meinem Haus." Das heißt, es ist uns Menschen primäre Macht gegeben (Wille und Motiv), für uns selbst sinnvoll tätig zu werden. Für uns bzw. für andere sollten wir diese friedlich nutzen lernen.

Folklore: In der Folklore haben uns die „Heiligen drei Könige" diesbezüglich den Weg gewiesen. Sie sind ausgezogen, um sich selbst zu finden, sich zu entwickeln und folgten dabei dem Abendstern. Die Suche – der Weg als Lebensziel – verbunden mit dem Wunsch nach dem Unvergänglichen.

Interessant ist dabei zu erfahren, welchen wegweisenden Stern wir uns und welchen sich unsere Klienten aussuchten.

Die lebensweltlichen Erfahrungen können aber nicht nur als seelisch, sondern auch als technisch/mechanisch erfahren werden.

Problem	*Ursache*	*Impuls*
eingequetschter Finger	Tür war im Weg	verbinden
Wissenschaftlich untermauert:		
Lungenentzündung	Pneumokokken	Antibiotika

Es kann aber auch – und das geht uns an – psycho-historisch sein.

Psychogene Probleme werden meist auch aufgrund althergebrachter Erfahrungen vom Menschen beantwortet. Diese laufen meistens ein Leben lang gleich ab (auch Fehlverhalten). Die uns eigenen Reaktionen auf Probleme können verschiedenster Art sein. Probleme (auch Feinde) können für den einen einen Gewinn, für den anderen einen Schaden darstellen. Erst der Ausgang zeigt, ob das, was sich ereignet hat, im Gesamtlebensproze als Noxe oder als Stimulans fungiert haben wird (vergl. W. Blankenburg).

Problem → Krankheit → psychische Belastung
Ich setze mich damit auseinander und reagiere.

Bewältigungsversuch → Abwehrvorgänge
Ich-Emotion – die Reaktion kann dann krankhafter sein als die ursprüngliche Noxe (Problem).

Problem	Diagnose/Reaktion	Impuls
somatische und psychiatrische Erkrankungen	z.B. hysterische Anfälle Erbrechen rot/blaß werden	pflegediagnostische Maßnahmen nach NANDA in Verbindung mit biographischen Impulsen nach Böhm
psychische Belastung	RR-Krise brüllen, schreien, weinen sich tot stellen	
Negativ-Stress	flüchten stottern	
Schizophrenie mit allen Symptomen, Alkoholismus, etc.		

Wie gesagt, setzen die Klienten sehr oft eingespielte, ihnen vertraute Handlungen (immer dieselben Fehler), Bewältigungsmuster und im Wiederholungszwang:

Was machte man im Krieg bei einem Bombenangriff? ... Und heute? ...

Was tat man, wenn es in der Wohnung kalt war? ... Und heute? ...

Interpretation ist in meinem Sinne *Deutungsarbeit*, die mit dem Klienten oder noch besser durch den Klienten zu erfolgen hat. Der Klient wird zum Mitarbeiter seines eigenen Lebens.[8]

Der Klient sollte seine Lebensgeschichterln etwa wie ein *Tagebuch*[9] deuten lernen.

Wir können nachlesen, nachvollziehen, ob wir auf unserem Lebensweg gereift sind, Fehler gemacht haben, über das Ziel hinausgeschossen sind oder gar Über-Ich-Sünden begangen haben.

Natürlich werden bei unseren Gesprächen auch intimste Geschichterln durch die Abflachung der Über-Ich-Normen erzählt (insbesonders bei Frontalhirnschäden).

Die Deutungsarbeit durch den Klienten stellt auch durch die Rückeroberung des Vergangenen einen Weg in die Zukunft dar.[10]

---

[8] Schon diese zielgerichtete Maßnahme ist vigilanzsteigernd und Ich-identitätssichernd.

[9] Tagebücher können für uns Menschen ein Normenregister darstellen.

[10] Vergangenes wird mit Pflegeimpulsen für die Zukunft subsumiert, da Menschen immer die gleichen Bewältigungsstrategien haben.

Erinnerung bedeutet, dem Abgelaufenen einen gegenwärtigen Sinn zu geben; akzeptieren zu lernen, daß man das ist, was man ist.

Bei der Deutungsarbeit werden Lebenslügen akzeptiert, und zwar die unserer Klienten und unsere eigenen.

Das heißt, wir werten, aber bewerten nicht.

Deutung heißt gleichzeitig therapieren, dem Klienten klarzumachen, daß er zu akzeptieren hat, daß er das ist, was er heute ist.

Deutung der Lebensgeschichterln heißt auch, die bis zu diesem Zeitpunkt vorgekommenen Lebensinhalte selbst dann, wenn sie neurotisch sind, zu akzeptieren und zu verstärken. Es handelt sich also nicht um eine Psychotherapie, bei der aufgedeckt und wegtherapiert wird, sondern eher um eine Substitutionstherapie (auch Neurosen-substituierende Form der Gespräche).

Lüge und Wahrheit

Wir müssen zur Kenntnis nehmen, daß wir Lebensgeschichterln hören und demnach interpretieren, die für den Klienten selbst nicht erkennbar sind, also grundsätzlich aus „Dichtung und Wahrheit" bestehen.

Jeder Lebensbericht, jedes Lebensgeschichterl, das von unseren Klienten oder von uns selbst erzählt wird, ist von unterschiedlichsten Inhalten, aber auch von unterschiedlichsten Gefühlsaspekten besetzt.

Wenn wir reden, können wir im Gespräch immer einen Inhaltsaspekt und einen dazu passenden oder nicht passenden Gefühlsaspekt unterscheiden. Diese beiden Anteile unseres Kommunikationssystems können sich decken, können aber genauso gut von unterschiedlichster Ausstrahlung sein, sodaß es oft vorkommen kann, daß der Inhalt, das Gespräch z.B. positiv erscheint, die Körpersprache hingegen das völlig umgekehrte Verhalten widerspiegelt.

Diese auffallende Diskrepanz finden wir nun nicht nur bei einem Gespräch, das über andere Menschen geführt wird, sondern auch bei Gesprächen, die wir selbst führen. Wir oder unsere Gesprächspartner spüren, daß irgend etwas falsch bzw. eigenartig ist, daß die Sprache im Inhaltlichen gar nicht zu der körpersprachlichen Aussage paßt. Häufig glauben wir aber auch etwas wirklich, weil wir etwas nicht richtig für uns selbst erkennen, dabei kommt es nicht zu bewußten Lügen oder Konfabulationen, sondern zu Selbstbelügungen und Tagträumen, die besonders häufig bei der Befragung über die Lebensgeschichterln auftreten können.

Das heißt, daß jeder Bericht, jedes Gespräch eigentlich eine *Mischung von Wahrheitswert und Selbstbelügung, Realitätskraft, aber auch von Daseinslügen, Abwehrmechanismen, Beschönigungsautomatismen* usw. darstellt.

Selbst GOETHE schrieb in Kenntnis dieser anscheinend nur menschenspezifischen Situation seine Lebensbiographie unter dem Titel „Dichtung und Wahrheit" nieder.

Trotzdem läßt die mehrmalige Eruierung von Lebensgeschichterln eine Übersicht über das *Lebenspanorama* unserer Klienten zu. Sehr oft werden emotional besetzte Stories wiederholt und erhalten dadurch mehr Inhaltskraft und damit Wertigkeit.

Das heißt, daß die Treffsicherheit von Beurteilungen erhöht wird, wenn sich Geschichterln oft wiederholen, ja selbst wenn aus der Folklore heraus das Haftenbleiben von „Sprüchen" bemerkt wird. Das Panorama ist dadurch gekennzeichnet, daß man nicht bei Einzelereignissen stehenbleibt, sondern sich im Leben wiederholende Verläufe erkennen kann.

Beim Lebenspanorama gibt es Wiederholungen in:
– Wort und Tat
– Entwicklungen
– Lebensfolgen

Es wird also bei den Interpretationen die ganze Breite des Lebens sichtbar, die Licht- und Schattenseiten, die positiven und negativen Werte eines Menschenschicksals werden erkenn- und deutbar, die Fehlerquellen vermindert. Durch das Hin- und Hergehen in den Ereignissen des Lebensbaumes wird eine einseitige Beurteilung vermieden.

Da wir mit der Pflegediagnose (nur zerebral stark abgebaute) Menschen aus deren emotionalen Situationen „abholen, wo sie stehen", sind gerade gefühlsbetonte Geschichterln das Nonplusultra der Interpretation.[11]

Interpretieren heißt zur Kenntnis nehmen, daß der Mensch
1. zwischen gestern, heute und morgen sowie
2. zwischen Dichtung und Wahrheit steht (nächste Leitlinie).

Diagnose

Wenn unser Klient seine Lebensgeschichte erzählt (und wir interpretieren), müssen wir bedenken, daß dabei vorwiegend autobiographisches Material erzählt und interpretiert wird.

Beim „Sich-selbst-Erzählen" steht in den Gefühlen unseres Klienten das Hier und Jetzt der Vergangenheit ergänzend der Zukunft gegenüber.

Wir müssen bedenken, daß daher in der Praxis zur Zeit des Unglücklichseins über die Zeit des Glückes berichtet werden soll. Ich meine dabei z.B. die Wohnung, das Jungsein, das Gesundsein, den Spitalsaufenthalt, das Alter, das Kranksein etc.

– Daß er im Hier und Jetzt über seine frühere Zeit als Radrennfahrer erzählt oder im betagten Alter dazu animiert wird.

---

[11] Da sehr viele KollegInnen versuchen, mein Pflegeschema zu übersetzen, möchte ich nochmals darauf hinweisen, daß datives Material nicht ausreicht, um Pflegediagnosen zu erstellen. Klienten müssen aus der Emotion heraus agieren und reagieren.
Wie man Klienten in Emotion bringt, wurde im Kapitel „Erhebung", Seite 3ff, besprochen.

– Daß er jetzt, wo er gerade Glaukom-operiert wurde, über seine Zeit als Uhrmacher sprechen soll.

Als Feedback möchte ich zusammenfassend sagen, daß diese Gespräche ein Gefühlsdilemma zwischen den biographischen Daten
- gestern – heute – morgen
- gesund – krank
- alt – jung

darstellen.

Bei Klienten mit einem nur biologischen Abbau ist zu beachten, daß es für sie auch eine Zukunft gibt, daß dadurch Gespräche aus der Biographie (auch in Selbstbetrachtungsweise) Gefühle auslösen und daher auch mit einer realen Betrachtungsweise oder einer Selbstbearbeitung von noch nicht fertig verarbeiteten Erinnerungen zu rechnen ist. Jeder Klient wird aber seine Gefühlsvorgänge als eine Art Mischung von Realität und Lebenslüge wiedergeben. Er wird sich dabei meist „selbst erzählen" und seine Lebenslügen so einbringen, wie er sie sehen will oder sehen wollte.

Impuls

Die Erinnerungsarbeit des Autobiographen ist niemals bloße Rekonstruktion der Vergangenheit. Sie ist immer auch Selbstinterpretation. Vergangenheit ist niemals eine in sich abgeschlossene Wirklichkeit, sondern steht in einem Bedeutungszusammenhang, der den Interpretationen der jeweiligen Gegenwart gegenüber offen ist (W. A. SCHELLING, 1985).

Aber schon allein diese (ihm nicht bewußte) erzählende Mischung aus gelebtem Leben, Hier und Jetzt sowie Zukunftsaspekten kann ein therapeutisches Moment zur Selbsterkennung und zur Selbstbewußtmachung darstellen und damit symptomverbessernd sein.

In diesem Zusammenhang müssen wir den Patienten als Mitarbeiter sehen. Die Biographie eines Menschen wird dabei als Ergebnis einer Sinnschöpfung, einer spezifischen Verarbeitungsleistung betrachtet und damit gleichzeitig zum Impuls an sich.

Dichtung und Wahrheit in der Gerontologie

Bei der biographischen Erhebung bzw. Interpretation ist es wesentlich zu erkennen, „ . . . was der Mensch aus dem, was die Verhältnisse aus ihm gemacht haben, macht". Dieser Lehrsatz spricht für die These, daß die Umwelt den Menschen formt, der Mensch aber selbst wenig für seine eigene Persönlichkeitsentwicklung und sein Leben tun kann. Fest steht, daß der Mensch nicht nur aus einer rationalen und emotionalen Ebene in sich besteht, sondern auch noch in eine erlebte äußere und eine erlebte innere Welt eingeteilt werden muß. Der Mensch selbst macht aus der Mischung zwischen sich und der Umwelt das, was er sehen möchte. Diese für uns selbst aufbereiteten Lebensschicksale können sich unterteilen in:

1. eine Umgestaltung, wie ich mich sehen will
2. eine von mir gewünschte Weltphantasie im Hier und Jetzt
3. eine Phantasiewelt „der guten alten Zeit"

Alle diese Vorgänge haben eine kompensatorische Funktion. Mit W. BLANKENBURG (vergl. H. LANG, 1989) kann man sagen: „Somatische und psychosoziale Tatsachen werden erst durch die Art und Weise, wie wir sie verarbeiten, positiv oder negativ besetzt." Durch die Deutungsergebnisse von BLANKENBURG lassen sich folgende praxisrelevante Pflegeimpulse kreieren:

1. Durch Erzählen entsteht ein neues „Sehen mit den Augen des Klienten".
2. Lebensgeschichterln sollten von den Patienten wiederholt gefordert werden, wobei dies die Hoffnung zuläßt, daß durch nochmaliges Erzählen ohne Korrektur durch uns oder gar durch Ratschläge Eigenprobleme erkannt und demnach auch korrigiert werden könnten.
3. Der Klient kann sich durch seine Lebensstories selbst verstehen lernen. Kein Mensch hat etwas davon, wenn nur wir ihn verstehen, denn nur er selbst kann sich korrigieren (Klaus DÖRNER).
4. Eine sinnvolle Einheit zwischen Wunschwelt und Realitätswelt wäre ein optimales Ziel.

3. Interpretation der erhobenen Biographie

In diesem Kapitel wird die Interpretation der Lebensgeschichterln unserer Betagten näher betrachtet. Dabei gehen wir folgenden, sehr interessanten Lebensfragen nach:

– Wie erging es den Menschen, die zwischen 1900 und 1925 geboren wurden, und wie geht es ihnen heute?
– Wie wurden sie erzogen? Wie lebten sie als Kind und wie heute?
– Was waren ihre Copingmuster, um überleben zu können, und was fangen sie heute mit ihrem Wissen an?
– Welche Emotionen waren und sind daher für sie sozialisierend und prägend?
– Welche Gefühle können somit heute wieder erregt werden?
– Was mußte jeder Klient erleben, erleiden, ertragen und welche Problemstellung/Symptomatik ist dadurch heute erkennbar?

Welche Copings hatten sie?
Welche fehlen zum Leben?
Wodurch wurde die Regression eingeleitet?

Die hier angeschnittenen Fragen sind für uns zeitgeschichtlich geprägte und demnach sichtbare Probleme, die nicht rein individuell oder zufällig sind, wie es gerne auf den ersten Blick geglaubt wird. Wir können typische Schicksalsjahre und daher auch typische Einzelschicksale ausmachen, die den Menschen ein Leben lang begleiten. So ist ja selbst die Zeugung und Aufzucht von Kindern weniger biologisch als vielmehr ein strukturierter, durch die sozialen Gegebenheiten geleiteter Prozeß, der seine Schatten zurückläßt. Das Erleben, Erleiden, Erdulden und die daraufhin gesetzten Lebensbewältigungsstrategien der Menschen, die heute unser Klientel darstellen, können sicher von uns Pflegenden nicht so leicht nachempfunden oder gar nachgefühlt werden – trotz Empathie. Aber man kann durch das Studium des Zeitgeistes und der überlieferten „Oral History" wenigstens rationale Einblicke erhaschen, die für uns bei der Interpretation von Lebensgeschichterln „verständliche" Gründe erkennen lassen. (Viele Fragen der Erhebung sind mit der Interpretation deckungsgleich.)

In uns lebt das Kind, das wir einmal waren. Die Gewohnheiten unserer kindlichen Reaktionen, wie beim verwöhnten Kind, beim zu ängstlichen Kind, beim streng erzogenen Kind, beim zu nachsichtig erzogenen Kind usw., machen in der Demenz die sozial-psychische Symptomatik aus, die wir lernen sollten zu interpretieren. Leider kann man bei der historischen Betrachtung eine starke Trennung der Geschichtssituation nach Jahreszahlen nicht durchführen, da sich der Sozialisationsprozeß immer über mehrere, sich überschneidende Generationen erstreckt (die Oma prägt, die Mama prägt, der Onkel prägt), sodaß in diesem Buch nur der Zeitgeist von 1900 bis 1925 dargestellt wird. Die strikte Trennung der Jahrgänge ist schon deshalb nicht möglich, da sich viele Menschen an einer Dreiergeneration identifizieren und damit immer auch Einflüsse beispielsweise der Großeltern wiedergeben.

Viele, noch über Generationen hinweg auftretende Prägungen oder zumindest deren Sprüche (siehe auch Folklore) sind noch lange über die Prägungszeiträume hinaus wirksam. So kann bei der Interpretation der Zeitgeist der Volksseele und ihren Aussagen gegenübergestellt werden, um die Interpretation des Volkes zu erhalten, zum Beispiel der Zeitgeist der Revolution um 1848 (Aufstand gegen den METTERNICHschen Absolutismus): Für die Interpretation des Volkes denke man an den Zorn der „roten" auf die bösen „schwarzen" Ausbeuter, der vom Großvater auf den Vater, vom Vater auf dessen Sohn usw. übertragend geprägt wurde und noch heute geprägte, ritualisierte Spuren hinterläßt, die für in der Altenpflege Tätige von besonderem Interesse sind. Auch der heute noch übliche Ausländerhaß zum Beispiel der Wiener gegenüber den Böhmen ist zeitgeschichtlich leicht erklärt: Bis 1918 belieferten die Tschechen Österreich mit Kohle. Da die Wirtschaftslage schlechter wurde und die Österreicher nicht mehr bezahlen konnten, stellten die Tschechen die Kohlenlieferungen ein. So kann der Ausländerhaß („alle Tschechen sind falsche Hunde") interpretiert werden.

Für die Interpretation sind, wie bei der Erhebung schon ausgesagt, Minigeschichten und deren Auswirkungen, also Vorgänge, an denen einmal ein Mensch zerbrochen oder auch aufgebaut wurde, interessant. Eine Klientin erzählte mir einmal, daß ihr schrecklichstes Erlebnis darin bestand, daß sie als Kind nichts zu Weihnachten bekommen hatte. Immer wenn sie als Mädchen zur Weihnachtszeit ein Taschentuch herauszog, tat die Magd so, als ob das Taschentuch mit Süßigkeiten gefüllt wäre. Sie bat uns inständig darum, sie nicht zu zwingen, an der Stationsfeier teilzunehmen, da sie Weihnachten haßte. Diese Erzählung soll dem Leser neuerlich aufzeigen, worauf es im Leben ankommen kann und wie kleine Vorfälle große Wirkung haben können.

So kann man zwischen Einzelprägungen und ihren Copingmechanismen und Massenprägungen im Sinne der Folklore unterscheiden. Da wir möglichst viele Patienten zu erreichen versuchen, sollen heute Makrovorfälle im Sinne der Volksgeschichterln – also Folkloreinhalte – übersetzt werden. So, wie die Volksreaktion als Copingmechanismus die eigentliche Pflegeinterpretation der heutigen Symptome zuläßt, dienen folkloristische Taten und Sprüche zur Untermauerung der Diagnose im emotionalen Sinne. Es ist aber nicht möglich, sie dativ genau einzuordnen. Viele Copingmechanismen sind in der wissenschaftlichen Abwandlung der sogenannten Folklore zu finden.

Wie im Kapitel über Sozialisation (Kap. „Interaktionsstufen", Seite 54 ff) erwähnt, ist eine Resozialisation (Prägungsänderung) von Betagten der Unterschicht kaum erreichbar. Männer und Frauen der Mittelschicht sind hingegen nicht so stark traditionell in ihren Rollen verwurzelt und können sich an die jeweilige Kultur und Zeit bis ins hohe Alter anpassen (Sozialisation). Das heißt, daß gerade dementiell Veränderte (Erreichbarkeitsstufen 1–7) nur aus ihrer Zeit abholbar sind und demnach die Interpretation ihrer Geschichterln mit dem damals herrschenden Zeitgeist verglichen werden muß. Denn das Wiedereinsetzen von altgeprägtem und sozialisiertem Material gibt Sicherheit. Wenn Bedürfnisse – wie das Bedürfnis nach Sicherheit – nicht mehr selbst befriedigt werden können, reagiert der Mensch mit Unbehagen, motorischer Unruhe und Anspannung. Das Gefühl der Unlust kommt auf. Gibt man ihm die Sicherheit aus der „früheren Zeit", ist mit einer anxiolytischen Wirkung zu rechnen. Prägungen wieder anzubieten heißt, das psychische Gleichgewicht zu stabilisieren. Auch Prägungen sind natürlich durch die Zeit verformte, nur der Realität jedes einzelnen Menschen entsprechende Gefühle. Jede Prägung, jedes Erlebnis beispielsweise aus dem Jahre 1920 wird durch die gesetzte Reaktion (z.B. Ersatzhandlung, Abwehrmechanismus) verändert.

An dieser Stelle wollen wir eine kurze Liste mit Jahreszahlen anfügen und diese im Anschluß den Interpretationsmöglichkeiten direkt gegenüberstellen.

Zur Zeitgeschichte von 1900 bis 1930[12]

Im Jahre 1910 gewinnt in Österreich LUEGER die Wahl. Die Selbsthilfe wird abgeschafft und die Solidarität eingeführt. Der Ausbruch des I. Weltkrieges 1914 löst einen Flüchtlingsstrom aus. Die Lebensmittel werden knapp; jeder ist sich selbst der nächste. Kaiser FRANZ JOSEPH stirbt 1916. „Heimatliebe"

---

[12] Ist als historisches Beispiel zu betrachten und damit eine beabsichtigte Überschreitung der Zeitgeistphänomene.

wird groß geschrieben – es ist gut, wenigstens Soldat gewesen zu sein und durch das Heer versorgt zu werden.

Nach Ende des Ersten Weltkriegs 1918 wollte man Österreich aufteilen – der Nationalstolz brach aus. Kein Mensch wußte, wohin und wie das Leben weitergehen sollte. Die Bekämpfung des Hungers und der Kälte waren die Daseinsmechanismen, aber „man war ja jung". Wer überleben wollte, mußte eigene Lebenskämpfe ausstehen und Überlebenstechniken (Bauernschläue, Vertretermanieren) beherrschen. Durchschnittlich gab es nur 1,5 kg Brot pro Woche. Die Mutter war Brotchefin und Kredenzherrin. Aber selbst für die 1,5 kg Brot mußte man aufgrund der Inflation alles verkaufen, was man hatte. Die Gewinne lagen beim Hausherrn (Hausherrenzorn, Wucherer, „Schwarze"). Da man sich eine Wohnung alleine kaum leisten konnte, mußte man sich Bettgeher einquartieren. Dies führte zu Familienkomplikationen: Bis zu 10 Leute befanden sich in einem Zimmer. Ein Mensch stand aus dem Bett auf, ein anderer legte sich hinein. Das Zusammenhalten/Zusammenrücken gab trotzdem Sicherheit, Nestwärme, Gemeinschaftsgefühl. Die meisten waren Armenschüler und lehnten das Schreiben- und Lesenlernen ab. Sitzenbleiben hieß, noch ein Jahr länger in der warmen Schule sitzen zu dürfen. Es gab auch im Winter keine Schuhe, Kleidung oder Licht; Baden war reiner Luxus.

Im Jahre 1918 dankte Kaiser KARL ab. Die Inflation verursachte eine Revolutionsstimmung gegen die Monarchie. Die erste Republik unter Kanzler I. SEIPEL ist im Entstehen begriffen, die von Hunger, Kälte, Wohnungsnot gezeichnet ist. Die Armenpflege wurde durch die Inflation gebremst. Im Zuge der neuen Sozialpolitik entstehen die Volksbäder, im Rahmen der Schulreform die Volkshochschule.

1924 leitet Kanzler SEIPEL die Währungssanierung ein: Die Krone wird zum Schilling. Das „rote Wien" ist am Ende. Es herrscht Enttäuschung über den Verlust des Ansehens; ein neues Machtbewußtsein entsteht. 1927 beginnen die Arbeiterdemonstrationen. Zu den sowieso schon schlechten Zeiten kommt 1929 die Weltwirtschaftskrise hinzu. Man hat Angst vor Bankgeschäften – Geld unter der Matratze ist besser. Die ständige Gefahr, die schlechte Arbeit zu verlieren, lehrte eine Demutshaltung, man „erträgt". Die Arbeiter mußten enorme übermenschliche Leistungen erbringen (Autoritätsangst, Furcht vor weißem Mantel, Angst vor Verrat). Zum Leben gehörten Lumpensammler, Koksstierler, Straßenmusikanten. Sparen wird zum Sinn des Lebens. Die Großmutter leistete ihren Beitrag als Heimarbeiterin mit – sie kam nicht ins Heim. Das traurige Wienerlied gewährte einen Hoffnungsschimmer.

1933 beginnt DOLLFUSS' autoritäre Regierung. Das Ermächtigungsgesetz wird eingeführt. Bürgerkrieg. Ende der sozialistischen Ära. Der Wohnungsbau bleibt beschränkt wegen erhöhtem Zins, soziale Leistungen werden verringert. Damit war das Ende der Ersten Republik und der Beginn des Austrofaschismus gegeben.

Die Interpretationen des Zeitgeistes sind empirisch zu betrachten. Es sind Phänomene, die bei vielen Klienten geradezu gleichmäßig aufgetreten und unter folgender „Formel" zu verstehen sind:

Prägung	Gefühl dazu	Coping
Erleben des Zeitgeistes	Schicksalsjahre, Lebensschicksal „erleiden, erdulden, ertragen"	Ersatzhandlung

Wir haben also eine bestimmte Prägung aus dem damals herrschenden Zeitgeist zur Kenntnis zu nehmen. Diese Prägung erzeugt ein positives oder negatives Gefühl zur Prägungssituation; ihr wird mit einem bestimmten Situationsmuster (Coping, eingelerntes Ritual) begegnet. Dieses Coping kann als Ersatzhandlung, aber auch als Trostmuster auf Lebensereignisse gesehen werden.

Andere Prägungsbeispiele

Prägung	Gefühl dazu	Coping
Mutter prägt zur Freundlichkeit: „Grüß schön die Frau Müller!"	Ich hasse Frau Müller.	Ich weiche ihr aus, wenn ich sie antreffe; ich zeige ihr die Zunge nach dem Grüßen.
Bekommt als Kind nur Zuwendung, wenn er schreit; ist das jüngste von neun Geschwistern.	Ich möchte Zuwendung.	Schreit wieder im Heim, wenn alle anderen etwas bekommen und er nicht.

Versuchen wir nun, den Zeitgeist der ersten Lebensjahre zu durchleuchten und zu interpretieren.

Säugling

Zeitgeist (Inhaltsebene – Biographie)	Interpretation (Gefühl)
Jeder Mensch wird in eine vorgegebene Welt hineingeboren. Zu den bestimmenden Faktoren zählen Milieu, Geschlecht, Zeitumstände, Familienstand der Eltern usw.	
Von 1900 bis 1925 kann man global sagen, daß sog. „Wunschkinder" eher bei Bürgerlichen üblich waren.	
Bei den Bauern und Arbeitern kamen selten sog. Wunschkinder auf die Welt. Man hatte selbst kaum etwas zu Essen. Das Kind behinderte die oft notleidende Familie. Die Kinder selbst wurden zwar auch zur Feldarbeit mitgenommen, aber dann auf die Wiese gelegt und mit einem Mohnzutzel versorgt.	Hautkontakt, Urkommunikation gab es kaum. Das heißt, daß die heute Alten fast alle einen Nachholbedarf an Liebe haben.

Zeitgeist (Inhaltsebene – Biographie)	*Interpretation (Gefühl)*
Viele Kleinkinder starben gleich wieder. *Zitat:* Das Mädchen starb am vierten Tag, der Knabe, also mein Bruder, sah sich die Welt in einer Kleinkinderbewahranstalt ein dreiviertel Jahr an. Dann war er so klug und starb auch.	Für viele war sterben besser als leben. Auch heute haben viele, die nichts zu verlieren haben, keine Schwierigkeit mit dem Sterben. Schlecht geht es jenen, die viel zu verlieren haben, die ihr Geld noch nicht ausgeben konnten.
Viele Arbeiterfamilien waren aber trotzdem gottgläubig und mußten für die Kinder einleuchtende Selbsttäuschungen erzeugen. So ist etwa bei Leuten mit tiefem Glauben der Satz entstanden: „Schickt der Herr ein Haserl, dann schickt er auch ein Graserl." Der Kindersegen wurde als gottgewollt und unveränderbare Tatsache angenommen.	
So ist es kein Wunder, daß das Kind wenigstens ein Bub sein sollte . . .	. . . um die Mithilfe am Hof besser zu gewährleisten.
Uneheliche Kinder lebten häufig als Ziehkinder oder Pflegekinder bei Fremden oder verwandten Pflegepersonen. Dienstmädchen brachten ihren Säugling direkt nach der Entbindung in das meist gleich gegenüber des Spitals liegende Findelhaus.	

Erste Laute

Zeitgeist	*Interpretation*
Buchstaben lernte man als „Geschichterln" kennen. „A" – freudige Überraschung „O" – Bedauern „U" – Furcht „I" – überall dabei sein wollen „S" – für kochendes Wasser usw. Oder die Verbindung mit dem Einwortsatz, wozu so mancher Zweilautsatz gehört, der in unserer Sprache so stark verankert ist: „SO" „DA" „WO"	Es ist kein Wunder, daß daher auch heute noch nur Einzellaute tief geprägt verwendet werden. Das Sprechen in Lautzeichen deutet sehr häufig auf eine Reaktivierungserreichbarkeit ab der Stufe 5 hin.

Wickeln

Zeitgeist	*Interpretation*
Das Wickeln, das im Verpacken der Babys in lange Tuchstreifen bestand, war zu einem bandagierenden Prozeß geworden, der die Kinder unbeweglich machen sollte.	Ein fest eingebundener Säugling hat nur wenige Möglichkeiten zur Interaktion mit der äußeren Welt (Basisstimulierung, Vigilanz) und kann nicht viel mehr tun als sich nach innen zu wenden.

Zeitgeist	Interpretation
In der Modernen wurden verschiedene Wickel-Hypothesen untersucht, die ich hier nicht näher beschreiben möchte.	Das Wickeln der Betagten entspricht dem Reinlichkeitssinn, aber auch der Tatsache des Unbeweglichmachens. Wickeln ist das extreme Beispiel für Knechtschaft. ROUSSEAU („Emile", 1792) protestierte gegen die Wickelzeremonie und meinte: „Alles ist gut, da es aus den Händen des Schöpfers der Natur kommt, doch verkommt alles in den Händen der Menschen." ROUSSEAU nennt das Wickeln ein „unvernünftiges" und unnatürliches Brauchtum.

Waschen

Zeitgeist	Interpretation
Schwamm, schwimm, schwumm, dreimal im Gesicht herum. Augen, Ohren, ach herrjeh, Tust ja grad, als tät es weh. Nun das Mündchen und die Nas, Siehst du wohl, es macht viel Spaß. Nun nochmal ums Hälschen rum, Schwamm, schwimm, schwumm. Kinder wurden noch 1918 in Zeitungspapier eingewickelt, weil man keine Windeln o.ä. hatte.	Die Erziehungsberechtigten mußten die Kinder dazu erziehen, daß das Waschen eine aufgezwungene Lust, ein anerzogenes Motiv wurde. Dazu bediente man sich z.B. lustiger Gedichte, die gezielt so infantil gefaßt waren, weil ja die größere Schwester die kleiner waschen mußte. Heute erinnert das lustige Gedicht an die Teilwaschung, die viele Alten als so lustig empfinden. Übrigens: Haben Sie je das Gesicht ihres Dreijährigen gesehen, wenn Sie mit einem Lappen über sein Gesicht fahren? Viele Alte sammeln heute noch Zeitungspapier, denn wenn man Zeitungen hat, braucht man nicht zu frieren. (Ich verwende noch heute beim Bergsteigen, wenn ein Wetterumschwung kommt, Zeitungen zum Ausstopfen unter dem Anorak.)

Reinlichkeitserziehung

Zeitgeist	Interpretation
Durchschnittlich wurde in einer Großstadt nur alle drei Wochen einmal ein Vollbad als Grundbedürfnis akzeptiert. Ein außertourliches Bad gab es bei Durchnässung: „Ihr braucht ein heißes Bad, sonst erkältet ihr euch."	Dies war eine zusätzliche, außertourliche Zuwendung, die mehr Freude machte als Baden im hygienischen Sinne. Der Satz „Jetzt machen wir ein warmes Bad, damit Sie sich nicht erkälten" ist manchmal ein gutes Motiv bei badeunwilligen Klienten. (siehe auch Urkommunikation)

Das Grundgefühl des Kindes ist die Angst

Stellen Sie sich vor, Sie leben unter lauter Riesen, die doppelt oder dreimal so groß sind wie Sie selbst; deren Sprache Sie nicht verstehen, dabei aber ständig gewärtig sind, „erzogen" zu werden. Das bedeutet vom Standpunkt eines Kindes aus gesehen, zu Sachen gezwungen zu werden, die es weder begreifen kann noch ursprünglich wirklich wollte. Glauben Sie, daß diese Situation angenehm ist?

Was kann man da tun? Einfach Angst haben und mit dieser groß werden.

Sprüche, die die Angst bekunden

In dieser Zeitepoche waren Kinder, vor allem Kleinkinder, oft alleingelassen. Sie wurden erschreckt, verschreckt und entwickelten Angst und Angstzustände, auf die sie wiederum reagieren mußten.

Zeitgeist	*Interpretation*
Meine Knie werden weich. Die Luft bleibt mir weg. Ich habe einen Knödel im Hals. Ich mache gleich in die Hose. Das Herz schlägt mir bis zum Hals. Ich habe Bauchweh.	Primär haben Kinder keine Angst, sie wird erst durch die Umgebung geprägt. Hat z.B. die Mutter Angst vor Schlangen, Blitz usw., wird sie sich bei der Gegenüberstellung mit dem angstmachenden Ding auch körpersprachlich so benehmen und das Coping auf das Kind übertragen.

Taufe

Zeitgeist	*Interpretation*
In traditionellen Gesellschaften wurden Taufnamen nicht zufällig gewählt oder einer Mode entsprechend ausgesucht, sondern nach bestimmten Kriterien. Mit den Namen bezog man sich vielfach auf den Taufpaten, der im Notfall die Eltern zu ersetzen hatte. Auf diese Weise wurde frühzeitig ein soziales Netz geschaffen. Mit dem Namen wurde dem Kind oft ein Lebensprogramm mit auf den Weg gegeben, es sollte dem Vorbild das Namenspatrons nacheifern. Arbeiterfamilien war es völlig egal, wie die Kinder hießen. Da man meistens nicht wußte, wer wie heißen sollte, hat man ihn oder sie nur mit einem Kosenamen bedacht: „Mädi", „Bubi", etc. Der typische Dienstbotenname war Marie. Wer sich Maria taufen ließ, war schon ein Glückspilz und entfernte sich vom typischen Dienstbotendasein durch die Namensgebung.	Viele Fragen, die wir an unsere Klienten im Sinne ihres Vornamens stellen, könnten eine große Vigilanzsteigerung mit sich bringen. Wir selbst lernen wieder etwas von Geschichte dazu.

Religion

Zeitgeist	*Interpretation*
Sehr unterschiedliche Prägungen von Bürgerlichen und Proleten gab es um 1900 bis 1925 zu Religionsfragen. Kaum ein Prolet verstand die Erziehung: „Für etwas zu danken, was man nicht hat." Für etwas zu danken, was man später zurückbekommt.	Viele Kinder hörten dem zelotischen Kaplan zu, erzählten zu Hause von seinen Sprüchen und wurden von den Eltern ausgelacht. Viele Arbeiter waren „gottlos", und so wurden auch die Kinder geprägt. Den Katechismus lernte man papageienartig auswendig, weil die meisten Pfarrer die größten Haudegen bei der Erziehung waren. Das Auswendiglernen führte aber nicht zu einer Überzeugung.
Das normale Statement der Pfarrer war, daß die Arbeit der Fluch der sündenbeladenen Menschheit sei. Denn im Schweiße sollst Du Dein Brot essen, habe der liebe Herrgott gesagt.	Welches Kind soll das verstehen? Sie mußten sich ihre eigenen Copings basteln.
Wenn dir die Arbeit zu schwer ist, dann bete drei „Vater Unser" zum Heiligen Josef, dem Schutzpatron der Arbeiter.	Dann sollte uns Gott die Kraft schenken. Wenn aber alle rundherum verhungern oder an Tuberkulose sterben, ist das schwer zu verstehen.
Zitat: Die Frömmigkeit war zu meiner Zeit in der Heimat so ein Schwang, daß sie zur Plage wurde. Besonders verpönt waren außereheliche Kinder; sie wurden bestraft, indem man sie „Bangerter" nannte.	Tugendbündlerinnen wurden zu Helfern der Pfarrer gemacht und verrieten alle anscheinenden Sünden.

Fragelust

Biographie	*Interpretation*
Die tiefste Wurzel der Sprache ist wohl der Schreiinstinkt des Kindes. Aber die eigentliche Sprache der Menschen geht nicht aus den Schreien, sondern aus dem Lallen eines Kindes hervor. In der Lallzeit bringt das Kind aus Spielfreude in Form von Lallmonologen die verschiedensten Laute und Lautverbindungen hervor. In der Folge will das Kind von allem den Namen wissen, wenn das Interesse und die Neugier geweckt wurden.	F: Das rechte Wort zur rechten Zeit Allmächtigkeitsgefühl Wesentlich ist es, auch Aphasie-Patienten wenigstens zum Lallen anzuregen. . . . übrigens auch der Aphasie-Patient Auch der Patient will Namen wissen, nämlich unsere!

Impulse
• zum Lallen auffordern • Face-to-Face-Kommunikation als Reizmittel • dem Klienten den eigenen Namen mitteilen • zum Fragen anregen (Informationspflege oder Animationspflege einführen) • Sprechlust anhand der Kindersprache forcieren (Interaktionsstufen 5, 6, 7) • „Das rechte Wort zur rechten Zeit", heißt demnach in der Kindersprache das Wort • Nikolo, Osterhase, Weihnachten, brav, schlimm – wieder wie früher erlernt einsetzen (H. KOLAR)

Reinlichkeitserziehung und Folklore

Zeitgeist	*Interpretation*
Bei den deutsch-österreichischen Völkern erfolgt die Reinlichkeitserziehung relativ früh und streng im Vergleich zu Naturvölkern.	Dies bringt mit sich, daß viele in der analen Phase steckenbleiben könnten, sodaß wir bei deutsch-österreichischen Völkern typische Charakterzeichen der Ordnung und Sauberkeit erkennen können.
Ein analoger Volksreim macht die Sache zu einer Angelegenheit der Nation: „Meine Herren und Damen machen Sie nicht auf den Rahmen machen Sie in die Mitte das ist deutsche Sitte."	

Hände auf die Bank

Biographie	*Interpretation*
Schon am ersten Schultag mußte man alleine den Weg in die Schule antreten. „Du kennst ja den Weg, du machst das schon." Da die Eltern keine Zeit hatten, ihr Kind zu begleiten, war es aufgefordert, selbst tätig zu werden. Zur positiven Verstärkung bekam man meistens ein aufmunterndes Klopfen auf die Schulter.	Coping: „Selbst ist der Mann!"
Man trat in eine andere Welt ein, in der man auch andere soziale Schichten kennenlernte. So saßen die Armen immer auf der „Lausseiten". Gar manchem „Dialekt sprechenden" Kind ist das Sprechen vergangen.	Man kann das auch heute noch bei der Mischung des Klientels in Altersheimen beobachten, daß sie neben der noblen Dame verstummen. Wobei auch der sog. „Kadavergehorsam" eine Rolle spielen kann.
Bürgerliche und Beamtenkinder wurden begleitet und hatten demnach das Coping „selbst ist der Mann" eher nicht.	Wohlbehütete, parasympathikotone Typen entstanden; Heiminsassen, die gerne im Heim sind, wurden gezüchtet.
Für jene Kinder, die nicht zur Schule gehen konnten bzw. jene, die in eine Landschule gingen, war Zeichnen als unsinniger Lehrstoff verpönt. Nur bei Rechnen und Heimatkunde da gab es keinen Spaß (M. M. BRUMAGNE, 1982).	Daraus ergibt sich ein Nachholbedürfnis (siehe Gesangsvereine) oder eine totale Ablehnung dieser Beschäftigungen, je nach singulärer Biographie.

Biographie	Interpretation
Wenn das Christkind kommt, dann kann ich schon lesen – infantile Vorstellungen, die meist nicht der Realität entsprechen ...	... haben sie heute wieder – dies macht die meisten Dementen so liebenswürdig.
Viele Kinder hatten schwer zu arbeiten. Sie suchten sich eine Tätigkeit, wo sie auch noch ein wenig Trinkgeld dazuverdienten ...	... und bezahlten (im Durchschnitt 2 Kreuzer) – das war ihr Coping – den Nachbarbuben, wenn er ihre Aufgabe mitmachte. Sie wurden im Leben zwar tüchtig, aber natürlich nicht gebildet.
Handarbeiten: Sehr häufig waren die Handarbeitslehrerinnen ältere Damen, die den Kindern mit Häkeln u.ä. auf die Nerven gingen, da man die selbstproduzierten Dinger dann auch anziehen mußte, obwohl sie nicht der Mode entsprachen.	Ablehnung von Lehrerinnen; Handarbeit aus diesem Grund heute möglich
Zeichnen:	*Impulse*
Für jene Kinder, die zur Schule gehen konnten, galt manchmal Zeichnen als Freudenspender und Lieblingsgegenstand. Um 1900–1925 wurde durch die Einführung der Farbkreide in der Hand des Lehrers die Schultafel wie ein Wunder betrachtet.	Nicht, wie heute üblich, mit Flip-chart oder modernen Lehrmitteln arbeiten, sondern auf die Kreide zurückgreifen. So ist eine Reaktivierung und damit eine emotionale Erinnerung an die „gute alte Zeit" möglich.
Es gab am Schulschluß immer eine Ausstellung der besten Schreib-, Zeichen-, und Mädchenhandarbeiten zu sehen, die mit einer Preisverteilung endete.	Preisverteilungen, vorwiegend im Sinne von Süßigkeiten nicht vergessen!
Jedes Kind versucht zuerst zu „kritzeln". Aus diesem Kritzeln wurde, da es sich um ein dauerndes auf und ab handelt, die ...	... Sürtelin-Schrift. Sie kann demnach noch heute für stark dementiell veränderte Menschen als vigilanzsteigernde Maßnahme, aber auch Kritzeln als Aggressionsentladungsmaßnahme betrachtet werden.
Es steht fest, daß man in der Schulzeit am liebsten Bewegtes, z.B. Auto, Tiere, Menschen, zeichnet. Für arme Kinder war das Kritzeln natürlich verboten, es galt eher der Lehrsatz: „Nicht groß schreiben und nicht viel schreiben", denn Papier ist teuer!	Tafeln mit Farbkreide zur Phantasiebildung heranziehen. Zuerst selbst etwas auf die Tafel zeichnen, dann auf den Nachahmungstrieb des Klienten warten. Das Kritzeln, das auch zur psycho-motorischen Abreaktion verwendet werden kann, geht allmählich in Darstellungen (Sürtelin-Schrift oder Zeichnungen) über.
Turnen: Erfreute am meisten den Sympathikotonen. Dabei wurde jede Bewegung mit dem Pfeifer angeordnet ...	... sodaß das Pfeiferl auch heute noch eine Vigilanzsteigerung darstellt.

Biographie	Interpretation
Feste: Stadtkinder bekamen immer im Herbst richtige Ferien. Landkinder bekamen nur sog. Kartoffelferien. Die Kinder bekamen schulfrei, weil sie mit den Frauen bei der Ernte mithelfen mußten.	Da kann man als Landkind schon einen Zorn auf die Städter bekommen, oder?
	Impulse
Zu Ostern wurde von den Buben der oberen Klasse „geratscht". Dabei durfte kein einziger fehlen.	Ratschen zu Ostern als assoziatives *R.O.T.* probieren.
Viele Buben haben den Weg des Ministraten für kürzere oder längere Zeit beschritten.	Nicht zu vergessen, daß demnach auch heute noch etwas im Sinne der Religiosität (Lebensinhalt) herauszuholen ist.
Sehr viele Leute stiegen vom echten Klavier auf das „Maurerklavier" um.	Denken Sie daran, daß viele Betagte Harmonika spielen können. Ein Umhängen der Harmonika als einfacher Versuch lohnt oft.
Der Durchschnittsbürger hatte nur einen Wortschatz von 5.000 Wörtern, wobei die bürgerliche Familie einen ständigen Wortschatz von mindestens 15.000 Wörtern zur Verfügung hatte.	Viele Leute sind heute als eher wortkarg einzuschätzen, da sie noch wissen, daß das Reden gerade nicht ihre Stärke darstellt.

Schüler

Biographie	Interpretation
In der Schule wurde immer zwischen den Kindergartenkindern, den sog. Schlafhauben, Spielkatzerln und ...	... *uns* Schülern unterschieden. Es gab und gibt eine ICH-Identitäts Erhöhung, zur Gruppe der Frühaufsteher gehören zu dürfen.
	Impulse
In der Schule wurde früher sehr häufig belohnt und bestraft, indem man die Namen der braven und der schlimmen Kinder aufschrieb und der Lehrer diese der Klasse vorlas.	Es ist auf die Schlafprägungen auch im Heim einzugehen. F: Ich war immer die Bravste! F: Ich war schon einer.
Bei den armen Kindern zeigten die Eltern nie Interesse für die Schulleistungen der Kinder, obwohl es unter den Armen recht viele brave und interessierte Schüler gab.	Bei ihnen muß man heute Interesse an ihren Leistungen bekunden, sie zum Schreiben und Zeichnen anregen, Ausstellungen machen, Loben, ihr Nachholbedürfnis stillen!

Lernen

Biographie	Interpretation
	Folklore: „Was Hänschen nicht lernt, lernt Hans nicht mehr." Dies wurde zum falschen Stereotypsatz gemacht. Es war der Trostspruch für alle, die lernen konnten und wollten, aber nicht durften, da man sie als billige Arbeitskräfte benötigte.
1929 schrieb man, daß es gut wäre, die Erstklassler gleich als „wirkliche" Schüler und ja nicht als „Tschaperln" zu begrüßen. Konzentration und Ausdauer sollen sofort trainiert werden.	Ich erinnere daran, daß heute in Pflegeheimen (nicht in allen, aber doch in einigen) eine Abkehr von der „Spieltrieb-Situation" hin zur „Patient als Mitarbeiter-Situation" und zur „Arbeitstrieb-Situation" stattfindet.

Prügelsprache

Biographie	Interpretation
Sei nicht so vorlaut! Nimm dich nicht so wichtig! Geh ordentlich! Komm her! Was willst du den schon wieder? Geh von dem Rasen runter! Schau nicht so traurig! Bist du noch immer nicht mit dem Essen fertig? Es wird gegessen, was auf den Tisch kommt! Iß ordentlich! Träumst du schon wieder? Sitz gerade! Benimm dich! Kannst du nicht grüßen? Was sollen denn die Leute denken? Sitz nicht so herum, sondern hilf mir! Ich hab' gesagt, du sollst jetzt lernen! Du sollst nicht so wehleidig schauen! Antworte gefälligst, wenn du etwas gefragt wirst! Wo warst du denn schon wieder? Wie siehst du denn aus? Muß das denn sein? Schau dir einmal deine Schuhe an! Was bildest du dir eigentlich ein – Kinder darf man sehen, aber nicht hören. Setz dich ordentlich hin und gib der Tante die Hand – nein, die rechte! Beim Grüßen macht man einen Diener! Zapple nicht so herum!	Die verbale Programmierung beginnt bereits im Mutterleib, indem die Mutter mit dem Kind spricht und das Kind dies wahrnimmt. Eine Besonderheit ist die Sprache im Sinne einer Fesselung und Fixierung. Das heißt, daß die Sprache fesseln kann und damit den Betroffenen von Haus aus prägt/lähmt. In diesem Sinne kann von einer sprachlichen Programmierung gesprochen werden, nämlich wenn diese Sprüche den einzelnen soweit hemmen oder bannen, daß er/sie am Ende glaubt, daß das, was in den Sprüchen ist, auch in ihm/ihr ist. Dies ist umso mehr der Fall, als diese Sprüche nicht mehr bewußt in ihrem Verstümmelungscharakter 1. wahrgenommen 2. erkannt 3. in das Erleben anhand von Aufarbeitung eingebaut/abgewehrt werden können. Es wird als bekannt angesehen, daß Verhaltensweisen die den damit ausgestatteten Menschen nicht bewußt sind oder unbewußt bleiben, die Tendenz zum „Eigenleben" haben, d.h. in der Lage sind, sich fortzupflanzen. Verbale Programmierungen hinterlassen emotionelle Spuren und steuern uns ein Leben lang.

Biographie	Interpretation
Du hast nur zu antworten, wenn du gefragt bist! Du sollst endlich deinen Mund aufmachen! Sei nicht so still! Geh in dein Zimmer! Stell dich mit dem Gesicht zur Wand! Was soll denn dieses Getue nun wieder! Kannst du nicht einmal ordentlich am Tisch sitzen? Muß man dich immer erst dreimal rufen? Wasch dir die Hände! Nimm nicht so viel! Erst wird der Teller leergegessen! Komm sofort hierher! Scher dich weg! Komm mir ja nicht wieder unter die Augen! Wo hast du dich schon wieder herumgetrieben? Kannst du dich nicht ordentlich bewegen? Man muß sich ja mit dir schämen! Und dich sollen wir mitnehmen? Schau dich zuerst einmal an! Wasch dir erst einmal die Hände! Wenn das die Nachbarn wüßten! Du sollst artig sein! Mach das ja nicht noch einmal! Wie oft soll ich dir das eigentlich noch sagen? Ich glaube, du machst das nur, um mich zu ärgern! Muß man dir alles immer dreimal sagen? Du glaubst wohl, du bist etwas Besonderes! Wenn du nicht brav bist, bekommst du eine böse Stiefmutter! Solange du deine Füße unter meinen Tisch steckst, wird gemacht, was ich sage! Wenn ich rede, hast du ruhig zu sein! Du hast gar nichts zu sagen! Kind, du bringst mich noch unter die Erde! Halt dich zurück! Freu dich nicht zu früh! Schön zuhören selber nichts sagen – man soll ja nicht auffallen! Du bist der letzte Dreck! Du taugst nichts! Du hast gar nichts zu wollen! Du hast zu warten, bis du gefragt wirst! Wirst du wohl hören! Hör zu! Gehört sich das? Muß das denn sein?	*Angst macht dumm!* Stellen Sie sich vor, ein dreijähriges Kind trägt schon voller Angst und mit all seiner verfügbaren Kraft eine Tasse mit Milch. Das Kind (aus Vorerfahrung geprägt) bewegt sich dabei sehr verkrampft, und es kommt deswegen, wie es kommen muß! Die Milch wird etwas verschüttet. Wenn jeder Fehler bestraft wird, lernt das Kind immer mit Angst. Es wird versuchen, Fehler zu vermeiden, indem Lernversuche unterlassen werden, da sie als gefährlich eingestuft worden sind. *Projektion* Jeder kennt das Wort „Projektil". Also muß auch die Projektion, wenn sie eine Realität ist, mit einem Projektil ausgestattet sein, das eine Verwundung auslöst. Das sind die Schmerzen, die in den betroffenen Personen ausgelöst werden, wenn sie mit Sprüchen dieser Art zu tun haben. Wer verwendet nun diese Geschosse? – Ältere gegenüber Jüngeren – Pflegepersonen gegenüber Betagten – wenn man sich stärker fühlen will – der Starke gegen den Schwachen Vorbei stark und schwach nichts über die tatsächliche Position aussagt. *Transformation* Man wird nicht erwarten, daß diese Sprüche in der Erwachsenenwelt gleich klingen. Es wird erwartet, daß sie etwas mehr getarnt werden, um zu verhindern, das sie als das erkannt werden, was sie sind: Sie sind *Fixierungsmittel*, sie dienen der Unbeweglichmachung von Personen. Sie sind ein Weg, Menschen tot zu machen, obwohl diese biologisch noch am Leben sind. Deshalb sagt auch die Oberschwester nicht zu ihrer Kollegin: „Sie sind der letzte Dreck" (auch wenn sie das denkt), sondern sie wird in etwa die Worte wählen: „Wieso bist du immer noch nicht fertig?"

Biographie	Interpretation
Komm sofort her! Du willst wohl nicht hören! Kannst du nicht einmal artig sein! Du willst uns wohl ins Grab bringen! Gib sofort das Spielzeug her! Steh auf, wenn Besuch kommt! Benimm dich gefälligst! Du mußt uns wohl immer blamieren! Mit dir traut man sich ja nirgends hin! Und mit dir sollen wir spazierengehen? Geh spielen! Mach nicht solchen Lärm! Mach gefälligst schneller! Bist du denn noch immer nicht fertig? etc.	Ich gehe davon aus, daß jetzt klarer wird, welche *Funktion* Sprüche, Worte sowie Körpersprache haben.

(Aus: Katharina RUTSCHKY: Die schwarze Pädagogik. Diplomarbeit. Thiel MM, Sozialisationsinstanz Prügelsprache, 1981)

Liebe und Zuwendung

Zeitgeist	Interpretation
Liebe und Zuwendung waren Luxus. Der Mangel an Liebe wurde durch Projektion auf andere wettgemacht.	Auch heute ist die Projektion einer der gängigsten Abwehrmaßnahmen dieser Generation.
Die Beziehung der Geschwister untereinander, aber auch von seiten der Eltern war von Gleichmut oder Gereiztheit geprägt. Jedes zweite Kind war eine Belastung.	Erlernen der Projektion
Wir haben in der Volksschule an der Wand Tafeln hängen gehabt, auf denen stand: „Jeder Schuß ein Russ." – „Gott strafe England".	

Der strafende Blick

Zeitgeist	Interpretation
Von „Watschen" und strafenden Blicken ist allemal mehr die Rede als von einer streichelnden Hand oder einem zärtlichen Lächeln.	Ich glaube, daß der Gesichtsausdruck einer Pflegeperson auch heute noch positive oder negative Gefühle erzeugen kann.
Typisch war der Respektabstand vor dem Vater, wobei dieser meist als Soldatenbild an der Wand hängend schon genügte, um Angst auszulösen.	Ich erinnere hier immer an den normalen „Sicherheitsabstand" von 1,5 Metern zwischen zwei einander noch fremden Personen.
Das *Sie* zu den Großeltern und Eltern schuf eine große Distanz zwischen den Menschen und ihren tatsächlichen Gefühlen ...	... so daß heute das Sie oder das Du sehr unterschiedliche Emotionen auslösen kann.

Bett

Zeitgeist	Interpretation
Die unvorstellbare Belegdichte führte nicht selten dazu, daß man oft zu zweit oder zu dritt in einem Bett lag.	Gab die Schwester als Nachbarin Wärme ab, kann es schon vorkommen, daß man sich bei einer höheren Abbaustufe im Krankenhaus wieder zu einer „anderen" ins Bett legt. Es fehlt Wärme.
Sehr oft war den Leuten kalt. Zur Erwärmung der Beine im Bett wurden Ziegelsteine oder Deckel erwärmt und mit Fetzen umhüllt.	Das gibt auch heute noch mehr her, da es Zuwendung aus der Kinderzeit bedeutet. Ab Erreichbarkeitsstufe 7.

WC

Zeitgeist	Interpretation
Sehr oft waren die Toiletten nur mit einem Schieberiegel versehen. Die meisten Kinder hatten Angst, eingesperrt zu werden und ließen daher das Klosett offen ...	... demnach auch heute
Am WC konnte man als Lehrling Pause machen oder gar die erste Zigarette rauchen, Zeitung lesen, telefonieren, man onanierte hier etc.	Man flüchtet heute wieder in das Refugium.
Nach den WC-Pausen ist man erholt.	Es ist ein Rückzugsort; Emotions-Work-Raum.
Frauen-WC Es ist dies der Geburtsort der modernen hygienischen Person (S. FREUD: „Das Unbehagen in der Kultur"). Ekel vor der eigenen Ausscheidung; der Mensch kann sich nicht mehr riechen. Biotop der Intimität.	Regressionsraum zur eigenen Bemutterung. Es wird ausgeschieden, aber auch geschminkt, gekämmt, modelliert.
Es wird bei den Damen auch auf dem WC kommuniziert.	H. HEINE: „Nun, wo wir im Kot uns fanden, da verstanden wir uns gleich." Auf dem Klosett halten wir zusammen. Hier werden Frauen zu Verbündeten, sagen Klo-Forscher.
Männer-WC Hier wird Abstand gehalten. Männer schreiben sich am Klosett alles von der Seele (Klo-Graffitis, Klo-Poesie). Es ist Mitteilung, Meinungsäußerung und die Feststellung: „Ich war hier", „Ich bin auf der Welt." Es ist die Welt des sich Ausdrückens: „Hier war ich, also bin ich." Kümmere dich um deine Sachen!	

Zeitgeist	Interpretation
Bedürfnis des „Herumschleppens": Als kleines Kind lernt man schon, daß seine eigenen Sachen herumzuschleppen heißt, etwas zu besitzen, etwas zu haben. Früher schleppte man die Puppen, dann die Matchboxautos, dann die Schultaschen mit sich herum. Man schleppt auch das mit, was man in der Schule heute gar nicht braucht.	Haben ist alles; Hauptsache, ich kann zeigen, was ich habe. Dinge und Geld bedeuten Liebe, die ich besitze. Schenken Sie Ihren Klienten das „Herumschleppen können ihres Loses" wieder. Es gibt Sicherheit, es zeigt Besitz und Ich an.

Hunger/Essen/Kleidung

Biographie	Interpretation
Kochen Mädchen lernten von der Mutter das Kochen. „Immer schaute ich gerne der Großmutter zu, wenn sie kochte. Dies war eigentlich die einzig interessante Beschäftigung im Haus."	Kochen war und ist eine kreative Beschäftigung, überhaupt dann, wenn keine Nahrungsmittel vorhanden sind und man improvisieren muß. Ich-Identität durch Rezepte aus dem Altgedächtnis eruieren lassen.
Essensverweigerung Das Kind lernt von der Mutter, daß man mit bravem Essen oder Essensverweigerung selbst die Mutter belobigen oder bestrafen kann.	Patienten, die nicht essen, bestrafen mit diesem Coping gerade diese Krankenschwester wie früher die Mutter.
Hunger Hunger ist der beste Koch. So ist es auch zu verstehen, daß sehr viele Leute nicht Kaffee oder Tee zum Frühstück trinken, sondern so wie früher . . .	. . . Einbrennsuppe oder Milchsuppe bevorzugen.
Wer Hunger hat . . .	. . .der hatte auch Neid auf die, die zu Essen hatten, z.B. Proletarierkinder auf Bürgerliche.
Hunger führte so weit, daß man sich auf die Oma freute, denn die Oma hatte schlechte Zähne und konnte das „harte Brot" nie essen. Und so . . .	. . .bekamen wir Kinder von der Oma das Brot. Wir freuten uns immer, wenn sie auf Besuch kam.
Gar nicht verstand man, daß man sich bei Jesus mit einem Dankgedicht für das bedanken sollte, was auf den Tisch kommen würde.	Viele empfanden dieses Tischgebet als Hohn. Man hoffte auf einen neuen Messias – auf den Sozialismus.
„Donnerstags konnte man das Gebet sprechen", sagte ein Patient, „da hat unser Fleischer Wurstsuppe verteilt. Das war jenes Wasser, in dem die Blut- und Leberwurst gesotten wurde."	
Ersatzkaffee aus Zichorie, gebrannten Eicheln, Runkelrübenbrühe, gerösteter Gerste waren normal. Kaffee mit Essig wurde auf das Feld gegen den Durst mitgenommen.	Sehr oft essen die Leute mit mehr Genuß, wenn man erwähnt, daß die heutigen Würstchen vom „Gigara" seien. „Mein Gott, das hab ich seit 40 Jahren nicht mehr gegessen", ist die Antwort.

Biographie	Interpretation
Pferdewürstchen, die drei Kreuzer kosteten, waren der Inbegriff von Köstlichkeit.	
Auch in der Schweiz wurde die Milch mit Kaffee oder Wasser gestreckt, da Milch eine sehr teure Angelegenheit war.	Auch heute trinken Alte gerne gestreckten Kaffee.
Entbehrung Im Magen empfindet der Vater Entbehrungen viel stärker als die Frau, deren Darmkanal enger als der des Mannes ist und sie daher befähigt, den Hunger länger zu ertragen.	Er ißt als erster.
Hunger war der tägliche Begleiter. Es ist logisch, daß man Vorräte sammeln mußte für die schlechten Tage.	Es ist nicht zu verwundern, daß Leute in der Erreichbarkeitsstufe 6–7 Lebensmittel im Nachtkästchen sammeln, um für die schlechten Zeiten gerüstet zu sein.
Viele Leute ernährten sich nur einseitig davon, was gerade im Schrebergarten wuchs, vor allem nur von Kartoffeln.	Hier ist aber Vorsicht wegen Mangelernährung geboten.
Viele Menschen ernährten sich von der Phantasie, etwas zu essen zu haben – über viele Monate hinweg, ohne zu verhungern.	
Beamte und Bürgerkinder bekamen in die Schule ein Jausenbrot mit; dies unterschied sie von den Proleten.	„Wir sind die größten" – Ein Butterbrot war das wesentliche Merkmal einer gehobenen Kaste.
Konnte eine Mutter ihr Kind nicht ernähren, wurde dieses zur Gemeinde gebracht und bösartig als „Gemeindefresser" bezeichnet.	Kein Alter will heute etwas von der Gemeinde, zu viel Scham liegt in dieser Versorgung. Nur die Reichen oder Bürgerlichen nützen das Gesundheitssystem heute aus, nie die, die es brauchen würden.
Schusterbuben haben eine besonders schlechte Küche gehabt und sagten oft: „Bei uns am Land hat man für die Säue extra gekocht, in der Stadt für die Kostkinder."	So war es kein Wunder, daß sie dann teilweise den angerührten „Schusterpapp" aßen. Da das Essen von der Meisterin hergerichtet wurde und einem Saufraß ähnlich war, taufte man die Meisterin heimlich „Kübel".
„Dem schaut der Hunger aus den Augen raus" war ein geflügeltes Wort in der Schule. Gar manches Butterbrot wurde von den Schulschwestern den Reichen weggenommen und den Armen gegeben.	Ein Betagter meinte dazu, daß dies die Zeit des Kommunismus in Reinkultur war, nur gingen damals die Butterbrote unmittelbar und ungeteilt an die wirklich Armen – direkt, ohne jeden Verlust. Ich hätte gerne, daß Sie sich vorstellen, welchen „Wert" ein Butterbrot hatte und hat, welche Gefühle allein beim Austeilen eines Butterbrotes geweckt, erregt werden können. Ein Butterbrot (auch alt) im Nachtkästchen bedeutet: „Ich bin reich."

Biographie	Interpretation
Um die Arbeiter bei Laune zu halten, zog bald der Alkohol, meistens in Form von Bier, als Ernährungsprodukt Nummer Eins ein.	Das billigste Bier nannte man „Fensterschwitz".
Viktor ADLER meinte zu dieser Situation: „Mich haben nicht die Professoren zum Abstinenzler gemacht, sondern jene Genossen, die mir Kummer gemacht haben durch das Saufen."	
Kittelschürzenkultur Die bei uns derzeit lebenden Alten sind aus der sog. Kittelschürzenkultur, und dies sollte zum Wohlbefinden unserer Klienten berücksichtigt werden.	Kittelschürzen wurden und werden zum Schutze der recht teuren und wertvollen Kleidung darüber getragen.
Die Scham, die Angst, als „Armer" erkannt zu werden, war immer recht hoch und . . .	. . .kann heute noch tragend sein, sodaß eine nette Privatkleidung auch für Spitalspatienten der erste Schritt einer Rehabilitationspflege sein kann.
Die jüngsten Kinder einer Familie bekamen meist das Spielzeug oder die Kleider der älteren Geschwistern zum „Austragen", nur zu festlichen Anlässen gab es manchmal etwas Neues.	Die teilweise Rivalität zwischen Geschwistern ist noch heute zu spüren, und gerne zahlt eine Schwester der anderen etwas zurück, wenn man älter wird.

Wohnort Gasse

Zeitgeist	Interpretation
Es waren immer viele Kinder in einem Haus und zuwenig Platz. Das bedeutete, die Kinder mußten auf die Gasse.	Der Lebensraum war nicht ein Tagraum, sondern die freie Wildbahn. Gar manche psychische Agitation entsteht beim Einsperren von derartig geprägten Betagten.
Kinder hatten Hunger. So wurden Straßenkämpfe, Grätzlkämpfe zwischen den Kindern ausgetragen, wer denn nun das Kraut der Straßenhändler, die Ziegel für die Maurer etc. als Helfer abladen durfte und dafür ein Sauerkraut bekam und nach Hause tragen durfte.	Der Kampf ums Essen, ums bessere Essen, um eine Zubuße findet auch heute noch statt und bestätigt jenen mit dem besseren Coping (Bandenführer).
Das Durchsetzungsvermögen dieser Kinder auf der Gasse ergab sich aus List, Bauernschläue, körperlicher Geschicklichkeit und handfester Aggression.	
Das Ausschlagen eines Zahnes, eine Beule, waren die ständigen Begleiter – man machte kein Drama daraus wie heute im Spital, es gehörte zum Leben.	Diplom zum Leben
Kinder und Frauen wurden nicht geschont. Ein Pferd und eine Kuh sehr wohl, denn die mußte man kaufen, Kinder hatte man genug.	

Zeitgeist	Interpretation
Kinder in den Vororten hatten ihr primäres Prägungsumfeld eher auf der Wiese oder auf der Gstettn.	Der Geruch einer Gstettn kann als positive Reizanflutung gesehen werden. Wenn ich in in einem Altwarengeschäft bin, fühle ich mich plötzlich wohl. Die Verwahrlosung kann ihren Anfang nehmen, man flüchtet wieder in die kindliche Gstettn.

Umzug im Leben

Biographie	Interpretation
	F: „Dreimal umziehen ist einmal abgebrannt."
	Beim Umziehen genierte man sich, denn da lag das, was sonst hinter verschlossenen Türen verborgen war, für Stunden für alle sichtbar auf der Straße.
Jedes Vierteljahr mußte man aufbrechen und den Wohnplatz verändern. Meistens konnte der überhöhte Zins nicht bezahlt werden. Oder die Kinder waren mit dem Hausmeister böse, und man flog raus.	Sorgenvoll überlegte man, ob die Möbel den Umzug wohl noch überleben würden.
Die Armen lebten teurer, denn sie waren nicht so verwurzelt wie ein großer bürgerlicher Haushalt.	In Wohnlöchern bleiben oder nicht, das ist hier die Frage.
„Sind die Zimmer dort größer, brennt der Ofen dort besser? Oder werden wir es schlechter haben?" war die emotionale Frage.	Als die Möbel gut waren, hatte man noch Mut und große Erwartungen bei einem Umzug.
F: „einfahren"	Viele blieben nach mehreren Umzügen aus Feigheit, Trägheit in dem angejahrten Elend sitzen. Andere sind Dauerumzieher geworden, denn Not ist ein gutes Mittel gegen Kummer. So gab es auch Menschen, die ihr Leben auf der Flucht vor Erinnerungen verbrachten.

Allein ist ein goldener Stein

Biographie	Interpretation
Früher sprang man keineswegs zart mit Witwen um, schon gar nicht mit solchen, die über das Dorf hinaus geheiratet hatten oder gar ein lediges Kind hatten. Ungern sah man auch, wenn eine junge Witwe wieder geheiratet hatte. So blieben diese Frauen ganz auf sich allein gestellt. Mit einem Mann zu reden war schon verdächtig. So gingen sie so wenig wie möglich außer Haus. Man brauchte ein standhaftes Gemüt, um solche Gesetze zu übertreten.	Entweder man blieb allein oder man ging ins Elternhaus zurück und wurde so die beste Magd des Vaters oder der Brüder.

4. Zusammenleben und Assoziation

Phantasie/Tagträume

In der Kindheit wird das Märchen oder die Geschichte zur Vigilanzsteigerung eingebracht. Die Kinder entwickeln aus den Märchen Tagtraumphantasien. Die Phantasie ist es, die dem Kind Leben gibt. Alles wird für das Kind zur Geschichte, zum Märchenhaften. Die Phantasie oder Einbildungskraft kann auch im Alter helfen, Leben zu erhalten (Ausblicke ins Märchenland: „Ich werde wieder gesund. Ich sterbe nicht, nur die anderen. Ich verlobe mich als 90jährige mit Gusti.") Man ist gerne Mittelpunkt von Geschichten. Dies wird man, wenn über einen gesprochen wird, wenn man wenigstens denunziert wird usw. Zeitungen mit einer nackten Prinzessin auf der Titelseite lassen den moribunden, bettlägerigen Prinzen wieder aufleben.

Vielen Kindern wurden von der Oma Geistergeschichten erzählt. Alles, was seltsam oder außergewöhnlich war, interessierte. Im täglichen Leben werden daraus dann Tagträume oder das Reden mit Geistern. So stellen auch Sagen Bruchstücke der Vergangenheit dar und forcieren noch heute die Phantasie. Das Wallis ist heute noch ein Sagenland. Manchmal ist es ein Aus-der-Realität-Gehen für Betagte, sodaß man sich manchmal fragt, ob nicht hie und da Desorientiertheit ein beabsichtigtes Geschehen darstellt.

Auch das Spiel regte die Phantasie des Kindes an. Nicht vergessen darf man aber, daß es Spiele im heutigen Sinn nicht gab. Man mußte sich sein Spiel mit viel Phantasie selbst ausdenken (Knopferlfußball, Eisenbahn aus Holzklötzen, blinde Kuh). Mit viel Phantasie wurde man sein eigener Alleinunterhalter; deshalb sind heute generelle, unter Aufsicht der Schwester geführte Animationen eher kontraindiziert.

Beruflicher Aufstieg

Es wurde gelehrt, daß man jeden Aufstieg erst durch das Warten auf das „Reifsein" erlangt. Selbst der 30jährige wurde für unselbständig und nicht reif erklärt. Durch dieses ständige Zurückschieben bekamen die Altersstufen einen ganz anderen Wert als heute. So war Jugend immer ein Hemmnis in der Karriere. Man hatte immer den Älteren den Vorzug gegeben.

Man mußte alles versuchen, um älter zu erscheinen. Selbst die Zeitungen empfahlen Mittel, um den Bartwuchs zu beschleunigen. Junge Ärzte trugen mächtige Bärte, Brillen, ohne einen Sehfehler zu haben, nur um „erfahrener" zu wirken.

Alleinsein

Alleinsein heißt nicht immer vereinsamt sein, wenn man es prägungsphänomenal betrachtet. Wenn die Menschen auf dem Land es ausgehalten haben und allein geblieben sind, ist ein Besuchsdienst nicht erforderlich. Wenn sie Freiheitsdrang hatten, flüchteten sie aus diesem Über-Ich-Ghetto in die Großstadt und sind demnach auch nicht geprägt, einen Betreuer um sich zu haben. Diese Menschen hatten meist viele Bekannte, waren aber emotional nicht an Einzelpersonen fixiert. Sehr häufig haben die Besucher und nicht die Besuchten ein Vereinsamungsproblem.

F: „Allein ist ein goldener Stein."
  „Wer einsam ist, hat es gut."

Meist werden diese Sprüche von Menschen verwendet, die ein Leben lang egoistisch waren und keine Freunde hatten. Heute rationalisieren sie ihre Einsamkeit. Wenn man ihnen die Rationalisierung/ihr Coping nicht nimmt, braucht man sich nicht um sie zu sorgen.

Auch aus den Märchen kennt man das Problem der Einsamkeit. Gerade die bösen Grafen, Hexen usw. leben zurückgezogen. Analytisch heißt dies, daß die Masse „Einsame" haßt.

Geselligkeit

Die Herkunft des Wortes sagt bereits vieles. Ein Handwerksgeselle durfte seine Mahlzeiten nur in dem Raum einnehmen, wo auch die anderen Handwerker und der Meister saßen. Das Sitzen in der Küche erzeugt ein eigenes, wohliges Zusammengehörigkeitsgefühl. Dies kann bei Stationsfeiern berücksichtigt werden: Nach der Mehrschicht-Gedächtnistheorie kann Spaß nur dort entstehen, wo Spaß war. Und für Betagte ist dies die heimelige Küche.

Krankheit und Sterben

Die Krankheit des Familienerhalters bedeutete oft den Tod der Familie. Kranksein hieß Lohnausfall. Wurde der Gatte oder die Gattin, die zu Hause nähte, krank (sehr häufig Tuberkulose), grüßten die Kunden mit dem Satz „baldige Besserung" und kamen nie wieder – die Familie verhungerte.

Ärzte wohnten früher nicht auf dem Land, man mußte sich auf dem Lande selbst helfen (Naturheilkunde), denn die Möglichkeit, sich behandeln zu lassen, konnte schon an sich mit Krankheiten verbunden sein. „Die Leut' auf dem Land sind gesünder", sagt man sogar noch heute. In der Land- und Arbeitssituation wurde der Krankheitsgewinn nicht gezüchtet. Zu beachten ist, daß die so geprägten Menschen auch heute noch Symptome ignorieren; eine verstärkte Beobachtung ist angebracht.

„Früher starb man stehend", heißt ein Spruch. Man achtete nicht auf Alarmzeichen, ging zur Arbeit, und nur wenn der Augenblick zum Sterben kam, legte man sich hin. Es läuteten nur die Agonieglocken, neun Schläge für einen Mann, sechs Schläge für eine Frau.

Oft lagen die Kinder die ganze Nacht neben einem in der Nacht verstorbenen Verwandten. Es ist somit kein Wunder, wenn man heute in der Praxis einen noch lebenden Angehörigen antrifft, der neben einem Verstorbenen schläft. Wie im Buch „Hygiene der Ehe" (von B. RUSSELL, 1929) beschrieben, konnten Männer Krankheiten nicht ertragen. Sie verloren die Geduld für die Umgebung. Frauen können Erkrankungen jahrelang stumm erdulden und somit auch andere „Erkrankte". Die vermehrte Geduld mag auch einer der Gründe sein, warum Frauen älter werden als Männer. Dies wurde vorwiegend bei Hunger oder Kältekatastrophen beobachtet.

Ein kranker Arbeiter, der sich hinlegen mußte, empfand Scham und Unbehagen. Für eine Weile ist er Bürgerlicher. Es beschleicht ihn das Gefühl der Untätigkeit. Der genesende Arbeiter unternimmt Ausflüge zu den anderen Höfen, sobald er gehen kann. Dem Reichen ist die Untätigkeit etwas Gewohntes.

Vertrauen/Mißtrauen

Für die Entwicklung des Mißtrauens werden vorwiegend zwei Strategien aus der Biographie in der Literatur erwähnt. Die erste Möglichkeit ist, daß ein Mensch ein allgemeines Vertrauen oder besser gesagt Urvertrauen in der Kindheit nicht erfahren konnte. So konnte es sich nicht stabilisieren oder entwickeln, ein Urmißtrauen bleibt aufrecht. Die zweite Möglichkeit ist, daß ein im Laufe des Lebens geschenktes Vertrauen immer wieder mißbraucht wird und dies so lange erfahren wird, bis man als Ersatzhandlung oder als Überlebensstrategie mißtrauisch wird. Viele Menschen verlieren so immer mehr das Vertrauen in den Mitmenschen und schließen die Umwelt in ihr Mißtrauen mit ein.

Vorwiegend bei älteren Menschen kommt noch hinzu, daß sie vermehrt befürchten, wieder von neuem enttäuscht, ausgenützt oder nicht ernstgenommen zu werden. Hierbei handelt es sich noch nicht um ein wahnhaftes Mißtrauen, sondern um die ängstliche, unsichere Beobachtung von Umgebungsvorgängen und Reaktionen. Mißtrauische Leute fürchten im allgemeinen die Klarheit, das korrekte ruhige Prüfen, da sie Angst vor Enttäuschungen haben.

Im Dorf kannten sich alle Leute, und wenn Fremde ins Dorf kamen, waren sich alle einig: Fremde mußten mit Vorsicht und Mißtrauen behandelt werden. Besonders verdächtig waren immer die Zigeuner.

F: *„Vertrauen ist gut, Kontrolle ist besser."*
  „Das Mißtrauen ist die Mutter der Sicherheit."

Vertrauen wird anerzogen; es besteht vor allem aus Zuverlässigkeit und zeigt sich vorrangig bei Menschen, die dies in der Familie oder durch eine besondere Sportart (z.B. Klettern) erlernten. Vertrauen ist nicht von Bildung, sondern von Zuverlässigkeit abhängig. Als Impuls kann die Pflegeperson Leute auf ihre Zuverlässigkeit ansprechen, sie loben und ihnen Arbeiten geben, bei denen Zuverlässigkeit wichtig ist.

Unterhaltung

Eine der größten und billigsten Formen der Unterhaltung war die Drehorgel bzw. die Menschen, die als Drehorgelmänner durch die Gegend zogen (Drehorgel als Vigilanzsteigerung). Eine große Unterhaltung für Kinder war es im

Sommer, wenn der Aufspritzwagen kam, natürlich besonders dann, wenn er Wasser spritzte. Auch das Klingeln an den Haustüren („Glöckerlpartie") war eine schöne Freizeitgestaltung, die unsere Alten mit der Rufglocke heute wieder machen können. Alle Lausbubengeschichten waren Unterhaltung, wobei der wichtigste Grundsatz lautete: „Nur nicht erwischen lassen."

Selbständigkeit und Erfolg

Wenn die Mutter starb, konnte der Vater die Kinder meistens nicht alleine weiterversorgen. Kinder kamen bis zum 14. Lebensjahr in ein Heim. Danach konnten sie sich selbst versorgen. Sie freuten sich, älter als 14 zu werden und selbständig ihren Weg gehen zu können. Dies ist heute noch ein Grundschema der Sozialpsychiatrie: „Wenigstens die Freiheit" (Zitat: „Von dem Tag an, da ich 14 Jahre alt wurde, hörte ich nichts mehr vom Vater Magistrat."). War der Vater Berufssoldat, dann ging es den Kindern noch schlechter; sie kamen in das Militärwaisenhaus und mußten dann neun Jahre dienen. Viele empfanden den Tod der Eltern als Befreiung, weil man allein besser überlebte, als wenn man die ganze Familie unterhalten mußte.

F: „Die Notwendigkeit ist die Mutter aller Erfindungen."
„Nur wer auf eigenen Füßen steht, steht seinen Mann im Kampf ums Leben."
„Der Mensch muß müssen, vorher leistet er sein Bestes nicht."

Die Erziehung von seiten des Vaters war auf dem Lehrsatz aufgebaut: „Der Mensch muß müssen, sonst leistet er sein Bestes nicht." Da aber viele Väter fehlten, blieben einige Kinder in überbetrauter Nestwärme sitzen. Meist kam es dadurch zu einer Mutter-Sohn-Gemeinschaft.

Jeder körperlich und geistig gesunde Mensch ist imstande, unabhängig und selbständig zu werden, und trotzdem gab es verhältnismäßig wenige Menschen, die so weit kamen. Von Menschen, die nicht selbständig waren, sagt man, daß sie nur die Bevölkerungszahl erhöhen, wenn sie auf der Welt sind: „Es gehen von ihnen zwölf oder ein Dutzend."

Betteln und Bitten liegt im emotionalen Bereich, und diesem entkommt man nicht. Viele ergriffen diese Maßnahme: „Ach, versuchen Sie es doch mit mir, Herr Direktor. Ich werd' mir solche Mühe geben, ich werd' so fleißig sein." Notfalls konnte man das Betteln mit Weinen verstärken. Viele Lehrer beispielsweise kamen nach einigem Betteln zu dem ihnen einzig möglichen Schluß: „Vielleicht sehen wir noch eine Weile zu." Dieses einmal erlernte Coping erfüllt ein Leben lang seine Funktion.

F: Das Leben ist wie eine Hühnerleiter,
    vor lauter Dreck kommt man nicht weiter;
    und wenn man endlich oben ist,
    dann steckt man drin im tiefsten Mist.

Diese Version enthält ein Spiel mit der Vorstellung der Leiter als einer traditionellen Metapher für Erfolg. Die Bedeutung der Leiter-Metapher in der deutschen Kultur wurde von der Anthropologin Rhoda METRAUX in den fünfziger Jahren beschrieben. Sie beobachtete eine auffällige Vorstellung, die mit Kindheit und Wachstum assoziiert ist und darin bestand, daß Stufen hinaufgeschritten werden müssen, um erwachsen zu werden. Schafft man es nicht oder will man nicht erwachsen werden, wird man als Abwehrmechanismus sehr häufig diese Redensart ins Spiel bringen.

F: Das Leben ist wie eine (Klo-)Brille – man macht viel durch.

Diese Redensart hat eine Doppelbedeutung. „Durchmachen" bedeutet, etwas zu ertragen oder zu erleiden, doch wortwörtlich bedeutet es durchmachen. Somit ist das Leben wie ein Toilettensitz; man läßt viel durchfallen. „Ich will nichts mehr durchmachen", wäre demnach vielleicht eine Denkmöglichkeit, obstipiert zu sein.

F: Je schöner die Kuh, desto größer der Fladen.

Kuhmist war ein fester Bestandteil deutschen Landlebens. Den Misthaufen konnte man außerhalb des Hauses finden. Ein Deutscher, der im Ausland gewesen war, roch bei seiner Rückkehr freudig den Misthaufen und meinte ihn, wenn er von „Heimatluft" sprach. Die positive Geruchsassoziation zu Kuhmist gibt Sicherheit und Heimatliebe wieder.

Der Misthaufen vor dem Haus war die öffentliche Proklamation des Wohlstandes. Über Jahrhunderte konnten Eltern, die einen Gatten für die Tochter suchten, den Wert einer in Erwägung gezogenen Familie anhand des Misthaufens vor dem Bauernhof abschätzen. Die Beziehung von Misthaufen zu Reichtum ist in der deutschen Kultur ein altes Motiv. Wer kennt nicht das Bild von kleinen Mädchen und Buben, die mit Karren, Besen und Schaufeln auf der Straße Pferdemist sammeln, um den hochgeschätzten Dunghaufen zu vergrößern. Stuhlsammeln im Alter kann auch – wie bereits angesprochen – Ansammeln von Reichtum bedeuten.

Aus TACITUS' *Germania*, im Jahre 98 n. Chr. geschrieben, erfahren wir, daß die Völker Deutschlands „die Gewohnheit haben, unterirdische Gruben auszuheben, die sie mit Dunghaufen bedecken." Diese Bunker dienten sowohl als Schutz vor dem Winter wie auch als Speicher für Produkte. Sie dienten jedoch auch als Zufluchtsstätte vor drohenden Eindringlingen, weil die versteckten Aushöhlungen entweder nicht bekannt waren oder ohne Suche unentdeckt blieben. Der Gedanke, Mist als eine Form der Verteidigung zu benutzen, fand genaueren Ausdruck bei der Errichtung von Festungswerken. Schon in GRIMMELSHAUSENS Romanen von 1669 finden wir Anspielungen auf Mistanhäufungen als einer Methode des Verschanzens. Es ist also kein Wunder, daß sich heute noch so mancher Mensch vor seiner Umgebung zum Beispiel zeitunglesend im WC verschanzt.

F: Dreckfresser sind wir alle.

Man kann nachweisen, daß sich die schützenden Kräfte des Dunges auch in der medizinischen Praxis niederschlagen (Goldsalbe aus frischen menschlichen Fäkalien). Fäkalien dienten also nicht nur als Befestigungsmaterial für Wohnstätten, sie sollten auch den Leib vor Krankheit schützen. Kein Wunder also, daß senile Patienten bei Angst Befestigungsanlagen aus Stuhl bauen oder sich hinter Stuhlansammlungen in diversen Behältern verkriechen. Folkloristisch wäre dies nicht ein Symptom, sondern ließe sich mit einem Ritual in Verbindung bringen. Wer sich darüber wundert, daß in der deutschen Sprache so viel von Stuhl und Stuhlgleichungen gesprochen wird, wird mit einem Zitat von Wagner JAUREGG eines Besseren belehrt: „Wer die Obstipation heilen kann, leert die Irrenhäuser."

Während die Gold/Fäkalien-Gleichung in allen Kulturen zu finden ist, ist sie nirgendwo mehr so explizit wie in der deutschen Kultur: „Dukatenscheißer", „Die Gans, die goldene Eier legt", „Der Esel, der Gold scheißt", „Mädchen, das aus Stroh Gold spinnt" (Stroh ist aus dem Stall), „Goldmarie und Pechmarie". Diese allgegenwärtigen Gold/Fäkalien-Gleichungen in der deutschen Folklore verhalfen FREUD vermutlich, den anal-erotischen Charakter zu entdecken oder zu entwerfen. Denn die Wurzel von „analysieren" ist „anal" aus der griechischen Wurzel *ana* mit der Bedeutung „hinten" und „lösen" im Sinne von etwas auflösen.

Defäkation ist so erfreulich wie Essen. Essen und Nahrung werden häufig in Begriffen wahrgenommen. Die kurzlebige Natur erweist sich als populäres Thema deutscher Toilettenwände-Graffitis. Man findet in der Kultur Interesse an der Transformation von Nahrung in Fäkalien. Angesichts des Zusammenhanges von Nahrung und Fäkalien sollte es nicht überraschen, daß in der Folklore spezifische Nahrungsmittel aufgrund ihrer tatsächlichen oder eingebildeten Ähnlichkeit mit Körperausscheidungsprodukten bevorzugt erwähnt werden. Die anale Assoziation zu Würsten sind nichts Neues („Das ist mir Wurst", „Das ist mir scheißegal").

Folkloreinterpretation: Auch wenn jemand Stuhl ißt, kann es sich um ein Prägungsphänomen handeln, das eine anale Assoziation zu Würsten, Geldscheißern aus Schokolade, übelriechendem Käse usw. zuläßt und somit eine Umkehrung stattfindet.

Haushalt und Mädchenerziehung

„Du kannst einen Augenblick spielen gehen, paß aber auf deine Geschwister auf", war eine ganz normale Forderung an die ältere Schwester. Die kleinen Geschwister behinderten sie das ganze Leben; der Minikriegsschauplatz Familie wurde eröffnet. Wenn man größer wurde, mußte man sich um die Jüngeren kümmern, sie hüten, ihnen Essen bereiten, stopfen und flicken. Die Töchter von Facharbeitern durften nicht wie die Buben Gassenkinder werden, sondern wurden als Hilfskraft in der Küche oder bei der Heimarbeit eingesetzt. Man wurde zur Hausmagd erzogen.

Jede Heirat war damit verbunden, ein Stückchen Grund hergeben zu müssen. Um die vielen kleinen Äcker nicht alle zu verlieren, ließ man nicht alle Töchter heiraten. Meistens mußte die älteste Tochter auf eine Heirat verzichten. Der Familenrat (Großvater) entschied darüber (vorprogrammierter Familienkrieg); es ging immer darum, daß die Kinder versorgt sein mußten – egal, ob dies durch einen Ehemann, ein Kloster oder die eigene Familie stattfand. Andere wurden in ein Lehrerseminar geschickt; dies war das Sprungbrett für ein Kloster. So konnte man als junges Mädchen auch keine Beziehung eingehen, schon gar nicht bei Tage. Daher handeln alle Lieder von der Nacht, weil man am Tag nicht lieben könne. Die Liebe steckte man in die Schürzentasche, d.h. man versteckte Erinnerungen und Andenken. „Das tut man nicht am hellichten Tage!"

Jeder reine junge Mensch ist ein „Schutzengel", ein Helfer und ein Retter für viele andere. Vor allem das Mädchen hatte die Aufgabe, durch den Zauber ihres jungfräulichen Wesens Vorbild und Hüterin der Reinheit zu sein, während die allwissende Mutter Chefin der Über-Ich-Normen war. Der Einfluß eines reinen Mädchens hat schon manchem Jungmann den Mut zur eigenen Reinheit wiedergegeben. Der Schutzengeldienst hatte den Vorteil, nicht zu viele uneheliche Kinder zu zeugen und die Männer zum Sublimieren anzuleiten. Es wurde gelehrt, daß der Schutzengeldienst „die schönste und wertvollste Frucht der jugendlichen Reinheit" sei. Hat man man allerdings als Verführerin gelebt, wird im Alter ein schlechtes Gewissen, eine Tatreue oder Folgereue oder gar eine paranoide Grundstimmung zu bemerken sein.

Die jugendliche Reinheit war das bewußte, sorgliche, freudige Sparen der körperlichen Jugendkraft bis zu ihrem vollen Einsatz im gottgewollten Beruf. Körperliche und seelische Jugendkraft waren also zwei kostbare Güter, die es zu sparen galt, und Kinder zu bekommen eine Gottesgabe, die nur den Mädchen vorbehalten ist – ein wertvoller Brautschatz, den man nicht in der Gegend herumliegen ließ (und auch Verstärker für ein schlechtes Gewissen). Zitat: „ . . . zwei Wege stehen Dir, Mädchen, offen: Ehestand oder Jungfräulichkeit." Das heißt, die schönste Erfüllung kann man nur als Mutter oder als Braut Christi erreichen. Zur Sozialisation gehörte, daß das Beste auf der Welt war, rein zu bleiben, auszuharren und zu sparen für den Gatten und das Kind. Jedes Zuwiderhandeln wird mit einem schlechten Gewissen oder gar einer paranoiden Idee (Gefühl) Beantwortung finden.

F: rein sein, keine Flecken am Kleid haben, weiß wie Schnee sein, fleckenlos, makellos, ein reiner Mensch bleiben

Die Frau wurde zweifach beruflich ausgebildet, einerseits zur Hausfrau, d.h. zur Versorgung des Haushalts und der Kinder, andererseits zur Ehefrau, d.h. zur Versorgung des Gatten. Beides brachte Ich-Identität und eine gewisse Chefrolle mit sich, jedoch auch eine Fixation auf Kinder. Von den Betagten hört man oft, daß die Hausarbeit nur einige Stunden am Tag erfordere, die Kindererziehung aber eine Ganztagsbeschäftigung darstelle.

Putzen und Reinlichkeit wurde immer sehr unterschiedlich betrachtet. Die bürgerliche Ehefrau war immer dem Putzteufel verfallen. Die Bäuerin und Arbeiterin konnte gar nicht so viel putzen, da sie am Hof mitarbeiten mußte. Da Putzen kein Geld brachte, erschien es (vor allem den Männern) immer als Luxus. Auch das „In-Ordnung-Halten" der Wäsche war nicht lebensnotwendig. Man durfte ruhig ein wenig zerrissene, schmutzige Kleidung haben, denn wichtiger als reine Kleidung waren Essen und Überleben, sodaß oft sieben bis acht Wochen vergingen, bevor der Frau erlaubt wurde, Kleider zu waschen. Erst in den sechziger Jahren wird ein neues Statussymbol der Reinheit und der Kleiderzeremonie geschaffen, das die Gattin dazu zwang, „Nur-Hausfrau" zu sein.

Viele Frauen lernten, daß dem Mann der Sexualtrieb am wesentlichsten sei. Da hatten sie aber gestaunt, als die Männer ausgehungert aus dem Krieg kamen, tagelang nur aßen und die Frau keines Blickes würdigten. Dies soll erinnern an die Triebstärke, den Schlüsselreiz und an die Austauschbarkeit von Trieben.

Um 1900 durfte maximal der Knöchel einer Dame frei sein; alles andere wurde als unschicklich angesehen. Das Radfahren wurde aber um 1920 immer moderner. Dies bedeutete für die Frauen Emanzipation durch die Änderung der Bekleidung: Die Hosen für Damen wurden eingeführt, die aber vorerst nur zum Radfahren und nicht zuhause getragen werden durften. Sie wurden zum Muster der Gleichstellung, und plötzlich waren den Frauen andere Bewegungen erlaubt. Das Schicklichkeitsbewußtsein änderte sich.

Die Öffentlichkeit war gegen das Radfahren, weil auch zwei Unverheiratete miteinander ins Grüne fahren konnten. Der Futterneid der Scheinwelt nahm zu, radfahrende Damen wurden verurteilt. Als Coping schrieben Damen auch Annoncen: „Welcher Herr allein möchte mit Dame Rad fahren?" Dieses neue Coping war welterregend. Man brauchte einen Partner, weil man ja alleine in kein Gasthaus gehen durfte und doch als alleinstehende Dame nur wegen dieses Moraldeliktes nicht aufs Essen verzichten wollte. Daraufhin gründete man Radfahrerclubs, die die Interessen der Damen verteidigten. Eine Dame, die Rad fahren kann, kann auch alleine in eine Gaststätte gehen. Allerdings darf sie sich dort nur schicklich und nicht auffallend benehmen. So entstand ein eigenes Buch „Das Benehmen einer Radfahrerin". Plötzlich war es auch zu Weihnachten modern, einer Dame einen Werkzeugkasten zu schenken. Die Frau spielte nicht mehr nur Klavier. Der Begriff der Kameradschaft zwischen Damen und Herren wurde kreiert.

Einige Sprüche und ihre Interpretation

Zeitgeist	*Interpretation*
„Grüßen und grüßen ist zweierlei, sorg', daß Dein Grüßen auch freundlich sei."	Obwohl man zu dieser Zeit noch nichts von Kommunikationsgesetzen wußte, wußte man doch über die Gefühlsausstrahlung genauestens Bescheid.
„Kommen des Weges bekannte Leute, schau nicht auf die andere Straßenseite."	Über-Ich zur Sozialisation

Zeitgeist	Interpretation
„Gib auf Deine Tasche acht, da mancher lange Finger macht."	Schon in diesem Prägungsgedicht kann die Ursache einer späteren paranoiden Einengung liegen.
„Du sollst nicht lügen, sprich, wie du denkst, aber besser geschwiegen, ehe Du den anderen kränkst."	Erster Anhaltspunkt, daß man mit Bauernschläue besser durchs Leben kommt als mit Ehrlichkeit.

Mutter- und Vaterrolle

Der Mutterzwang, Muttertrieb oder das Mutterglück wurde unter anderem mit folgendem Gedicht den Mädchen und Buben eingebleut, bis es jeder glaubte, damit sie lernten, was eine richtige Mutter ist:

„Ist das Lieschen auch noch klein
will's doch gern schon Hausfrau sein
möchte kochen, stricken, nähen
überall nach dem Rechten sehen.
Und klein Lieschen müht sich nun
Mütterchen es gleichzutun
sorgsam näht es Stich um Stich
in das Deckchen emsiglich."

Besonders die Mädchen mußten zu Frauen in all ihrer Weiblichkeit, Fraulichkeit, Hausfraulichkeit erzogen werden. Es wurde auch gelernt, daß die Frau im Haus das Sagen hatte (Identifikationsphase).

Zu der Mutter hatte man ein ganz eigenes Gefühlsverhältnis zwischen Nähe und Distanz. Kaum liebte man die Mutter und wollte in ihre Nähe, schon versteckte sie ein Spiel zur Strafe, und man wünschte sie „zum Teufel".

Die erste Person, der wir begegnen, ist wohl die Mutter; wen kann es da noch wundern, daß wir gerade diese nachäffen wollen oder gar müssen und daher manchmal „mütterlich" spielen. Dabei erleben wir wieder das Allmächtigkeitsgefühl (Urkommunikation).

Der Vater war primärer Familienerhalter und Autorität. Wenn er nach Hause kam, mußten die Kinder ruhig sein und ihn bedienen. Der Vater brauchte seine Ruhe, um arbeiten zu können. Er selbst mußte im Dienst auch brav und ruhig sein, arbeiten, angepaßt sein, sonst erfolgte die Kündigung (dies erinnert sehr an den angepaßten Patienten, der vor unserem weißen Kittel Angst hat). Diese notwendige Demutshaltung lehrte der Vater auch seine Nachkommen. Wer das Geld nach Hause bringt, sagt, was zu gschehen hat. „Mann" darf ruhen. Gespräche waren verpönt. Was soll ein Arbeiter schon reden (und heute in der Gruppe)?

Der Vater war immer Vorbild und oft Identifikationsfigur. Bei ihm schlafen zu dürfen war das Größte. Man sollte daran denken, daß bei der Urkommunikation oft eine männliche Puppe oder gar ein Gartenzwerg viele positive

Reize erzeugt. Der Vater war aber auch oft ein Fremdling, der viel im Krieg und deshalb in der ersten Prägungsphase meist nicht vorhanden war. Dies führte dazu, daß Väter, die aus dem Krieg oder der Gefangenschaft heimkehrten, als Fremdlinge in die Familie eintraten. Viele Betagte, vorwiegend Frauen, sagen aus, daß ihr Vater ihnen „das Liebste" war. Es handelt sich meistens um eine Wunschvorstellung eines versäumten, nicht gehabten Vaters.

In der „Lebensgeschichte von Marie Metrailler" (M. M. BRUMAGNE, 1982) kommt sehr schön die geschichtlich fixierte Prägung/Liebe zum Vater, aber Haß auf die Mutter zutage. Sie identifizierte sich voll mit ihrem Vater, wollte wie ein Mann sein, wollte so gescheit sein und so lustig. Wollte so viel schaffen und schaffte es auch; sie ging den Weg von der Bäuerin über die Strickgeschäftsbesitzerin zur Philosophin.

„Meinen Vater liebte ich über alles; er war der beste Lehrer des Dorfes, braute Wundersalben, hatte empfindsame Hände . . . Meine Mutter haßte ich, und das stört mich heute noch, ein schlechtes Gefühl bleibt. Meine Mutter war keine böse Frau, nur von der Religion verbildet. Ich erinnere mich an die ewigen Predigten, an die Art, wie sie immer wiederholte, alles schulden wir Gott. Sie konnte nie wahrhaftig lieben. Sie war unversöhnlich. So wollte ich nicht werden. Auch Vater hielt es nicht durch und begann zu trinken. Wir hatten zu wenig zu essen; durch den Tick der Mutter wurde noch das Restessen an die Negerlein geschickt. Sie war eine tief verängstigte Frau, die in ständiger Furcht vor der Sünde lebte. Heute noch habe ich Alpträume wegen der mangelnden Liebe zur Mutter. Ich versuche durch das Gebet meine Träume zu bessern." Diese Prägung war für ihren weiteren Weg entscheidend: „Ich wollte keine Kinder, nicht heiraten. Denn nur, wer den Partner liebt oder sich selbst als Frau liebt, kann seine Kinder lieben."

Beruf

„Was soll aus mir einmal werden?" Die Übergänge zwischen Schule und Arbeit waren für Kinder der unteren Schichten fließend. Den Beruf wählten meistens die Eltern nach den Gegebenheiten aus, was eben aufzutreiben war. Da die Kinder meist devot waren, akzeptierten sie den Willen der Eltern und erlernten erst später einen Zweitberuf. Sehr viele gingen früh zu einem Bauern in den Dienst, damit zu Hause wenigstens ein Esser weniger war. Erst später kam die Flucht in die Stadt in der Hoffnung auf einen besseren Beruf und eine bessere Zukunft. Mädchen, die damals schrien, „I bleib net daham", wurden meist vom Vater mit dem Satz verabschiedet: „Merke Dir, draußen bist du schnell, aber herein kommst du nicht so schnell." Sie sind heute unsere sogenannten nicht angepaßten Klienten. Den Kindern aus bürgerlichem Milieu stand die Wahl des Berufes meistens frei; es gewann fast immer die weitere Schule.

Die Arbeit war Lebensinhalt schlechthin. Wer brav arbeitet, ist brav; es heißt auch, wer schwitzt, ist brav und zeigt, daß er fleißig ist, daß er Überdurchschnittliches leistet. Das Abnehmen von Arbeiten im Alter läßt den Menschen unnötig erscheinen. Sprüche wie „Es wird schon gehen", „Harte Arbeit hat noch nie geschadet", „Arbeit ist das halbe Leben", „So lange man hustet, lebt man", „Wer fürs Jackerl geboren ist, kommt nie in einen Frack", „Das Leben gab dem gewöhnlich Sterblichen nichts ohne große Arbeit", beziehen sich auf diese Situation.

Um 1900 wurde die Jugend auf Arbeit, vor allem aber auf das Fesseln ihrer Wünsche trainiert. Junge Menschen lernten, daß man nicht alles bekommt, was man will. Sie lernten mit Entbehrungen, Entsagungen umzugehen und durch harte Arbeit zu kompensieren. Wer in eine neue Lehre ging, mußte einen Einstand zahlen. Wenn man das Alter beklagen wollte, gab es den Spruch: „Jugendzeit, Arbeitszeit, schützt vor späterem Leid". Gelernt wurde das „Zupacken"; man redete nicht über die Arbeit, sondern arbeitete: „Da hilft kein Maulspitzen, da muß gepfiffen sein." Dieser Kompensationsmechanismus lohnte sich im Alter. Wir können es mit positiven Worten über die Tüchtigkeit und den Fleiß unterstützen. Arbeit zu haben bedeutete, eine Ich-Identität zu besitzen.

Ein Studium war den Frauen unmöglich. Der „berufliche" Lebensweg für die Frau war die Vorbereitung auf eine „gute Partie". Es gab damals ein Theaterstück mit dem Titel: „Frau Doktor, haben Sie zu essen?"

Der Klassenkampf wurde immer beschwerlicher mit der Einführung der Stechuhr, und die Arbeiter verbesserten sich den immer weniger werdenden Lohn durch einen privaten Ausgleich, indem sie „Sachen mitgehen ließen"; dies wurde als legitimes Recht angesehen. Wer nicht die Fähigkeit zum Mitgehen-Lassen hatte, wich auf einen „Pfusch" aus.

Während des Tages ging man einer schweren Arbeit nach, am Abend gab es immer einen Nebenberuf, zum Beispiel Bürsten- oder Besenbinden in der Wohnung, Holzschuhe erzeugen, Körbe ausbessern, also mindere Tätigkeiten, die auch die Psychiatrie als Arbeitstherapie anbietet. Man hatte keine Freizeit. Aber es entwickelten sich Arbeiterturnvereine und Schwimmvereine, sodaß heute für demente Betagte auch Schwimmen wieder nachvollziehbar ist. Geht dies aus organischen Gründen nicht mehr, können die Betagten mittels Diaprojektionen (z.B. an die Zimmerdecke) an ihre schöne Zeit erinnert werden.

Bei Bürgerlichen wurde die Freizeit mittels konstruierter Familienidylle gestaltet. Sie sind zuständig geworden für Feste. Vorwiegend sollten diese Feste eine Trennung zwischen Arbeitswelt und Familienwohnung darstellen. Für Bürgerliche sind Feste im Spital oder Heim inadäquat. Eine Möglichkeit der Rekonstruktion der Freizeit im Alter sind Feste in einem Festsaal.

Muttertag: Eine Arbeitsgemeinschaft hat 1926 die 10 Gebote des Muttertags erarbeitet. Mit der Privatwohltätigkeit verbrachte man viel Freizeit; man gründete diverse Vereine, um zu zeigen, wie gut man ist. Frauenbewegungen für dies und das wurden zu Freizeitaktivitäten, „die zu Herzen gehen".

Warme Wohnung

Für die meisten Leute war die Wohnung eine Mietskaserne. Auf 30 Quadratmetern Wohnfläche hausten bis zu zehn Personen. Der Fußboden war aus großen, wuchtigen Brettern und meist recht kalt, denn darunter war nur kalte Erde. Wenn der Boden geschrubbt wurde, wußte man, daß morgen Sonntag ist. Diese gängige Erlernen des Zeitgeistes könnte man auch heute noch als R.O.T. (= Realitäts-Orientierungs-Training) verwenden. Um 1900 hat man für die Wärme der Wohnung die Kleingärten eingeführt. Kleingärtner, die sich absonderten, wurden „Grasfresser" genannt; dies gilt noch immer als Reizspruch.

In der Schweiz mußten die Buben noch im Spätherbst barfuß Ziegen hüten. Manchmal waren ihre Füße so kalt, daß sie sie mit ihrem eigenen Harn erwärmten, was natürlich nur für kurze Zeit wirksam war. Ein Patient der Abbaustufe 7 kann also vielleicht Durchblutungsstörungen mit Kältegefühl haben und auf ein bewährtes Coping zurückgreifen.

Patriotismus

In der Schule wurden Dichtung und klassische Literatur zur Erzeugung einer patriotischen Gesinnung herangezogen. Man wurde auf Gott, Kaiser und Vaterlandsliebe geprägt. Heimatliebe, Heimattreue, Heimweh, Nationalstolz wurden ausgedrückt in Sprüchen wie: „Ja, wir müssen unser Vaterland lieben, weil wir mit Stolz und Liebe zugleich auf seine edlen Menschen blicken können." Das Gemeinschaftgefühl wurde verstärkt mit Sprüchen wie: „Oh, dieses kranke Vaterland, dieses kranke Volk ist alle Liebe wert, weil es in Zeiten der Not unserer ganzen Liebe bedarf." „In der Not muß man zusammenrücken." Manche drohten gar mit dem lieben Gott: „Endlich sollen wir unser Vaterland lieben, weil der Herrgott es so will." „Gottes Sonne strahlt in Frieden auf ein glücklich Österreich." Diese Aussprüche, vor allem aber deren tatsächliche Durchführung, verstand man auch als lustbetonte Forderung an sich selbst. Auf dieser Welle war jedes Entfliehen unmöglich. Ein gutes Gefühl entstand, wenn man für das Vaterland leiden und hungern konnte.

„Jugendzeit ist Kampfeszeit", wurde den jungen Leuten damals eingetrichtert. Geprägt wurde die Jugend auf ihr Vorrecht des Kampfes, der Aufbruchstimmung usw. Gleichzeitig wurde aber vor übertriebenem Ehrgeiz gewarnt. Jugendzeit ist Lebensfrühling, Zeit der Stürme, Zeit des Kampfes. „Der Blume gleich erschließt das junge Herz sich und will blühen, wachsen, sich weiten, werden, leben. Doch wehe, wer nicht gerechnet mit jener Macht, die Frühlingsknospen bricht."

Viele Menschen zerbrachen an ihrer Kindheit und Jugend und hatten so eine Ausrede für den Rest ihres Lebens, etwas nicht geschafft zu haben. Gespräche mit Betagten darüber sind hilfreich, etwa im Sinne von: „Sie waren trotzdem gut; denn es muß auch Bächlein geben und nicht nur Ströme oder Flüsse." Wer den Zeitgeist der Kampfeslust nicht erfüllen konnte, flüchtete.

So gab es eine Flucht vom Land, von den Eltern, von der Feldarbeit oder sehr häufig eine Flucht in die Ehe und eine Flucht vor dieser, wo immer auch hin. Wie oft flüchtet man auch heute von einem Arbeitsplatz, wie oft aus einer Beziehung! Flüchten heißt, nicht ums Leben zu kämpfen, sondern ihm aus dem Wege zu gehen und demzufolge eine mangelnde Persönlickeit zu haben oder ein schlechtes Coping.

„Sozis", „Schwoaze" usw. sind Begriffe, die sehr emotional besetzt und auch absichtlich emotional geprägt sind (Parteipolitik). Sie erzeugten tiefe Wunden und Ängste zwischen roten und schwarzen Idealisten. Ein Beispiel ist folgendes Zitat aus einem katholischen Fachblatt zum Thema „Ist die katholische Presse notwendig?": „Wo in einem Haus die rote Sozizeitung sich eingenistet hat und gelesen wird, da weiß ich sicher, daß der Glaube in höchster Gefahr steht, langsam abzusterben, wenn in einer Familie ein waschlappiges, knochenweiches, sogenannt farbloses, aber versteckt unchristliches Blatt eingerastet ist, dann weiß ich ebenso sicher, daß es dort mit Glaube und Christentum schlapp und schlorum ist, daß die Religion dünner und dünner wird wie eine Suppe, die keinen Charakter mehr hat, weil man ihr immer wieder Wasser zugießt. Wenn aber in einer Familie ein gut katholisches Blatt festes Hausrecht besitzt, dann braucht einem um Glauben, Religiosität, christliches Familienleben und um christliche Organisationen nicht bang zu sein. Brächten wir es einmal so weit, daß kein einziger Katholik mehr ein rotes oder freisinniges Blatt hielte und dafür in den meisten Häusern ein katholisches Blatt Eingang fände, dann wäre für unsere katholische Sache alles gewonnen." Solche Sprücheklopferei verstärkte das schlechte Gewissen und erzeugte eine Abwehrreaktion von Katholiken, die von der Zeitung vorweg als Abtrünnige angeprangert wurden.

Für heute gilt es, nicht mit der politisch falschen Zeitung in der Hand die Wohnung des Klienten zu betreten wie auch keine politischen Sprüche zu klopfen, es sei denn, man will eine positive oder negative Reizanflutung beispielsweise mit „wir Sozialisten", „wir christlichen Menschen" erreichen. Sonst darf man die eigene Ideologie nicht einbringen!

Tiere
Viele Knechte und Mägde hatten als Bezugsperson nur Hühner oder Schweine. Keine Urkommunikation mit der Mutter fand statt. Logischerweise haben sie auch heute noch oder, besser gesagt, heute wieder Bezugstiere zur Urkommunikation, zum Beispiel 20 Tauben in der Wohnung.

„Landluft ist gesund" galt als Lehrsatz, da viele Stadtkinder an Tuberkulose litten. Sie wurden aufs Land geschickt. Man vertrieb sich die Zeit vorwiegend mit dem Einfangen von Tieren wie Schmetterlinge, Falter und Libellen. Nicht zu unterschätzen ist die Freude an einem Schmetterling in der Blechdose bei Erreichbarkeitsstufe 6.

Ich-Identität
Viel Ich-Identität ergab sich aus der Notwendigkeit, einen Ausweis, später eine Identitätskarte zu besitzen. Der Verlust eines solchen Dokumentes war eine Tragödie. Viele Betagte suchen andauernd ein Ich-Papier. Geben Sie ihnen eines.

„*Man möchte gerne*"-Aussagen sind häufig. August BIER (1951) interpretierte diese Folkloresprüche folgendermaßen: Die Seelenstimmung von „man möchte gern" erzeugt den Glauben an sich selbst und seine Taten; sie drückt einen leidenschaftlichen Wunsch aus: Man möchte gerne recht haben. Jeder Mann möchte der klügste oder stärkste sein, jede Frau die schönste und unwiderstehlichste. Jeder Mensch möchte gerne Geltung haben: Schwächlinge möchten gerne Athleten werden, Eltern unbegabter Kinder möchten gerne, daß die Schule schuld ist. Man möchte gerne Geld, Leckerbissen, die Rente, die Stelle des anderen. Als ursächlich gibt man gerne an, was man möchte.

„*Der/die soll mich gern haben*": Viele Menschen, besonders heute Betagte, sind durch erziehungsbedingte Kränkungen nicht liebesfähig und schon gar nicht liebesannahmefähig. Dies ist auf die Prägung zurückzuführen: Wenn man nicht gelernt hat, Liebe zu geben oder anzunehmen, wird man Gefühle geringschätzen und Zuwendung von anderen Menschen ablehnen oder gar Angst davor haben. „Der oder die soll mich gern haben" ist die normale Coping-Reaktion.

Stammbücher sind eine Möglichkeit, sein Ich zu interpretieren, sich zu entschuldigen für das Getane oder noch mehr für das Unterlassene. Hier kann man sein Herz ausschütten, seinen jämmerlichen, schandbaren Stand in der Welt begreiflich machen, wie man es nirgends kann, denn keinen interessiert die Geschichte eines Armen, und das Schreibheft ist verständnisvoll und mitfühlend.

Plaudern als Ich-Motiv: Als Kind durfte man nur reden, wenn man gefragt wurde. Reden können, wann man will und was man will, heißt, auf einmal erwachsen sein zu dürfen. Man hat etwas Wichtiges zu sagen. Wer mitteilt, ist am Leben. Durch das Artikulieren können wir uns in Szene setzen, wichtig machen, unsere Alpha-Rolle spielen. Auch wenn zwei Desorientierte miteinander reden, reden sie eben und sind wichtig. Durchs Reden kommen die Leut' zusammen, der Inhalt hat keine Bedeutung. Auch wenn wir uns inhaltlich nicht verstehen, läuft vieles auf der emotionalen Ebene ab. Reden lassen, auch wenn die Beteiligten sich inhaltlich nicht verstehen, ist vigilanzsteigernd und wirkt reaktivierend auf den Stufen 2–7.

Ich-Identität und Kleidung: Sobald man Vagabundenkleidung trägt, kann man sich als Vagabund geben, benehmen und ist vom Zwang der Schicklichkeit befreit. Wenn man nichts hat, kann man auf die Anständigkeit pfeifen.

Ich und Auszeichnungen: Auszeichnungen gab es immer wieder, wenn es für eine Leistung kein Geld gab. Auszeichungen zu bekommen, regt den Ehrgeiz an. Dieser Ehrgeiz wird aber nur äußerlich durch ein Ehrenzeichen angeregt und lenkt so das Interesse von den inneren Leistungen ab. Sich regen bringt Segen.

„Esel streck dich, Knüppel aus dem Sack." Die strenge Erziehung war eine Notwendigkeit, um Leistungen zu erbringen. Das Drohen und Befehlen, „wo's lang geht", gab Sicherheit. Absolute Not ist ein absolutes Motiv, sich zu bewegen. Man stürzte sich in Tätigkeiten, wie wenn man ins Wasser springt. Durch Bewegung werden Zorn, Haß, Frustration abreagiert.

Man lebte mit dem, was man im Haus hatte. So wurden Schläge und Ziegenmilch zu Grundbedürfnissen, die gestillt werden mußten. Man mahnte einander: „Sei zufrieden, andere haben nicht einmal das."

Behinderungsspiele: Bei vielen Spielen, die man früher erlernte, mußte ein Kind gegen alle anderen kämpfen. Es mußte zum Beispiel ganz allein Gefangene machen, oder es hatte selbst keinen Platz und mußte versuchen, einen Platz von einem anderen Kind zu ergattern. Diese „Behinderungspiele" sind uns im täglichen Leben sehr bekannt, da wir sie ständig im Berufs- und Privatleben spielen. Zu sozial erzogene Kinder und Erwachsene gehen unter und bleiben noch heute auf der Strecke. Es ist daher nicht verwunderlich, daß schon aufgrund der Prägung die Mädchen bei Durchsetzungsspielen meist verlieren.

Unter diese Ich-Identitätsspiele fallen z.B. „Schneider, Schneider, leih mir d'Scher", „Kämmerchen vermieten", „Der schwarze Mann", „Dreht Euch nicht um", „Fang den Hund" usw.

Behinderungsspiele wurden auch verbal immer schon zum Beispiel zwischen Müttern und Kindern gespielt. Sehr viele Kinder sollten früher nicht in die Schule gehen, weil sie zu Hause arbeiten und helfen mußten. Nun schimpfte einerseits der Lehrer, andererseits erpreßten die Mütter die Kinder mit Sätzen wie: „Lenchen, was mach' ich denn ohne Dich, wenn Du jetzt zur Schule gehst?"

Christkindbriefe ist ein Prägungsbeispiel unserer Behinderungsspiele. Man wünscht sich etwas, das man dann doch nicht bekommt. Dies erhöht zwar die persönliche Toleranzgrenze, aber das Ich wird dadurch kaum gesteigert. Man hofft, wenigstens einen Teil von dem zu erhalten, was man im Gesuch an das Christkind geschrieben hat. Heute ist es leider umgekehrt; alle glauben, ein Ich-Bewußtsein zu haben, weil sie immer das geschenkt bekommen, was sie aufgeschrieben haben (Mundarbeitergeneration).

„Christkindlein, ich bitte Dich
denk zum Feste auch an mich
bringst Du mir von Deinen Gaben
möchte ich so gerne haben."

Bürgerliche Kindheit
Interessant ist, daß gerade die Psychobiographie der Bürgerlichen relativ uninteressant ist. Meistens bestehen die Biographien aus sich gleichenden

und immer wiederkehrenden Verhaltensmustern einer patriarchalischen Ritualisierung mit den Auswirkungen der gleichen Copings Krankheitsgewinn, Bewahrtwerden, christliche Tugendhaftigkeit, Kompensationsmechanismen oder Hysterien aus dem bürgerlichen „Glanz" oder aus dem Vergessen (und Verdrängen). Selten sieht man die Vielfalt des Lebens, die man bei den Arbeitern vorfindet. Die Normen der schöngeistigen Literatur, der Anstandsbücher sowie der pädagogischen Schriften entsprachen im allgemeinen nicht der Realität (Lebensgeschichten). So gesehen war auch die Großfamilie nur ein Wunschbild.

Kinder waren ihren Eltern durch das selbstverständlich erscheinende Band der Liebe verbunden. „Meine Kindheit ist mein Vater", sagen die damaligen Kinder ohne kritische Distanz. Der bürgerlicher Vater war Alleinverdiener, der die Familie ernährte, und die Kinder waren ihm zu Dank verpflichtet. Sie lernten: „Vater ist der Chef! Aus!" Interpretation: Die Vaterliebe war oft nur eine Wunschvorstellung; aber auch wenn man ihn haßte, durfte dies nie ausgesprochen werden.

Die Mutter hatte die Erziehungsgewalt. Mädchen mußten der Mutter ähnlich werden, devot sein, dem Mann folgen. Wer dies nicht schaffte, war eine Niete, und es bestand ein lebenslanger Nachholbedarf. Mutter und Vater wurden mit „gnädige(r) Frau/Herr" tituliert.

Die Töchter bekamen Kindermädchen. Diese waren meistens vom Land oder schrullige, verarmte, bigotte, schwarz gekleidete Witwen oder Missionarinnen. Zitat: „Ich hatte zwei Mütter mit strenger Gesindeordnung: eine, die mich gebar und eine, die mich erzog." Dies ergibt eine schrullige, eigenartige Prägung – man ist weltfremd und beschützt. Töchter besser Situierter gingen in Privatschulen und bekamen dabei noch weniger mit. Wenn alle Stricke rissen und die Töchter nicht heiraten konnten, wurden sie Lehrerinnen. Töchter, die in materiellem Wohlstand aufwuchsen, lebten in einer Puppenwelt. Die bürgerliche Eitelkeit wurde mit schönen Puppenkleidchen unterstrichen. Auch heute noch lieben 85jährige Frauen Puppenecken, Puppenzimmer, Spielwinkel (sollte man im Heim ab Abbaustufe 5 installieren).

Die Söhne werden die „Herren". Man mußte einen Sohn haben. Die beste Schulbildung war gerade gut genug, der Ehrgeiz der Familie ging dahin, daß der Sohn zum Beispiel Arzt werden mußte. Nicht geschaffte Familienwünsche führten zur Selbstbestrafung.

Für Söhne und Töchter waren gutes Benehmen, Sauberkeit, kontrollierte Haltung, korrektes Äußeres, manierierte Konversation, Mimik und Gestik, kein Geschlechtsleben, Affektsteuerung Bedingung. Eine Entgleisung aus diesen Über-Ich-Normen führte zu schlechtem Gewissen, Tatreue, Tatfolgereue.

Der Umgang mit Straßenkindern war verboten, die Zurücksetzung der jüngeren Geschwister normal; sie mußten die abgelegte Kleidung tragen, mußten der älteren Schwester folgen. Die Herrschsucht der Älteren war obligat.

Dieser Zorn auf die leibliche ältere Schwester bleibt bis ins hohe Alter bestehen.

Kinder aus gutem Hause wurden zu guten Manieren angehalten, genossen eine besonders gute Ausbildung, wurden aber zu Arbeiten im Haushalt kaum herangezogen. Den Abend verbrachte die Familie gemeinsam mit Spielen oder Musizieren, mit Klavierspiel oder Gesang, so daß diese Alten von jeher mit der Musik vertraut sind. Es ist daher ein Leichtes, Betagten aus dieser Schicht einen Tagesfahrplan zu erstellen oder ein Animationsprogramm zu bieten.

Der Einblick in bürgerliche Erziehungsgrundsätze birgt die Altgedächtnisspeicherung in sich. In einem Bauernhaus oder in einer Arbeiterfamilie bestand dieser strenge Tagesfahrplan nicht. Die Kinder wuchsen unter sich auf, es gab wenig Aufmerksamkeit und kaum höhere Motive. Sehr häufig finden wir daher gerade bei armen Kindern, die eine Begabung hatten (Musik, Literatur usw.), diese aber aus Geld- und Zeitgründen nicht pflegen konnten, sehr ehrgeizige Alte. Es geht nur darum, im Heim das Grundmotiv zu suchen und einzusetzen.

Einzelkinder wurden isoliert: Umgang mit anderen verboten! Nur im Urlaub kam das stadtbürgerliche Kind mit der Landjugend zusammen und wurde dabei zum Omega!

Neurosen als bürgerliches Phänomen entstanden in der Kindheit. Regeln, egal ob sie gut sind oder nicht, geben Sicherheit. Beamtenkinder wurden, da man den Akademikern nacheiferte, noch strenger erzogen. Daher sind auch Hausordnungen für betagte Bürgerliche geeignet; sie weisen ihnen den Weg.

Nichts reden wurde zum Coping. Man lernte, daß man sich mit Reden verraten kann. So wurden parasympathikotone Stubenhocker erzogen. Sie sagen heute wörtlich: „Jugendstil und Porzellanfiguren haben mich am Leben gehindert und mir ein Bewegungsverbot auferlegt." Für Kinder aus der Großstadt wurde die Straße zum größten Wunschtraum.

Die Kinder waren Repräsentationsfiguren der Eltern, hübsch und unschuldig mußten sie sein. Militärisches Streifenkleid oder Matrosenanzug waren in Erinnerung an den Kaiser, der durch den Vater vertreten wurde, der Hit. Wer anschafft, hat recht, war das Coping, die Sehnsucht nach Autorität geboren. Jeder Schlag war normal und gehörte zum Zeitgeist der Erziehung. Der Junge verschloß sich und wurde dadurch zum „ernsten Pessimisten" als Coping. Das Kind, so sagte man, hat etwas Böses in sich, das man sofort austreiben mußte. Immerhin ist es mit der Erbschuld belastet. Eine Konditionierung zum Beamten, zum Untertan wurde betrieben; Kinderbewahranstalten mit einem geordneten Tagesprogramm bzw. einer Tagesstruktur (auf die wir heute im Heim so stolz sind) waren das Erziehungskonzept.

Tischsitten

Tischsitten wurden mit folgenden Verboten und Geboten in die Emotionsspeicherung der Kinder hineingetrichtert: „Bei Tisch pfeift man nicht! Nicht mit dem Sessel schaukeln! Nicht unnötig beim Essen aufstehen! Nicht mit den Beinen und Armen baumeln!" Alles, was zu den vebotenen Dingen zählte, ist heute im Heim wieder lustig!

F: Bist du auch beim Essen schneller, schau den anderen nicht in den Teller.
Gierige Esser sind auch auf das Leben gierig.
Bist Du bei anderen Leut' zu Gaste, faste zur Zierde.

Die Frauen blieben während des ganzen Essens in der Küche und trugen nur das Essen auf. („Auch Eva hat ja Adam nur den Apfel gereicht. Wenn er einen Tisch gehabt hätte, wäre wahrscheinlich die Todsünde nicht passiert.") Man aß stehend. Dies scheint von der uralten überlieferten Angst zu kommen, zu wenig zu bekommen, und entsteht praktisch durch die Schnellgerichte wieder neu.

Tischgebete waren anerzogen. Es war ein Dank an den Herrgott für das geschenkte Leben. Essen durften nur diejenigen, die arbeiteten („Wer nicht arbeitet, soll auch nicht essen"). Es ist also kein Wunder, daß Stilleben vorwiegend bei Reichen als Demonstrationsmaterial für ihren Fleiß Einzug hielten.

Der Katzentisch war der Tisch der Kinder. Auf diesem Tisch wurden Kindergespräche geführt, auf dem großen daher „große Gespräche". Der Tisch der Gleichrangigen wurde in der Geschichte rund.

Das Tischtuch hatte immer eine besondere Frabe, da sich das Material auf dem Gesicht der Gäste widerspiegelte. Helle und beige Tischtücher waren angemessen. Das Aufstehen bei Tisch, wenn jemand hinzu kam, bedeutete, ihm anzubieten, mitzuessen (vergl. A. CIPRIANI, 1984). Man sollte auf eine solche Signalsprache bei unruhigen Klienten achten.

Selbstauferlegte Zwänge

In „Der Deutsche, seine Psychologie und Kultur. Eine Untersuchung des Volkscharakters", erstmals 1922 veröffentlicht, legt MÜLLER-FREIENFELS besonderen Wert auf die Beschreibung dessen, was er „freiwillige Annahme selbstauferlegter Zwänge" nannte. Der Deutsche, so heißt es, fühlt sich nur wirklich wohl, wenn er in einer Art Verein mit Statuten, Paragraphen, Vorstand, Mitgliedsabzeichen und vielen anderen Zeichen seines Gebundenseins organisiert ist. Diese Form des sozialen Lebens ist beherrscht vom Prinzip des erlernten, geprägten, freiwilligen, blinden Gehorsams und etwas ausdrücklich Deutsches, das ziemlich organisch dem Charakter des „deutschen Geistes" entspricht. Das Bedürfnis nach gesetzlicher Kontrolle und Führung entsteht aus einer bestimmten anerzogenen Unfähigkeit zur Selbstführung. Daher lieben sehr viele Alte die Heimordnung! Sollten einem Menschen Gesetze, Vereine oder Ordnungen Sicherheit geben, darf er im Heim bleiben – eine Rehabilitation würde eine Bedürfnisverschlechterung darstellen.

Taktgefühl

F: *„Für jeden Fisch gibt es einen Köder" bedeutet, daß man jeden Menschen „herumkriegen" kann wie einen Fisch, nicht etwa durch Bestechung, sondern durch Takt und taktvolle Behandlung.*

Bürgerliche Hausfrauen überwachten selbst das Einkaufen; nur gute Dinge durften gekauft werden. Vielleicht erklärt dies die Entstehung von Delikatessenladen. In einem Buch aus dem Jahre 1913 steht geschrieben: „Sieht man sich eine bürgerliche Küche an, so scheint der ganze Haushalt nur ein Bestreben zu haben, nämlich für den größtmöglichen Kraftverbrauch ein Minimum an Leistung zu erzielen. Schon die Töpfe, Pfannen, Kochutensilien sind vom Herd so weit wie möglich in einem Schrank untergebracht und dann so verteilt, daß immer ein Dutzend Sachen verschoben werden mußten, damit man das Notwendigste erreichen konnte." Anscheinend entstand daraus der liebende Hausfrauensatz: „Für dich bin ich den ganzen Tag am Herd gestanden und habe gekocht für die ganze Familie." Hauptsache, man ist fleißig. Andere Dinge hingen weit oben, nahe der Zimmerdecke oder unter der Reichhöhe. In Griffweite ist nur das, an dem man sich verbrennen oder verletzen kann.

F: *„Spare in der Zeit, dann hast du in der Not" heißt, beachte die Pflicht zum Wohltun, wettere gegen die Verschwendung und Prunksucht.*

Böhmische Bedienstete holen sich ihre Ich-Identität durch das besondere Gefühl, ohne sie könne die Herrschaft nicht leben. Eine Zimmerfrau, die im Sterben liegt, kränkt sich, da sie für die Dame nichts mehr erledigen kann, und plötzlich sagt sie: „Aber vielleicht kann ich Durchlaucht bei der Auferstehung behilflich sein."

Das Taschentuch und das dazugehörige Schneuzen waren eine ausgetriebene oder eingebleute Handlung. Allmorgendlich nach dem Gebet mußte man die Taschentücher herzeigen. Diese wurden so zum wichtigsten Utensil, das man dabei haben mußte. Man konnte außerdem den Damen aushelfen, falls sie ihres vergessen hatten. Taschentücher waren auch Wertsachenbehälter, gefüllt mit gesammelten Wertgegenständen. Man ist hygienisch und rein, wenn man eines bei sich hat, und man hat gleichzeitig einen Behälter für den Fall, daß man etwas findet. Wenn man sein Sacktuch vergessen hatte, mußte man zum Papierkorb und sich mit Briefumschlägen, Butterbrotpapier usw. schneuzen. Stellen Sie sich vor, welches Gefühl unsere Klienten haben, wenn sie heute wieder zwangsgeschneuzt werden!

5. Interpretationsversuche aus dem Zeitgeist und der Folklore um 1900–1925

Bis jetzt haben wir versucht, die Interpretation anhand von entwicklungsgeschichtlichen Szenen aufzuarbeiten. Nun wollen wir im folgenden die Betagten selbst zu Wort kommen lassen, um zu lernen, das von ihnen Ausge-

sprochene zu akzeptieren. Dazu sollen Feedbacks in folgender Reihenfolge aufgeführt werden:
1. Von den/für die Betagten Geprägtes (Stereotypien)
2. Denk- und Handlungsmuster verschiedener Typen
3. Denk- und Vorstellungsmuster, die vom Patienten entweder durch Befragung oder aus Eigenerzählungen resultieren. Vorwiegend sind es Fragen, die die Ich-Identität oder deren Sicherung im Alter betreffen.

Viele der uns heute bekannten Altersstereotypien sind von den Alten selbst erzeugte, selbstbestimmende Prophezeihungen. Man darf nicht vergessen, daß man um 1900–1925, bedingt durch das aufkeimende Industriezeitalter, bereits mit dem 40. Lebensjahr „zum alten Eisen gehörte" und sich auch so gesehen hat. Dieses ja auch oft den Tatsaschen entsprechende Gefühl ergab sich aus verschiedenen Faktoren. Man wurde älter, die Akkordarbeit ging nicht mehr von der Hand und man verdiente weniger. Die sinkende Leistung bedrohte die Arbeitsfähigkeit und somit die Lebenserhaltung und die Höhe des Verdienstes. Häufigere Krankenstände durch eine schlechte Versorgung nahmen notgedrungen zu. Millionen sahen mit Grauen der Zeit entgegen, wo sie – alt geworden – „aufs Pflaster geworfen werden" (August BEBEL). Die Angst, von anderen, auch von den eigenen Kindern abhängig zu werden, wuchs. Noch größer war die Angst der Alleinstehenden und Ledigen, in einem Armenhaus zu landen. Trotzdem – und das muß man erwähnen – war die Anzahl derjenigen, die wirklich von der Wohlfahrt oder Fürsorge oder gar noch ärger im Armenhaus (mit einem Armenbegräbnis) leben mußten, sehr gering. Die Angst und die entsprechenden Coping-Eigenarten von Alleinstehenden sind auch heute noch als sonderbar zu betrachten, wenn man bedenkt, daß ein Großteil der heute Betagten im Heim „Ledige" sind.

So ist es kein Wunder, daß die Ich-Identität dieser Menschen gering war (und ist) und dadurch das Sprichwort „Ich gehöre zum alten Eisen" durch die Alten selbst forciert wurde. Sie setzten sich selbst herab, versuchten Copings gegen das Alter zu entwickeln und natürlich das Alter an sich negativ zu besetzen, denn die Ich-Identität wurde – wie bereits erwähnt – sehr häufig von der Arbeit oder vom Fleiß genährt. Fallen Arbeit und Fleiß aus, bleibt in der Lebensretrospektive nichts übrig, auf das man positiv zurückblicken könnte. Daraus entwickelte sich als Zukunftsaspekt der Wunschgedanke, wenigstens ein schönes Begräbnis zu haben, auf das man natürlich hinspare. Immerhin bedeutet doch ein schönes Begräbnis, wenigstens einmal jemand oder etwas zu sein, nämlich eine „schöne Leich'".

Sehr häufig ist natürlich die selbstbestimmende Prophezeihung „Ich gehöre zum alten Eisen, weil ich nichts mehr leiste" oft bei denjenigen eingetreten, die *nie* etwas leisteten, und nur in seltenen Fällen aufgrund tatsächlicher Multimorbiditäten im Alter. Viel öfter als sich fallen zu lassen, begegnet man dem genau umgekehrten Effekt, nämlich im Alter überkompensatorische Copings anzunehmen. Wer kennt nicht den 80jährigen Radrennfahrer, den 90jährigen, der wieder heiratet, etc.

Für Volkssprüche wurde natürlich vorwiegend der Einzelfall, der *Auffällige*, zum Muster für Sprüche.

Volksprägungen zur Irreversibilitätstheorie und Disengagementtheorie führten zu Sprüchen wie die folgenden:

Alte Häuser haben trübe Fenster (sehen schlecht).
Viele Greise und wenig Weise.
Mancher greiset, bevor er weiset.
Der Glückliche verliert das Gedächtnis.
Was nicht im Gedächtnis ist, das ist nicht unser.
Graue Köpfe und blonde Gedanken passen nicht zusammen.
Was der Teufel nicht weiß, weiß ein altes Weib.
Zehn alte Weiber, elf Krankheiten.
Das Alter bessert sich nicht.
Das Alter geht vor, sagte Eulenspiegel, und stieß seine Mutter die Treppe hinunter.
Das Alter ist ungelehrig.
Das Alter ist geschwätzig.
Alte Besen wirft man ins Feuer.
Altes Dach ist schwer zu flicken.
Ein alter Narr wird selten klug.
Ein alter Pelz ist selten ohne Läuse.
Einen alten Baum soll man nicht versetzen.
Alte Leute, alte Häute.
Alte Leute, alte Leiden.
Alte Leute sind wunderlich, wenn es regnet, wollen sie Heu machen.
Alte Leute haben kranke Häute (Empfindlichkeit).
Alte Leute werden wieder Kinder.
Alte Leute fressen auch gerne frischen Speck (wenn Ältere jüngere Partner suchen).
Alte Böcke haben harte Hörner.
Alte sind stur.
Alte Esel will niemand loben.
Alte Röhren tropfen gern (schwatzhafte Alte).

Copings:

Alte Fehler haften fest.
Im alten Geleise geht es sich sicher.
Alte Freunde und Wege soll man nicht verlassen.
Alte Gewohnheiten legt man nicht ab wie ein Hemd.

„*Ein gebranntes Kind scheut das Feuer*" ist ein emotionaler Spruch, der sagt, daß, wenn jemand einmal einen Fehler gemacht hat, er diesen nicht wiederholt. Das wäre im Prinzip eine gute Denkrichtung, doch jeder von uns weiß, daß man aus Schaden leider nicht klug wird, daß man bei seinen altbewährten Copings bleibt. Wenn man selbst alt wird, greift man den Spruch seines

Vaters auf und benimmt sich wie ein Alter. Dies kann zum Beispiel mit dem Spruch „Der Kater läßt das Mausen nicht" eingebremst oder von der Umgebung oder sogenannten Familie zum Beispiel mit „Lieber Vater, schon Dich ein bißchen! Ist Dir die neue Lebensgefährtin nicht zu alt?" kommentiert werden. So greift man auch im Alter auf bewährte oder auch nicht bewährte Methoden der Daseinsbewältigung zurück, egal, ob das nun das „Katerverhalten" oder das Sich-tot-Stellen (ja nicht auffallen, sonst kommt man in ein Heim!) ist. Immerhin drohten wir Eltern auch unseren Kindern mit dem Heim, wenn sie nicht brav waren. Jetzt geht's auch uns an den Kragen! Es ist also besser, mit dem „Katersyndrom" zu leben.

Reaktionen auf die Altersstereotypien von den Alten selbst: Je nach Typ wird man im Alter versuchen, für sich selbst einen gangbaren Weg zu finden, mit dem Älterwerden fertig zu werden. Einige werden versuchen zu verdrängen, andere wiederum überzukompensieren. Einige haben die Tatsache, zum alten Eisen zu gehören, nicht verkraftet und verdrängen diesen Gedanken mittels Vergessen oder Verschönern als Coping. Die Vergangenheit wird immer beschönigt. Man merkt sich ja auch von einem Urlaub nur, daß er schön war. Der Spruch „die gute alte Zeit" ist die Folge. Auch der Spruch „Zeit spielt keine Rolle" ist doch ein perverser Wahlspruch, für die Eintagsfliege erfunden, und doch gilt er auch für uns Menschen zu Recht, solange wir uns mit dem Ende unserer Zeit nicht beschäftigen müssen, weil wir bewußt oder unbewußt das Ausgehen unserer Stunden verdrängen.

Überkompensation: Ganz anders erlernten Sympathikotone, mit dem Ausgehen der Lebensstunden umzugehen. Sie suchen noch immer das Abenteuer. J. HEESTERS als sympathikotoner Typ sagte mit 88 Jahren: „Risiko ist das Salz in der Suppe." Um seine pseudoneurasthenischen Beschwerden zu kompensieren, kann man natürlich als Junger mehr tun oder, noch besser, sich jünger machen als man ist, indem man jemanden wieder aufleben läßt. „Heute kommt meine Mama zu Besuch", sagt die 90jährige zur Krankenschwester. Na ja, solange die Mama noch lebt, leben „wir Jüngeren" (Tochter) natürlich auch noch.

Biographie	*Interpretation*
Eine 80jährige sieht auf der gegenüberliegenden Straßenseite eine 60jährige und sagt voll Begeisterung: „Schau dir die Alte da drüben an!"	Eindeutige Verdrängung des eigenen Alters aus Angst vor dem eigenen Altwerden und Tod.

Während meines ganzen Studiums habe ich nur einen Folklorespruch der Alten gefunden, der gegen die Irreversibilitätstheorie sprach: „Nicht jeder alte Bock ist stur." Allerdings sagen dies auch Leute, die ein Leben lang stur waren und nun nicht erkennen wollen, daß sie eben immer so waren. Auch die Möglichkeit zur Flucht in eine Betreuungsstätte als Coping sollte man nicht vergessen. Immerhin haben viele Frauen um 1900–1925 viel ältere Männer geheiratet, um versorgt zu werden. Meistens ging aber die gute Idee nicht auf, und *sie* mußten versorgen. Es kommt also nicht von ungefähr, daß sie sich einen Lebenswunsch erfüllen und im eigenen Alter in die Versorgung gehen, um versorgt zu werden, wie sie es sich immer vorgestellt haben, und um endlich eine „Gnädige Dame" zu sein.

Copings aus dem täglichen Leben:
- *Beim Muttertagsspaziergang war es meiner Mutter, die an den Rollstuhl gefesselt ist, ein Bedürfnis, Flieder aus dem Park zu stehlen. Darüber freute sie sich den ganzen Tag.*
- *Einem anderen Menschen Juckpulver in den Kragen zu streuen, ist ein Coping von Frau H. B.*
- *Maggikraut zu züchten, weil es angeblich das „Männergold" sei, ist das Coping von Herrn O.*

Einige der Betagten flüchten nicht in ein Alters-Coping, sondern dekompensieren wirklich oder „verstehen die Welt nicht mehr".

In der letzten Zeit ist die Zahl der verschiedenen geriatrischen und sozialgeriatrischen Studien enorm angestiegen. Das Neueste auf diesem Gebiet dürfte der Begriff Sozialökologie (L. ROSENMAYR) sein. Unter Sozialökologie versteht ROSENMAYR die erforschte Interaktion zwischen Umwelt und alternden Menschen. Es handelt sich dabei um die Umfeldkompetenzen, die, um dies laienhaft auszudrücken, ein Mensch als Alltagsbewältigungsstrategien hat, und ihre sich daraus ableitende Forschung. Die Umweltkompetenzen oder Anforderungsstrukturen an Menschen, vorwiegend an Betagte, sind von unterschiedlichster Höhe und in der heutigen Zeit sehr männer- oder frauenorientiert. Werden die Umweltkompetenzen plötzlich erhöht, kann eine Überstimulierung mit Rückzugspanik und Verwirrtheit entstehen. Werden hingegen die Umweltkompetenzen eines Menschen im Anforderungsprofil unterfordert, dann zieht sich der betreffende Mensch aus Gründen zu niedriger Anforderungen in die Lethargie, Interesselosigkeit und in eine negative Stimmung zurück.

Biographie	**Interpretation**
Schicksalsschlag: Ein Mann, der ein Leben lang von seiner Frau versorgt wurde, ist nach dem Tod der Gattin nicht imstande, zu bügeln, zu kochen oder sich selbst zu versorgen.	Er ist mit seinen Umweltkompetenzen überfordert.
Meistens erfolgt daraufhin eine Aufnahme in ein Altersheim. Dort wird er dann schließlich weiter- bzw. von neuem versorgt. Nun ist ihm aber nach ein, zwei Wochen „langweilig", er zieht sich zurück, gerät in Panik oder flüchtet aus dem Heim.	Er ist im Anforderungsprofil unterfordert. Immerhin hat ihn zu Hause die Gattin wenigstens durch die Gegend gehetzt, einkaufen und Kohlen holen geschickt, etc.

Hier sollte man auch die Heimhilfe erwähnen! Sie tritt in das Leben eines überforderten Mannes oder einer Frau, auf alle Fälle von Menschen, die nicht gewohnt sind, ihre Lebenserhaltung selbst zu organisieren. Nach einiger Zeit wird er sich an die Heimhilfe gewöhnt haben, das heißt, es wird wie im Heim zu einer Unterforderung des Patienten kommen, so daß man ihn ab dem ersten Monat im Anschluß an die Heimhilfeprozedur einer Reizanflutung aussetzen muß (keine Überforderung, keine Unterforderung). Bei der Aktivierung oder Reaktivierung ist demnach darauf zu achten, daß die Menschen aufgrund ihrer altgewohnten Anforderungsstruktur belastet werden. Es dürfen weder zu wenige Stimuli noch zu viele Stimuli erzeugt werden, vor allem ist auf Neustimulierungen zu achten.

Wie schon beschrieben, haben wir heute den Vorteil, daß wir Betagte betreuen, die zwei Weltkriege hinter sich haben und demnach in ihren Handlungsplänen und Handlungsmöglichkeiten sehr hohe Belastungen gewohnt sind. Ein Überforderungssyndrom bei der Reizanflutung durch das Personal ist kaum zu beobachten.

Das fragende Ich im Alter („Wer bin ich denn noch?") sucht nach einer Existenzbegründung und -bejahung, d.h. nach dem Aufhänger für seinen Lebenssinn und -inhalt. Der durch das Leben geprägte rote Faden soll wieder gefunden („Was kann ich denn noch?") und durch Belastungen verstärkt werden. Bei Konflikten greift der Mensch auf die ihm möglichen, typischen Reaktionen und deren Ausgangspunkte zurück; das Ich im Alter ist von der Frage des Ausgangspunktes von Inhalten abhängig:

Ausgangspunkt „Ich war wichtig"	*Ausgangspunkt „Ich war relativ unwichtig"*
Reichhaltige Ausgangslage: Ich war alles – Vater, Großvater, Autor, Großbauer, Doktor, Musiker, Markensammler. Menschen, die viele positiv besetzte Ichs haben, werden auch im hohen Alter von diesen zehren können.	*Schwache Ausgangslage:* Ich war verheiratet, hatte einen Sohn. Menschen, die auf wenige Ichs zurückblicken können, haben wenig in der Bilanz ihres Lebens. Wenn sie geschieden werden und der Sohn auszieht, bleibt nicht viel übrig.

Coping und Paranoia

Viele heute Betagte mußten als Überlebensstrategie auch schon mal etwas „Linkes" anstellen, um überleben zu können, worüber keiner sprach. Nimmt aber die Rationalität ab, dann nimmt das schlechte Gewissen zu und eine paranoide, angstmachende Stimmung ist möglich. Man hat eben ein bißchen Kohle gestohlen, etwas Eßbares und so hie und da eine Uhr. Dann verbrachte man ein paar Tage im Gefängnis, aber das schlechte Gewissen verging nie. „Durch lächerliche Umstände kam der Diebstahl ans Licht. Die Folge waren sechs Tage Haft. Nach Verbüßung der Strafe merkte ich erst die Schande, die auf mir lastet" (A. LEVENSTEIN, 1909).

Ein anderes Beispiel: „Unsere Väter haben in allen Nöten den Himmel um Hilfe angerufen, und ich selbst habe oft ein inbrünstiges Gebet hinaufgeschickt zu Gott, der uns in der Schule gelehrt wurde. Aber je älter ich wurde, Erfahrungen sammelte, desto klarer wurde mir, daß alles Beten und Flehen törichtes Tun ist." Wird dieser Mann einmal dement, hat er seine Paranoia schon zu Lebzeiten vorgeprägt. Denn Prägungen leben im Herzen weiter, auch wenn man eine Zeitlang rational agiert.

6. Typen-Interpretation

Lebensanschauungen oder Lebenseinstellungen sind häufig geprägte, sozialisierte, den Lebensweg bestimmende Eigenschaften, die sich in „Typen" beschreiben lassen. Dazu gibt es einige Grundmuster sowie sämtliche Mischformen. Man unterscheidet grob gesehen:

– **Körperbautypen** (nach E. KRETSCHMER):
  * pyknischer Typ
  * leptosomer Typ
  * athletischer Typ

– **Gefühlstypen:** optimistischer Typus
  sympathikotoner Typus (nach BÖHM)
  pessimistischer Typus
  parasympathikotoner Typus (nach BÖHM)
  ethisch-moralischer Typus
  Muttertypus (nach BÖHM)
  erotischer Typus
  hypomanischer Typus
  geistiger Typus
  praktisch-technischer Typus
  wirtschaftlicher Typus
  theoretischer Typus
  Lerntypus (nach BÖHM)
  ästhetischer Typus
  sozialer Typus
  politischer Typus
  Cheftypus
  religiöser Typus

– **Ganzheitstypen:**
  * extrovertiert, spricht andere an
  * introvertiert, wartet auf Ansprache

Unsere Aufgabe ist das Belassen der Eigenarten; denn für viele Alte ist ihre Eigenart gleichzeitig ihr Lebensinhalt, es geht also darum, diesen wieder aufleben zu lassen.

In der Umgangssprache werden oft Typeneigenarten mit Begriffen wie Begabung, Berufung, Aufopferung, Fähigkeit, Anlage in Verbindung gebracht. In der frühen Psychologie wurde auch nach *Alterstypen*, d.h. dem Stil der Lebensalter unterschieden. Man sprach von Kindertypen, Jugendtypen,

Erwachsenentypen und natürlich von Greisentypen. Von dieser Typologie ausgehend, entstand die Irrlehre der Irreversibilitätstheorie und der Disengagementtheorie. Betrachtet man den Typ „Senior" (wenn es überhaupt so etwas geben sollte) nach meiner Typologisierung, dann entspricht der „Betagte" als Typ seinen Copings. Der heute Alte lebt z.B. in seinem Coping Angst, die Typologie müßte dann heißen: „Angst macht krumm", gekrümmt nach den alten Idealen der Selbstauslöschung, der Demut und des Gehorsams. Dieser Typ „Betagter" war der Preis für die Zivilisation und für das Nachholbedürfnis, bürgerlich zu werden oder alles zu haben. Es ist kein Wunder, daß gerade dieser Typ, der die Menschlichkeit zugunsten der Arbeit verloren hat, sagt: „Ich fahre in den Süden auf Urlaub, denn da ist alles noch normaler – die Menschen sind menschlicher, der Salat ist grüner." Sie suchen dabei sich selbst, den offenen, herzlichen, spontanen, witzigen Menschen.

Belauscht man im Alltag eine Unterhaltung, die sich um die Charakteristika der lieben Nächsten dreht, so begegnet man gewiß unfehlbaren Kennzeichnungen, die eine einzelne Eigenschaft schon als typisch herausgreifen und demnach den ganzen Menschen einem Typus zuordnen. Man sagt zum Beispiel, Herr N. sei ein Geizhals, Frau X eine eitle Kokette. Mehr sagt man nicht und umreißt ein ganzes Menschenbild, ob dies nun stimmt oder nicht.

Im täglichen Leben wie auch in der Psychologie gibt es den Streithahn, Pantoffelhelden, Streber, Angsthasen, Aufschneider, Don Juan, die Klatschbase, den Verschwender, den Schmeichler usw. In der Psychologie wird nach Prävalenzen unterschieden. An dieser Stelle soll dies per Prägung versucht werden. Natürlich sind es in erster Linie oberflächliche Etikettierungen, sie sind aber „mit bloßem Auge sichtbar". Bei unseren Betagten sind ein oder zwei typische Charakterzüge schon so festgefahren, daß man daraus das Leben des Klienten ableiten kann. Meistens haben unsere Betagten eine *Monomanie*, das heißt, einer der Charakterzüge überwiegt so stark, daß er alle anderen Charaktereigenschaften weit zurückdrängt und fast zu einer krankhaften Beherrschung wird durch eine fixe Idee oder als Coping, so etwa Ehrgeiz, Eitelkeit, Streben nach Geld, Altruismus.

Typen-Beispiele aus dem täglichen Leben

Berufstypen

Die meisten Menschen prägt der Beruf so sehr, daß man ihnen schon „kilometerweit" ihren Beruf ansehen kann. Pflegepersonen beispielsweise haben sehr oft ein typisches Pflegergesicht. Wenn sie in einen Ort kommen, wo es einen Dorfschwachsinnigen gibt, erkennt dieser das gütige Gesicht des Pflegers. Er erkennt, daß dieser Mensch keine Angst vor ihm hat. Er ist geprägt und übt die Pflegerei nicht als Beruf, sondern als Berufung aus. Verschiedene Haltungen im Leben zeichnen echte *Berufene* als Typ aus. Sollte ein nicht Berufener diesen Beruf ergreifen, sieht und spürt man nichts. Es gibt doch den typischen Seemannsgang, den geborenen Arzt oder Künstler mit der entsprechenden Ausstrahlung.

Sehr vieles im Leben eines betagten Menschen wird uns immer Angst machen, den Anschein eines pathologischen Vorganges durch sein Nicht-Verstehen haben. Mit verschiedenen Beispielen soll die Möglichkeit des Nachvollziehens nähergebracht werden. Das soll nicht heißen, daß man die Reaktionen der Betagten für gut oder schlecht befinden soll oder sich gar damit identifizieren müßte, sondern nur eine andere Welt zu begreifen lernen.

Problem	Diagnose	Impuls
Ein ehemaliger Wirt betritt immer wieder den Sozialraum.	Er ist auf den Ruhetag geprägt.	Der Pfleger sagt: „Heute ist doch Ruhetag!" Der Klient: „Na, dann bis morgen."
Ein ehemaliger Knecht hat immer Probleme mit weiblichen Patienten. Er ist ungalant, rüpelhaft und erscheint hartherzig.	„Weibersterben kein Verderben. Roßverrecken, Bauernschrecken." Dieser Folkloresatz aus 1910 sagt alles aus: Prägungsphänomenal war und ist ein Roß mehr wert als eine Frau.	Patienten zu einem Mann setzen.

Parasympathikotone Menschentypen
Die Erfüllung von Sicherheit ist ein emotionales Grundbedürfnis wie auch das Bedürfnis nach Seßhaftigkeit. Der Mensch klammert sich an Altes, Bestehendes, sich nicht Änderndes („alles fließt" gilt nicht). Parasympathikotone Typen wollen keine neuen Erfahrungen machen, bleiben bei den eingefahrenen Verhaltensmustern und wollen keine Umstellung.

Sprüche aus der Biographie zum Lebenstyp, den man wiedergeben soll („Ich bin wichtig, weil ich Pessimist bin"): „Nimm dich in acht vor Menschen, die immer andere bekritteln, die ewig Fehler an allen und allem finden. Ein krittelsüchtiger Geist ist ein kranker Geist. Er kann nichts Gutes anerkennen, es ist ihm geradezu unangenehm, wenn er Gutes von anderen hört; und wenn er dieses Gute nicht ganz wegleugnen kann, so verkleinert er es wenigstens nach Kräften und mit jeder Menge Wenn's und Aber's ... Wir müssen ohne Unterlaß das Ideal unseres Selbst aufbauen; damit ziehen wir Elemente an uns, die immer helfend mitwirken, das ideale Gedankenbild zur Realität zu bringen. Wer es liebt, der starken Dinge zu gedenken (der Berge und Ströme und Bäume), zieht Elemente solcher Kraft an sich."

Klosterfrauen zum Beispiel sind wesentlich mobiler. Ihr Orden ordnet an, daß sie in durchschnittlich zweijährigen Intervallen in ein anderes Kloster gehen müssen. So gewöhnen sie sich nicht an Irdisches, man läßt ihnen keine Gelegenheit, sich zu fixieren.

Optimisten und sympathikotone Menschentypen
Ein Mensch, der das Glück hatte, in eine optimistische, lustige Familie hineingeboren zu werden, wird diese Prägung übernehmen und sich positiv zum Leben einstellen.

Ein Optimist, der sich selbst beherrscht, hat nie Eile, er konzentriert seinen Willen, seine Kraft, seinen Intellekt einzig auf den einen Zweck, zu dem er den Leib, sein geistiges Instrument in diesem Augenblick, verwendet; so wird er daran gewöhnt sein, sich zu beherrschen, in jeder Geste graziös zu sein, weil sein Geist im absoluten und ungeschmälerten Besitz seines Leibes ist (P. MULFORD, 1913).

Sprüche aus der Biographie zum Lebenstyp, den man wiedergeben soll („Ich bin wichtig, weil ich ptimist bin"): Ich weiß, ich sehe viel jünger aus. Das kommt daher, weil ich so intensiv gelebt habe. Ich lebe schrecklich gern. Trauer ist nicht der Sinn des Lebens. Wir sind geboren, um Freude zu empfinden . . . Wenn sie erzählt, dann lachen und weinen ihre Augen, dann bewegt sich alles an ihr, und man läßt sich gerne bewegen.

Der sympathikotone Typ ist in der Literatur eher unter dem Typus des euphorischen Menschen zu finden. Die Welt ist in ihm heiter und hell, sie ist eine Stätte zum Lachen. Er kann stolz, heiter, euphorisch bis leichtsinnig sein. Als Kind schon ist der sympathikotone Typ unfähig, stillsitzen und zuhören zu können; dies ist auf die Dauer nichts, daher mußte sich schon die Mutter Abwehrmechanismen im Sinne von Fingerspielen ausdenken, wenn er zum Beispiel strenge Bettruhe hatte.

Dazu wurde folgendes Fingerspiel benutzt:

Die Finger als Zappelmännchen
„Wir spielen, wir spielen
und fangen lustig an.
Und wenn der Daumen nicht mehr kann
dann kommt der Zeigefinger dran."

Dabei können alle Finger an die Reihe kommen und danach die Beine Bewegung finden. Sympathikotone Menschen sind psychomotorisch aktiv, freiheitsliebend, risikofreudig, wollen immer neue Erfahrungen machen. Sie sind lebenslustig und finden es selbst lustig, Sünden zu begehen; die Angst vor den Über-Ich-Bestrafungen besteht nicht oder wird verdrängt. Sepp BRADEL zum Beispiel flüchtete einmal aus einem Spital, weil er am nächsten Tag ein Skispringen zu absolvieren hatte, und gewann.

„Wer hat, dem wird gegeben, wer aber nicht hat, dem wird auch genommen, was er hat." Das Überleben im Kampf ums Dasein um 1920 hieß, „seine angeborenen Gaben" auszunutzen: „Der Passendste, das ist der, der seine angeborenen Gaben ausnutzt, der im Kampf nur immer stärker wird und der überlebt, weil er sich selbst vervollkommnet." Lord CHESTERFIELD nannte die Kunst, anderen zu gefallen, eine der köstlichsten Gaben, die der Mensch besitzen kann: „Wenn dein Wesen sonnig, heiter, hilfreich und gütig ist, dann kann es dir nie an Beliebtheit oder Volkstümlichkeit fehlen."

Nicht immer ist die Prävalenz ganz typisch und absolut. Es kann auch vorkommen, daß mehrere verwandte oder auch widerstreitende Tendenzen nebeneinander existieren oder in Abwechslung dominieren. Man nimmt teilweise einige Grundeigenschaften als von der Natur mitgebracht hin, sehr oft ist aber dann das eigentlich gezeigte Verhalten gerade gegen die Naturanlage gerichtet.

Naturanlage (angeborene Prävalenz)	*Verhalten (Verkappung, Umkehrung)*
Ehrgeiz	asketische Frömmigkeit
zartfühlende Natur	Verächter aller Gefühle

Es ist wahrscheinlich so, daß es im täglichen Leben mehr Mischtypen zwischen sympathikotonen (psychomotorisch überschwenglichen) und parasympathikotonen (psychomotorisch unterschwenglichen) Menschen gibt. Fest steht, daß bei beiden Typen – wenn der Lebensantrieb ausgeht – neue Motive (aktivierende Pflege) oder alte Motive (reaktivierende Pflege) gesucht und gefunden werden müssen.

Manche Menschen, vorwiegend solche, die ein Leben lang sympathikoton waren, reagieren gerade im Alter, wenn sie merken, daß das Leben begrenzt ist, mit besonders überschießenden Symptomen wie großem Reizhunger, Wunsch nach würzigen Nahrungsmitteln, Suchen nach dem Drama im Alltag (z.B. „Wahl des falschen Partners") oder nach Streit und Herausforderung. Einige dieser überschießenden Reaktionen sind in prägenden Kindheitserlebnissen zu finden. DAVIDSON beschreibt diese Kindprägungen als häufig bei solchen Kindern vorkommend, die in Durchschnittsfamilien aufgewachsen sind, die – von den Eltern aus – auf eine bürgerliche Fassade großen Wert gelegt haben oder bei denen „nichts sehen, nichts hören" die Devise gewesen ist. Die bürgerliche Fassade führt in der Folge zur „Dramasuche". Die Töchter heiraten meistens Männer, die Probleme machen. Sie haben Lust am Drama im Alltag, sind theatralisch und wünschen sich ein Publikum. Sie fürchten nichts mehr als Langeweile und Mittelmäßigkeit.

Diese enorme Reizsuche wird sehr häufig als krankhaft eingestuft, ist aber in Wirklichkeit eine Form der Lebensbewältigung, wenngleich eine eigentümliche. Eine Ruhigstellung führt zum seelischen Tod. Als Impuls kommt demnach nur der eigene, von sich aus schon zu starke Impuls „Belassen" in Frage. Risikofreuden sollten toleriert werden.

Wirtschaftlicher Typus

Herrscht der Ernährungstrieb vor, so haben wir den *Materialisten,* dessen Grundsatz es ist: „Der Mensch lebt nicht nur, um zu essen, sondern um viel und gut zu essen." Solchen Menschen erscheint die Welt als großes Buffet, bei dem es gilt, möglichst viel und möglichst Schmackhaftes zu ergattern. Dieser Typ ist in grober wie verfeinerter Form sehr verbreitet, obwohl er kulturell nicht hoch gewertet wird. Herrscht der Besitztrieb vor, so erscheint die Welt als Stätte für Erwerb und Eroberung. Mittelpunkt ist das, was man hat oder haben möchte. Geld, Gut, Frauen, Ruhm – Hauptsache, man hat. Da Zahlen und Berechnen oft nur abstrakte Begriffe sind, muß alles, was er tut, wenigstens „verbucht" sein.

Theoretischer Typ

Von der Geistesanlage her kann man den abstrakten und den konkreten Menschen unterscheiden: Der abstrakte oder theoretische Typ denkt sich seine Welt. Er muß sie nicht sehen. Er denkt sich Farben und Formen, als Philosoph sucht der abstrakte Mensch in der konkreten Wirklichkeit nach „Erscheinungen", wenn nicht gar nach Schein oder Trugbildern. Gott gilt als Geist, und jede Verkörperung des Göttlichen ist Entweihung. Daneben besteht eine Steigerung zum Phantasietypen, dessen Welt eine „Vorstellung" ist.

Sprüche, die den Lebenstyp aus der Biographie wiedergeben sollen („Ich bin wichtig, weil ich lerne oder gelernt habe"): „Deshalb habe ich immer gescheite Männer gewählt, weil ich gehofft habe, etwas zu erfahren. Die wachsende Erfahrung, nicht die Streicheleinheiten habe ich gesucht ... Er war mein Professor Higgins. Ich kam vom Land, und er hat mich zu seinem Geschöpf geformt."

Ästhetischer Typ

Der ästhetische Mensch verhält sich betrachtend. Er vermag mit einigen Menschen nicht zu verkehren, weil sie zu häßlich sind. Was ihn nicht anspricht, lehnt er ab. Nur auf die Schönheit kommt es an. Es sind dies Menschen mit feinem Kunstempfinden.. Sprüche, die den Lebenstyp aus der Biographie wiedergeben sollen („Ich bin wichtig, weil Schönheit mein Leben ist"): „Schönheit löst in mir ein Gefühl aus, das mich trägt, das mich glücklich macht ... Ich habe allen Menschen Gedichte geschrieben, nur meinem Vater nicht, das bereue ich heute ... Das Gesicht ist der Blickfang unserer Seele. Unsere Gedanken formen unser Anlitz und geben ihm seine persönliche Prägung, Haltung und Gestalt des ganzen Leibes."

Sozialer Typ

Der soziale Typ wertet die Welt unter dem Gesichtspunkt menschlich-gesellschaftlicher Beziehungen. Man legt Wert auf gute Beziehungen, wobei gut keine christliche Färbung besitzt und Moral nicht bürgerliche Moral ist. Der Mensch geht in die Gesellschaft und lebt von dieser. Einsamkeit schätzt er nicht. Er will andere Menschen gewinnen und beeindrucken. Dieser Typ rechnet überall mit Zuschauern. Er ist betont höflich und hat lebhaftes Interesse an anderen. Er ist meist Mitglied von allerlei Vereinen. Er macht auch alles, womit man in der Gesellschaft glänzen kann. Alles, auch Politik und Geschäft, vergesellschaftet er.

Sprüche, die den Lebenstyp aus der Biographie wiedergeben sollen („Ich bin wichtig, weil ich sozial bin"): „Frieda ist eine gute Seele. Eine, die immer Zeit hat, die für alle da ist ... Ich heize nicht, ich will sparen. Ich möchte meinen Kindern Weihnachsgeschenke kaufen."

Sind wir Pflegende soziale Typen und wenn ja, warum? Was haben wir davon? Der Psychologe Mark SNYDER, University of Minnesota, schreibt,

daß sozial engagierte Menschen von ihrer Tätigkeit profitieren, das heißt, wir helfen nicht „selbstlos", sondern bekommen „Ware" retour. Wir bekommen:
- eine Verbesserung des Selbstwertgefühls,
- eine stärkere Bindung an eine Gemeinschaft,
- eine Bestätigung persönlicher Werte,

und wir leben länger. Wenn aber die persönliche Belohnung zu gering wird (z.B. bei gerontopsychiatrischen Patienten), wenn zu wenig Gegenliebe von den Patienten, zu wenig Anerkennung von der Gemeinschaft kommt, dann gibt auch der sozial Engagierte auf. Sozial Engagierte sind also auch Egoisten, die helfen, um sich selbst zu helfen. Interessant in diesem Zusammenhang ist eine Studie von Gary MELTON (1993), der durch eine aktuelle Befragung nachweisen konnte, daß der normale Mensch, der Probleme hat oder Hilfe braucht, nicht mehr Verwandte, Freunde oder die eigenen Kinder um Hilfe bittet, sondern Profis, d.h. entweder Experten (wenn er Geld hat) oder kommunale Helfer (wenn er kein Geld hat). Also wird auch die Idee der Nachbarschaftshilfe falsch betrachtet.

Politischer Typ

Das Wesen des politischen Menschen ist gekennzeichnet durch Macht, wobei es persönliche Macht sein kann oder der Sieg einer Idee, die er in den Dienst stellt. Es wird alles unter einem Freund/Feind-Verhältnis betrachtet. Die gesamte Welt ist ein Kampfplatz. Prestige ist alles.

Sprüche, die den Lebenstyp aus der Biographie wiedergeben sollen („Ich bin wichtig, weil ich Chef/Alpha bin"): „Denn wenn ich das nicht alles durchgemacht hätte, dann wäre ich wahrscheinlich nicht die, die ich heute bin. Leid ist ja auch eine Möglichkeit zur Entwicklung . . . Die Männer, die es früher hier gab, haben nie mitgearbeitet. Ich war immer für alles zuständig, für Hof, Haus . . . Das habe ich als Prägung von meiner Mutter mitbekommen. Meine Mutter hatte das Heft fest in der Hand . . . Ich hatte die Verantwortung. Wir hatten immer genug zu essen und machten Tauschgeschäfte am Schwarzmarkt . . . In Wirklichkeit war er kein Mann zum Anlehnen, und ich mußte immer die Starke sein."

Praktisch-technischer Typ

Der praktisch-technische Typ ist von der Geistesanlage her ein konkreter Mensch. Er will alles sehen (Affendenken). Nur das ist für ihn wirklich, was er wirklich sehen, hören und begreifen kann. Betreibt er Philosophie, so erklärt er nur, was man mit den Sinnen erfahren kann als Realität, alles andere als Spinnerei. Der praktisch technische Typ ist, wie das Wort schon sagt, derjenige, dem das „Probieren über das Studieren" geht. Alles wird ihm zum Werkzeug, und alles heiligt die Mittel. Er braucht zwar die Theorie, sie ist ihm aber nie von Eigenwert. Auch der wirtschaftliche Gewinn ist vorerst nebensächlich.

Sprüche, die den Lebenstyp aus der Biographie wieder geben sollen („Ich bin wichtig, weil ich ändere"): „Im ersten Jahr nach dem Tod meines Mannes habe ich tapeziert, Böden geschliffen, die Zentralheizung eingebaut, das Sommerhaus neu gestrichen . . . als er gestorben war, wollte ich mich ins Auto setzen und mich umbringen, aber ich hatte keinen Führerschein. Das war das erste, das ich geändert habe . . ."

Arbeiter-Typ

Arbeiter-Typen wurden zu solchen erzogen. Es gab fügsame und fleißige Arbeiter, die sozusagen brav waren, und solche, die aufbegehrten, sich widersetzten und die Revolution auslösten (Proletarier). Die Fach- und Vorarbeiter trugen Krawatten im Dienst und distanzierten sich so schon optisch von den Proleten. Zitat: „Ein Prolet ist derjenige, der in der Kindheit nicht gewaschen wurde, verwahrloste, weder zum Guten noch zur Religion erzogen wurde. Er hat sein Handwerk nicht erlernt, heiratet ohne Brot und setzt seinesgleichen in die Welt." Leute mit sicherer Anstellung (Schaffner, Pfleger) gehörten zum besseren Proletariat. Aus dieser Subkultur entstand ein Zusammenschluß: Sie nannten sich selbst „Hackler", sprachen sich alle per Du an, erzeugten ein Kumpelsyndrom und uniformierten sich mit einem Schlossergewand. Krankenstände waren unmöglich. Sie hatten kein Gesundheitsbewußtsein, gaben kein Geld für Prophylaxe aus, aber aßen und tranken viel, denn wer schwer arbeitete, mußte auch schwer essen. Produktivität stand höher als Muße und Genuß. Jeder sorgte für sein Ich (Arbeitsethos). Die Arbeit wurde zum Grundbedürfnis. Die Arbeitstherapie entstammt dieser Ideologie (Freude an der Leistung, nicht am Spiel). Zeit bedeutete Geld. Arbeiter wachten über andere Arbeiter, damit sie ja nicht zu spät kamen, bis die Stechuhr eingeführt wurde.

Im Zeitgeist der Jahrhundertwende konnte man eine typische Trennung zwischen Facharbeitern und Fremdarbeitern unterscheiden. Von diesen Fremdarbeitern gab es wieder jene, die in Wien geduldet wurden (mit Papieren), und solche, die man nicht duldete (ohne Papiere). Streng spezifisch war auch die Ghettotrennung zwischen den Leuten des Subproletariats. Wo man als Unterstandsloser schlafen durfte, hing davon ab, wer man war (Hackordnung der Quartiere):

Der Eingang zum Sammelkanal, der alle Kanäle von der Wien aufgenommen hat, war unter anderem zwischen Stephaniebrücke und Ferdinandbrücke. Das war meist die Schlafstelle der Ärmsten. „Ein großartiges Varieté", sagte ein Klient, „in dem vor allem Hungerkünstler aufgetreten sind." Hier nächtigten Menschen, die „Wienverweis" hatten. Die Suppen- und Teeanstalten am Tiefen Graben waren ein Treffpunkt der Unterstandslosen. Es war nicht leicht, als „Neuer" Kontakt aufzunehmen, da es schon 1900 den Fremdenhaß gab. Zitat: „Soll'n daham bleib'n in Leitomischl. Kumm'n alle daher, fress'n auf Wean. Woher soll man's denn nehma? Schickens uns so ausgfranzte Pojaza (Bajazzo). Die Böhm und Krowottn schmeissen's außa und denke eahna: Solln's nur auf Wean, die wird'n schon dort firti wern mit dem Glumpert (Gesindel)."

Die Schläfer im Wienkanal waren vollkommen andere Leute als diejenigen vom Sammelkanal. Es gab einen eigenen Hausmeister, der mehr oder weniger die Schlafgäste musterte (Herr Weber). Bessere Dauerschläfer wohnten in der sogenannten „Küche", jener Stelle im Kanal, die beim Bau des Kanals den Arbeitern als Küche diente. Meistens schliefen hier „Pfiffgesellen" (dauernd Obdachlose). „Tschungusen" sind Obdachlose, die andauernd ihren Schlafplatz wechseln durften und im Wienkanal nicht nächtigten.

Das Männerheim Meldemannstraße war die erste staatliche Schlafstelle für Obdachlose, in der man für billiges Geld fast wie in einem Palais wohnen, essen und sich waschen konnte. Allerdings mußte man das Geld zur Nächtigung besitzen. So wurde das Männerheim von den Wiener Arbeitern „das neue Palais für Volksbetrug" genannt.

Für das Volk wurden Wärmestuben eingerichtet. Einige hatten es besonders gut und durften im Schürraum oder in den Kammern um die Feuerung von Ziegeleien nächtigen. Es gab ausrangierte Fahrzeuge als Schlafquartiere, die in den Booten und Zillen an der Brigittenauerlände teils übereinandergeschachtelt in Holzschuppen lagen oder teils auch einzeln standen. Diese Schlafquartiere wurden Teppichklopferei genannt. Die grüne Bettfrau war das Lager der Obdachlosen im Freien in der Kriau, Binderau und im Prater. Massenquartiere waren meist alte, halbverfallene Häuser, deren Wohnungen gewöhnlich aus drei oder vier Räumen bestanden und privat untervermietet wurden. In einem winzigen Vorraum und einem niedrigen Zimmer nächtigten durchschnittlich 50 Personen. Die Leute, die hier nächtigten, gingen oft drei, vier Tage spazieren, um sich die nötige Bettschwere zu holen, so daß man vor Müdigkeit die Ungezieferplage und die unerträgliche Atmosphäre vergessen konnte. Sehr häufig führten billige Straßenmädchen in diesen Massenlagern ihre Beschäftigung aus. Von Schlafen war nur selten die Rede; Bettgeher, die regulär in Untermiete bei einer Familie wohnten, waren schon Könige.

Pessimistischer Typ

Wer den größten Teil seines Lebens gewohnheitsmäßig klagt (auch das ist ein Motiv), übellaunig sich selbst bejammert, Orgien der Mißstimmung feiert, vergiftet sich das Blut, ruiniert die Gesichtszüge und verdirbt rettungslos seinen Teint (vielleicht müssen daher so viele böse alte Weiber zur Kosmetikerin), weil in den unsichtbaren Laboratorien des Geistes ein unsichtbares Agens erzeugt wird. Sich einer gereizten, hilflosen Stimmung hinzugeben bedeutet, dem Gedankenfluid jedes gereizten und hilflosen Menschen der ganzen Stadt ein Tor zu öffnen; es heißt, seinen großen Magneten, den Geist, mit schädlichen, zerstörerischen Strömen zu laden und die mentale Batterie mit allen Strömen gleicher Art in Kontakt zu setzen. Ist der herrschende, (von der pessimistischen Familie) erlernte Ausdruck auf einem Gesicht die

Grimasse, dann grimassiert auch der Gedanke hinter dieser Stirn. Sind die Winkel eines Mundes nach abwärts gezogen (vgl. Wilhelm BUSCH-Zeichungen), so sind auch die Gedanken, die diesen Mund formen und beherrschen, trübe. Ein Gesicht ist das untrüglichste Merkmal der Geistigkeit, daher kommt nichts dem ersten Eindruck gleich.

Die Stimmung der Hast, die aus der üblen Gewohnheit, dem Körper gedanklich vorauszueilen, stammt, beugt die Schultern vorwärts. Sehr häufig ist der depressive Mensch anzutreffen, dessen Leben von Furcht und Minderwertigkeitsgefühl beherrscht wird. Ihm erscheint die Welt als gefahrdrohend und belastend. Sein Leben steht unter dem Druck von Sorgen, auch wenn keine wirkliche Gefahr vorhanden ist. Er sieht alles düster und traurig, obwohl er oft dagegen ankämpfen will und sich gerade dadurch auch in Kunst, Philosophie, Religion hohe Werte schafft.

Ethisch-moralischer Typ

(„Ich bin wichtig, weil ich Mutter bin"): Sprüche, die den Lebenstyp aus der Biographie wiedergeben sollen: „Ich habe für ihn gesorgt. Ich war immer die Retterin, die Helferin . . . Es wäre alles leichter gewesen, wenn ich mich als Großmutter hätte nützlich machen dürfen . . . Wenn sie am Wochenende zu mir gekommen wären, hätte ich für sie gekocht. Aber die Jungen wollen ihr eigenes Leben . . . Er hat sich ein Präservativ unter das Kopfkissen gelegt, und als er ins Badezimmer ging, habe ich eine Schere geholt und ein Loch hineingeschnitten."

Erotischer Typ

Für den erotischen Typ ist das andere Geschlecht der Mittelpunkt der Welt. Er tritt in großer Form als Wüstling auf, in verfeinerter Form mit mannigfach vergeistigter Erotik. Oft will er den Partner ganz; teilweise genügt ein ästhetisches Erleben, teilweise ein Tagtraum.

Religiöser Typ

Als letzter Kulturtypus soll der religöse Mensch genannt werden, für den die Welt eine Stätte ist, sich dem Göttlichen zu widmen und dem Heil der Seele zu dienen. Leicht zu erkennen sind die religiösen Typen nicht, da gerade die Innerlichkeit eine Scheu an sich darstellt. Teilweise strahlt er die überlegene Milde und Güte nach außen aus.

Teil III
Allgemeine Impulse

1. Klassische Maßnahmen

Bei leichten Verhaltensstörungen, Erreichbarkeitsstufen 1–2:
- Verhaltensanalyse (Problemerhebung)
- Gerontopsychotherapie
- Trainingsmodell: lernen

Bei mittelgradigen Verhaltensstörungen, Erreichbarkeitsstufen 3–5:
- Milieutherapie
- klassisches Konditionieren
- Vertrauen zu Neuem oder von „damals" auf „heute" von 5 auf 3 bringen
- operantes Konditionieren
- positive verbale oder materielle Verstärkung
- Modell lernen zur Entwicklung und Aufrechterhaltung erwünschter Verhaltensweisen
- R.O.T.

Bei schweren Verhaltensstörungen, Erreichbarkeitsstufen 6–7:
- Milieutherapie
- verhaltenstherapeutische Intervention
- basale Stimulation
- Urkommunikation

Vergleiche auch Impulse an der Abteilung, Seite 185.

1.1 Unterteilung je nach Klientel

Impulse können im Sinne der klassischen Pflege oder auch im Sinne meines Modells als psychobiographisch angesehen werden. Demnach kann je nach wissenschaftlicher Grundlage in
- gerontologische,
- interventionsgerontologische,
- geriatrische und
- psychogeriatrische

Impulse unterteilt werden.

Die klassischen Impulse sind vorwiegend für gerontologische Klienten gedacht. Die meisten Impulse sind für den Heimbereich, also für psychisch gesunde Klienten geschaffen worden.

Vorwiegend durch M. RIEDL und M. L. JERABEK (1997) wurde aber auch ein gerontologischer sowie ein geriatrischer Ast meines Modells um- und eingesetzt, so daß man natürlich die biographischen Impulse mit den interventionsgerontologischen ergänzen kann.

Der Begriff „Intervention" in seiner allgemeinsten Definition beschreibt jeden programmatischen Versuch, etwas oder jemanden zu verändern. Somit ist dieser Begriff ein sehr weit gesteckter (im Ziel und in der Strategie), und viele Autoren haben ihn anders besetzt. So verstehen darunter U. LEHR und H. THOMAE (1979) eher eine Krisenintervention,

S. A. LAKOFF (1976) hingegen mehr eine soziale Intervention, M. M. BALTES (1987) den Erhalt des Status quo, E. BÖHM (1985, 1989) Re-Aktivierung, Pflegediagnose.

Praktische Probleme der Intervention beziehen sich auf die Qualität der Durchführung, die Auswahl der Strategien und Instrumente und vor allem auf die Qualität des Personals. Obwohl in unserer Gesellschaft z.B. für die Qualität des Personals zur Durchführung von Interventionen mit Kindern (Kindergärtnerinnen, Lehrer, Psychotherapeuten, etc.) in der Regel strenge Maßstäbe angelegt werden, hat sich ein ähnliches Problembewußtsein in bezug auf das Interventionspersonal bei alten Menschen bislang noch nicht entwickelt!

Einige Autoren haben jedoch eine Mischung von interventionsgerontologischen Impulsen mit meinem Modell gutgeheißen:

M. M. BALTES (1990): „Innerhalb der Psychiatriereform haben die neuen Berufsgruppen zum Teil leitende Funktionen übernommen und gegenüber den Ärzten relative Autonomie gewonnen. ‚Verlierer' dieser Verschiebungen ist in der Regel das weniger qualifizierte und ‚konservative' Pflegepersonal. Innovationen aus dem Pflegebereich, verbunden mit der Herausbildung eigenständiger Handlungsfelder, sind bisher Ausnahmen geblieben (hinzuweisen ist hier auf das international beachtete Modell der Übergangspflege von BÖHM.)."[13]

Rudolf FORSTER (1990): „Ich persönlich bin davon überzeugt, daß Böhms Erfolg im Sinne der Humanisierung sozialpsychiatrischer Altenhilfe (Interventionsgeriatrie) ganz wesentlich darauf zurückzuführen ist, daß er und seine Mitarbeiter ihr Tätigkeitsfeld mit ethnomethodologischem Akzent aktionsforschend bearbeitet haben, wenn vielleicht auch in den einschlägigen Publikationen davon nicht als solche die Rede ist."

K. PURZNER (in E. BÖHM, 1991): „Aufgrund dieser doch zahlreichen Bestätigungen unserer Arbeit würde ich den Begriff Impulse mit dem Begriff Intervention in unserer Pflegediagnose gleichsetzen, denn auch wir wollen mit den Interventionen/Impulsen eine Änderung oder zumindest Aufrechterhaltung des Status quo."

1.2 Weitere Methoden

Je nach Literatur findet man für gerontologische Klienten verschiedene Impulsstrategien. Unabhängig von unserer empirischen Pflegeforschung gibt es eine Reihe von Arbeiten, die sich mit Interventionen in der Gerontologie

---

[13] BALTES: Intervention und die Rolle des Pflegepersonals. In: „Psychiatriereform und Sozialwissenschaften" (1990).

auseinandersetzen. Einige davon sollen in einem Fachbuch zum weiterführenden Studium nicht fehlen.

M. M. BALTES unterteilt in ihrem Buch „Brennpunkt Gerontopsychiatrie" (1990) die Literatur in folgende Möglichkeiten der Intervention:[14]

Verhaltensorientierte Interventionstechniken:
- *Studien im statistischen Bereich*

1977, 1979	MOSHER-ASHLEY
1980	STURGIS
1986–87	BOOTZIN/ENGLE/FRIEDMANN
1987	BURGIO/ENGEL
1987	HUSSIAN
1987	PATTERSON

- *Studien im Bereich der ATLs*

1974	GEIGER/JOHNSON, Selbständiges Baden
1974	SIMPSON/HOYER, Sprechen und Gehen
1975	BALTES/LASCIMB, Abbau von Schreien
1976	BALTES/ZERBE, Selbständiges Essen
1978	RINKE/WILLIAMS, Selbständiges Ankleiden

Milieutherapie
stimulieren, aktivieren, therapeutische Gemeinschaft

1973	BARNS/SACK, Tageskliniken und Milieutherapie
1975	HOYER
1975	MacDONALD
1976	MISHARA
1978	MUELLER
1988	CALKINS

Die meisten Studien wurden ohne Erfolgskontrolle durch geführt.

Realitätsorientierung

1968	FOLSOM
1974	BARNES
1981	HUSSIAN, R.O.T. mit Umweltstimuli
1981	ZEPELIN
1982	HOLDEN/WOODS

Kognitiv orientierte Rehabilitationsstrategien
Gesprächspsychotherapie und tiefenpsychologisch orientierte Therapieansätze

- *Tiefenpsychologische Ansätze*

1984	RADEBOLD
1986	BRAUER/GUTMAN
1986	NEWTON

---

[14] Literatur: Die meisten Beiträge sind in den Sammelbuch „Gerontologie", Hermann, Kanowski, Lehr, Thomae (1984, Kohlhammer) zu finden.

– *Life Review-Technik*

1974 BUTLER/LEWIS
1977 LEWIS/BUTLER

Detaillierte Lebensgeschichte des Patienten unter psychodynamischen Gesichtspunkten, erhoben mit dem Ziel, frühere, zumeist neurotische Konflikte aufzuarbeiten.

Unterschied zu E. BÖHM: Wir gehen in der Life-Review-Technik von der Auffassung aus, daß es sich bei den meisten Symptomen nicht um neurotische Einengungen, sondern um ein banales Prägungsphänomen aus der Sozialisation handelt.

Gesprächspsychotherapie

1972, 1973 ROGERS (keine Wirksamkeitsstudien vorhanden)
1987 KANOWSKI

Erhöhung des Kontrollbewußtseins

1978 LANGER/RODIN, Pflichtbewußtsein wiedergeben etc.
1986 BALTES/BALTES, Lernen des freien Entscheidens etc.

2. Impulse nach dem BÖHM-Modell

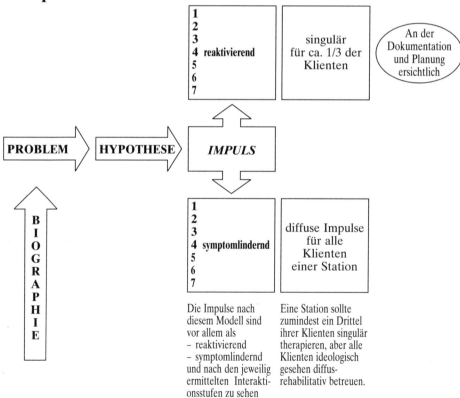

Singuläre Impulse ergeben sich aus einer pflegewissenschaftlichen Assoziationskette [s. Band 1, (Grundlagen, Seite 157 ff)].[15]

Wir Pflegende sehen ein bestimmtes, meist störendes Verhalten, wir sehen aber auch ein für den Patienten begründetes, normales Handeln. Wir assoziieren das Warum und setzen Impulse:

1. Erhöhung der Toleranzgrenze
2. gezielte Impulse.

Die Sichtweise ergibt sich aus dem Lebensbaum und nicht nach psychiatrischen oder somatischen ärztlichen Diagnosen. Sie entspricht der Lebenskampfideologie, der Reversibilitätstheorie und der Engagementtheorie und ist rehabilitativ. Sie entspricht einer Gebrauchsethik (jeder haftet für sich selbst ohne Über-Ich-Bremse als „Notbehelf"). Es gibt dabei keine Nahzielbenennung, da es um die Beseitigung des Problems gehen muß.	Die Dokumentation und Planung wird im Sinne einer Subsumation zu HENDERSON oder anderen Modellen betrieben: 1. Bestimmung der Selbstpflegedefizite Sind diese somatisch oder psychisch? 2. Planung findet obligatorisch bei der Pflegevisite statt 3. Erfolg der Impulse wird über den Interaktionsparameter 1–7 (einmal wöchentlich) evaluiert 4. Die Handlings nach HENDERSON passieren „aktiv", nicht passiv.

Beispiel:

Problem	Diagnose	Impuls
Patient schlägt andere	Oft waren die Brüder größer als er, er mußte sich wehren. Versucht, sich mit dem Schlagen anderer durchzusetzen.	ausleben lassen auslaufen lassen Bezugsschwester als Mutterersatz, bei der er sich ausweinen kann

Noch vor einer allgemeinen Abhandlung über Impulse möchte ich erklären, warum ich eigentlich das Wort „Impulse" verwende:

Wie Sie aus der Literatur wissen, wird üblicherweise das Wort „Pflegemaßnahme" verwendet. Nun ist eine Maßnahme ein auf der alten Irreversibilitätstheorie aufgebauter Terminus. Ethisch betrachtet, bedeutet er in der Pflege, daß wir etwas Gutes tun sollten und ist daher für die Erfüllung der ATL ideal auslegbar.

Mein Modell begründet sich aber auf der Reversibilitätstheorie und der thymopsychischen Biographie. Es ist somit ein rehabilitatives Konzept, so daß sich Pflege als „etwas Gutes bewirken" darstellt. Durch meine Impulse aus der Biographie soll der Klient selbst wieder tätig werden – wir haben die Reize allerdings zu installieren.

---

[15] Impulse sind erst nach der Installierung des kompletten Modells möglich.

Reaktivierende Impulse – symptomspezifische Impulse

Je Menschentyp gibt es Plus- oder Minus-Impulse:
- Bei **Minus-Symptomatik** wird versucht, vigilanzsteigernde, die Substantia reticularis (RET-)-erregende Impulse aus der Biographie zu erzeugen.
- Bei **Plus-Symptomatik** hingegen soll versucht werden, auf dem Daheim-Gefühl, auf dem Normalitätsprinzip beruhende, beruhigende, sicherheitsgebende Impulse zu vermitteln.

Die *Impulssinnhaftigkeit* richtet sich nach dem derzeitigen Interaktionsstand des Klienten: Interaktionsstand 3 ergibt Impulse aus 3 usw.

Die *Impulstiefe* richtet sich nach dem gangbarsten und womöglich maximalen Aktivierungspotential. Menschen, die nie aktiv waren, die sich nie sehr bewegt haben, kann man auch im Alter nicht zum Sportler des Jahres umkonditionieren. (Man kann eben aus einem Bach keinen Strom machen.)

Sympathikotone Menschen haben ein sehr hohens Aktivierungspotential und werden daher in jedem Heim unterfordert, *parasympathikotone* hingegen fast immer und in jeder Situation überfordert werden.

Fest steht aber, daß auch ein sympathikotoner Typ eines Tages den Rückzug antreten und damit in den Todestrieb geraten kann. So leiden Menschen, die ein Leben lang „lebendig" waren, bei einer Beeinträchtigung ihres Bewegungsapperates mehr als Leute, die sich nie bewegt und beispielsweise nur klassische Musik gehört haben.

Daher muß es (im Sinne einer Gesundenpflege) in erster Linie darum gehen, präventiv tätig zu werden und eine Regression erst gar nicht aufkommen zu lassen.

Allgemeines zur Minus-Symptomatik

Beim Rückzug eines Menschen geht es darum, seine Apathie zu bekämpfen.

Unter Apathie versteht man den Verlust der Fähigkeit, sich zu freuen. Es gibt keine Lebensfreude, keine Genußfähigkeit, kein Gelingen, kein Wohlbefinden und keine Suchtfähigkeit.

Als Pflegender muß man verstehen, daß das Leben im Heim im Gegensatz zur „freien Wildbahn" immer langweilig, eintönig, ja lebensbedrohlich sein kann. Es werden bei einer Minus-Symptomatik also vorwiegend vigilanzsteigernde, reizanflutende (RET-anregende) Impulse das Mittel der Wahl sein.

Impulse: Stimulans – Vigilanz – Reizanflutung

In der Wissenschaft herrschte lange Zeit die Auffassung, daß zur Erzeugung von Gefühlen kein besonderes Organ im Zentralnervensystem nötig ist und daß Emotionen allein schon durch die bloße Wahrnehmung oder durch körperliche Veränderungen zustande kommen (Schlüsselreize). Die Pathophysiologie konnte man sich nicht erklären.

Heute vertritt man die Meinung, daß der Mandelkern (Nucleus amygdalae) – jener Kern also, der in das Limbische System eingebunden ist – mit der Bildung von Gefühlen und Erinnerungsspuren sowie der Regulation von vegetativen Funktionen befaßt ist.

Die Zerstörung des Mandelkerns oder seine pathologische Veränderung führt zur sogenannten „psychischen Blindheit", also zu einem Zustandsbild, das sich durch teilnahmslose Ignoranz äußert. Die Reizung des Mandelkerns hingegen führt zu emotionalen Reaktionen, die sich vorwiegend in Furcht oder Verärgerung äußern. In der Praxis bedeutet dies, daß Reize über die Urkommunikation (unter Ausschaltung des Großhirns) vorwiegend Situationen wie gefährlich oder ungefährlich erkennen und emotional eine Beantwortung zulassen.

Impulse:

Das würde heißen, daß auf bestimmte äußere Reize bereits eine emotionale Reaktion erfolgen kann, noch bevor der Verstand einsetzt. Ja, daß sogar verschiedene Typen von Betreuern von Haus aus Angst und die entsprechende Reaktion darauf allein schon durch ihre Anwesenheit erzeugen können bzw. umgekehrt. Das heißt aber auch, daß man Klienten praktisch in Umgehung des Großhirns pflegen kann. Sie führen nach einem Reiz, nach einer Reizanflutung die ihnen bekannte Reaktion auf der Gefühlsebene durch. Sie werden dadurch aufweckbar und sterben nicht einen sozialen Tod in der Institution.

Selbst wenn man psychisch noch wohlauf ist und aus somatischen Gründen in einem Altersheim mit z.B. Verwirrten lebt, kann man dies als Reiz betrachten. Ich meine damit psychisch gesunde Klienten, die sich über den „geisteskranken Nachbarn" beschweren. Sie ärgern sich wenigstens darüber, und dies führt somit im Sinne der Vigilanzsteigerung zur Eigenpflege (Selbsthilfe durch Antriebssteigerung über einen dummen Nachbarn). So gesehen ist die Trennung zwischen Gesunden und Kranken pathologisch.

Ich fühle, also bin ich! Der Sinn des Lebens ist das Leben selbst, und leben heißt fühlen. Alles erleben (wenn man noch etwas erlebt) ist von Gefühl begleitet. Der Mensch ist andauernd auf Reizsuche, denn Reize aus dem Milieu sind lebensnotwendig. Das Leben ist aus Wechselwirkungen entstanden und wird durch Wechselwirkungen aufrechterhalten.

F: Ich gebe dir gleich kalt-warm!

Der gesamte Lebenslauf ist eine durchgehende Kette von Gefühlen, Reizen, Empfindungen. Wird diese Kette unterbrochen (Heimaufnahme, Unterforderung), sind wir auf dem besten Weg, in den Todestrieb zu verfallen.

F: Gefühl ist alles – Name ist Schall und Rauch. (GOETHE)

Vigilanz

Unter Vigilanz versteht man also den Zustand der Massenaktivität, der die Verfügbarkeit und den Organisationsgrad menschlichen adaptiven Verhaltens bestimmt. Anders ausgedrückt, ist Vigilanz als zentraler Vorgang zu verstehen, zu dem Wachheit, die Fähigkeit zur Informationsaufnahme, Wachsamkeit und Aufrechterhaltung einer Aktivität gehören.

Vigilanzsteigerung: Die Zunahme der inneren Antriebsenergien („Power") führt zu einer Beschleunigung der motorischen Aktivität, einer Abnahme der Reaktionszeit und zur Besserung der subjektiven Befindlichkeit. Sie ist somit als Training für biologisch Abgebaute sowie auch als Therapie für pathologisch Abgebaute gedacht.

Die Vigilanzsteigerung ist – so wie alles in diesem Buch Beschriebene – abhängig vom jeweiligen emotionalen Erreichbarkeitsgrad. Das heißt, daß hier keine besonderen Rezepte gegeben werden können, sondern einige Ideen vorgestellt werden sollen, die in der Praxis hervorragend funktionieren.

Auf jeden Fall kann man den Mandelkern über unsere 5 (6) Sinne oder mittels biographischem Material oder aber auch organisch (wie z.B. Kopfgymnastik) oder mittels der Urkommunikation erreichen.

Es werden bei einer Minus-Symptomatik also vorwiegend vigilanzsteigernde, reizanflutende (RET-anregende) Impulse Mittel der Wahl sein.

S. KIERKEGAAD schrieb in seinem Hauptwerk „Entweder-Oder" die folgenden Überlegungen nieder: *„Die Götter langweilten sich, darum schufen sie die Menschen. Adam langweilte sich, darum schuf man Eva. Von diesem Augenblick an kam die Langeweile in die Welt und wuchs an Größe in genauer Entsprechung zum Wachstum der Menge des Volkes.*

Adam langweilte sich allein, alsdann langweilten sich Adam und Eva im Verein, alsdann langweilten sich Kain und Abel und die Familie, alsdann nahm die Menge des Volkes in der Welt zu und langweilte sich in der Masse. Um sich zu zerstreuen, kamen sie auf die Idee, einen Turm zu bauen – so hoch, daß er emporragte in den Himmel."

Langeweile ist eine Frage des Typs Mensch, der ich bin. Diejenigen, die sich selbst nicht langweilen, langweilen gewöhnlich andere; jene hingegen, die sich selbst langweilen, unterhalten andere nicht.

Impulse
Aufwecken, aufwecken, aufwecken!
Äußern Sie Ihre Meinung – dann streitet man wenigstens!
Stimmen Sie zu nichts zu – dann leben sie!
Machen Sie nichts Vorhersehbares – man lebt!
Erzählen Sie nie Details, lassen Sie die Leute raten – dann leben sie auf!
Suchen Sie Augenkontakt – man lebt auf!
Verärgern Sie die Leute – sie leben auf!

Wenn wir all das nicht mehr tun, sind wir alt. Und wenn wir älter werden, vielleicht sogar dementer, haben wir mehrere Möglichkeiten zu sterben: Wir sterben – wie bereits erwähnt – entweder den physischen oder den sozialen Tod, wobei der soziale Tod der weitaus schrecklichere ist.

(Übrigens: Je früher man berühmt geworden ist, seinen Höhepunkt erreicht oder sein Haus gebaut hat, desto früher ist man tot. Viele der heute Jungen haben mit 30 Jahren schon gelebt.)

Solange man nur biologisch abgebaut ist, wird man sich selbst noch gegen diesen sozialen Tod wehren oder besser gesagt, über-wehren. Man wird überkompensieren, nicht aufhören können, sich beim Sport lächerlich machen, der Jugend nachlaufen und sich auffällig kleiden. Aber man kann durch diese Ersatzhandlungen wenigstens noch leben.

Viel schwerer trifft es die Dementen, denen keine Ersatzhandlungen mehr einfallen, nur mehr jene aus der Kindheit. Diese Menschen müssen wir Pflegenden wieder an ihre eigenen Ersatzhandlungen und Copings erinnern und sie wiederbeleben – Reanimation der Seele.

Wenn uns spezifische Copings und Impulse von Betagten nicht einfallen, kann es passieren, daß wir bei den lästigen Betagten Bestrafungs- und Belohnungsimpulse (als Zeichen der Überforderung des Personals) setzen. Natürlich sind auch das Impulse, aber nicht die, die ich meine. Das sind eher intuitive als solche, bei denen wir nicht wissen, was wir eigentlich tun.

Das Schlüsselwort meiner Pflegeleitlinie und aller damit verbundenen Bemühungen in der Krankenpflege soll ein patientenbezogener Realismus sein. Es ist allzu leicht, Problemfelder zu benennen und danach vage Absichtserklärungen zur jeweiligen Lösung abzugeben. Aber je unpräziser das Ziel angegeben ist, desto wahrscheinlicher ist es, daß es nicht erreicht wird.

Daher bin ich für klare, eindeutige Problemstellungen und noch mehr klare und eindeutige Impulse. Wobei das in unserem Fall recht einfach ist: Ziel kann es nur sein, das Problem, mit dem der Patient zur Tür hereingekommen ist, wegzutherapieren. Wir können nicht so tun, als wären wir für ganz Europa und alle Grenzfelder zuständig, nur weil wir es nicht schaffen, das eigentliche Problem in den Griff zu bekommen.

Pflegeimpulse sind – ganz einfach ausgedrückt – das „nach einer Erhebung zu tun Angemessene". Das zu tun Angemessene kann, wie wir schon festgestellt haben, entweder aus der singulären Biographie „heraus-gesehen" werden oder aber auch (für gerontologische Klienten) von einer kausalen Literatur „heraus-gelesen" werden.

Da es dazu eine ungeheure Fülle von Autoren und Meinungen gibt, habe ich mich entschlossen, für meine Kollegenschaft die Literatur zu lesen, zu sichten und praxisrelevante gangbare Wege, die sich auf literarische Quellen berufen, an dieser Stelle anzuführen:

Impulssetzung umfaßt somit die gesamte Streubreite der Interventionsgerontologie (U. LEHR, 1977), im besten Fall mit einer (und das erscheint mir wichtig) vorangegangenen pflegediagnostischen Interpretation und Abklärung im Pflegeteam. Die aus der Literatur und aus der Praxis der Biographie stammenden Vorschläge sollen Maßnahmen darstellen, die zur Herbeiführung eines größeren psycho-physischen Wohlbefindens führen.

Impulssetzung heißt auch, den Klienten seiner Copings nicht zu berauben, sondern ihm diese ganz im Gegenteil wiederzugeben – auch dann, wenn uns heute verschiedene Copings als Problem erscheinen, weil sie nicht mehr in die Zeit passen.

Impulssetzung heißt aber auch, nicht pädagogisch wirksam werden. Wir sollen und können unseren 85jährigen Klienten weder die Mutterstube wiedergeben, noch tatsächliche Verhaltensstörungen umprägen. Jede Impulssetzung hat Grenzen – Grenzen, die uns der Patient, oder besser gesagt seine Erreichbarkeitsstufe selbst auferlegt (nicht überfordern, nicht unterfordern). Impulse sind meistens eine Mischung aus verschiedenen Gesprächstherapieformen und Erkenntnissen der modernen Geriatrie/Gerontologie.

Impulssetzung heißt aber vor allem, dem Geschehen voraus zu sein und nicht dem Geschehen hinterherzulaufen. So sagt K. ÖSTERREICHER: „Das Dilemma des praktizierenden Mediziners dokumentiert sich schon an dem Tatbestand, daß er immer erst auf den Plan tritt, wenn schon etwas passiert ist." Der Arzt kommt also immer erst „danach" und sieht sich mit der schon vorhandenen Krise oder dem schon vorhandenen Notfall konfrontiert.

Allgemeines zur Plus-Symptomatik

Menschen, die ein Leben lang sympathikoton waren, agieren auch im Alter häufig mit einer überaktiven Lebenslage – sie erscheinen in einer Art Plus-Symptomatik. Sie sind überagil bis hypomanisch, psychomotorisch unruhig, suchend, agitiert, sie äußern ihren Rückzug in Aggression (meist im Sinne einer verbalen Fremdaggression) und beunruhigen uns Pflegende durch ihr unkultiviertes, störrisches (an die Trotzphase eines Kindes erinnerndes) Verhalten.

Impuls: Reizabschirmung

Vergessen werden darf natürlich nicht, daß einige unserer Klienten nicht unter-, sondern überstimuliert sind. Ich denke dabei vorwiegend an Klienten in hypomanischen Phasen oder an eine echte Verwirrtheit (versteht die Welt nicht mehr). Bei diesen Klienten hat natürlich keine Reizanflutung, sondern eine Reizabschrirmung zu erfolgen. Mit anderen Worten, wir schicken die Seele auf Urlaub, in eine frühere Zeit, geben weniger Reize, schirmen die Klienten ab und begeben uns in die jeweilige Höhe ihres Abbaus, um eine Beruhigung eintreten zu lassen. Erst wenn eine Beruhigung erfolgt ist, können wir trainieren. Es hat wenig Sinn, ein bereits überfordertes Gehirn noch weiter zu fordern.

Ruhe im Sinne der Urkommunikation, im Sinne von Ruhigstellung durch Altbekanntes und nicht durch Neuroleptika ist bei diesen Zuständen indiziert.

Singuläre Impulse
Dies sind jene Impulse, die erst im Anschluß an eine Biographieerhebung und Thesenbildung einsetzbar sind. Dabei wird die singuläre Übersetzung anhand der täglichen Dokumentation der Ein- und Durchführung des Interaktionsbogens und der wöchentlichen Pflegevisite evaluierbar gemacht.

Diffuse Impulse
Das sind jene Pflegemaßnahmen, die auf eine bestimmte Zeitgeistsituation abzielen und damit eine Verbesserung der psychogenen Faktoren für mehrere Patienten ermöglichen, z.B. Beschriftungen, Mitteilungen in Kurrentschrift (Sürtelin-Schrift).

Darüber werden sich einige Klienten freuen, einige werden die Schrift erkennen und sich erinnern. Manchen jedoch wird dies egal sein, da sie eine andere Interaktionshöhe haben.

Verwendet man hingegen zur Information nur mit Computer gedruckte Texte, ist die Möglichkeit, eine Regression auszulösen, sehr groß.

Sprechen Sie also mit ihrem Klienten in der ihm bekannten Milieusprache – dies wird ihn an sein Milieu erinnern und ihm Sicherheit geben.

2.1 Impulse nach Interaktionsstufen (1–7)[16]

	Interaktionsstufen
Keine Verhaltensstörungen	1–2
Leichte Verhaltensstörungen	3
Mittelschwere Verhaltensstörungen	4–5
Schwere Verhaltensstörungen	6–7

Das folgende Beispiel soll uns von einem liegenden Klienten zu einer wieder lebenden (reaktivierenden) Situation führen.

Beispiele für diffuse Impulse

Rückzugszeichen – Destruktionszeichen
Emotionale Erreichbarkeit

1 S O Z I A L I S A T I O N
– was kränkt, macht krank
– Einweisung
– Lebensgeister sinken, Überkompensation möglich
– moderne, auffällige Kleidung
– sagt, daß die Mutter auf Besuch kommt

---

[16] Impulse für jede Interaktionsstufe werden im Teil IV dieses Buches (Umsetzungsstrategien) beschrieben.

2 MUTTERWITZ
– welche Abwehrmechanismen?

3 GRUNDBEDÜRFNISSE
– welche Motive aus 1900 –1920?
– gleichzeitiges Ja und Nein
– Sprachverarmung (Ehepaare durchschnittlich 7 min/Tag)
– verkümmerte Seele, verkümmertes Aussehen
– Betteln um Zärtlichkeit, Hautkontakt, Anerkennung

4 PRÄGUNGEN
– Selbstbeschimpfungen
– sitzt wieder im Winkerl
– dreht den Hörapparat ab
– Nachlassen des Pflichtgefühls

5 ANTRIEB

Negative Aussagen: *„Mir hat keiner etwas geschenkt!" „Alle anderen haben immer Glück!" „Ich hatte nie Glück!"*
– Sex geht zurück (wurde zu Oma, zu „das Mami")
– Aggression nimmt zu
– je kleiner der Radius, umso größer die Aggression
– meldet alles ab (Telefon, Gas), Verzicht auf Qualität

6 INTUITION
– will wieder eine Mutter
– spielt wieder „Kind"
– bastelt, singt Weihnachtslieder

7 URKOMMUNIKATION
– Destruktionstrieb, Lustlosigkeitssyndrom
– rücksichtslos, unersättlich wie ein Säugling
– anale Phase, schmiert mit Stuhl
– Embryo-Stellung

Re-Mobilisierung – von liegend zu sitzend
Emotionale Erreichbarkeit

1 SOZIALISATION

2 MUTTERWITZ

3 GRUNDBEDÜRFNISSE
– somatische Bedürfnisse werden erfüllt (später nicht)
– psychische Bedürfnisse werden erfüllt (später nicht)
– äußere Nähe, innere Distanz
– Pfleger als Plazebo

4 PRÄGUNGEN
Welche Prügelsprache? *(Im Bett sterben die Leute ... Nicht dem Herrgott den Tag stehlen ... Auch Leiden ist Lebenssinn ... Nicht am Bärenfell liegen bleiben ... So lange man sich bewegt, lebt man ...)*
– Was erregte biographisch singulär, positiv oder negativ?
– Geruchsassoziationen
– Streitgespräche, keppeln lassen
– Motive aus 1920–1925

5 ANTRIEB
– Drei Tage war der Vater krank, jetzt sauft er wieder, Gott sei Dank!
– Lebenstrieb oder Todestrieb/Differentialdiagnose
– Aggressionstrieb
– Machttrieb
– Sexualtrieb
– Neugier
– Post senden
– letzte Ölung, und er springt auf und davon

6 INTUITION
– Dias an die Decke projizieren
– Vigilanzsteigerung durch Bilder
– Märchen von Genesenden vorlesen
– Religion: man bewegt sich, so lange man lebt
– Singen alter Kinderlieder
– Geburtstag

7 URKOMMUNIKATION
– Re-Sensibilisierung
– Basalstimulierung
– eher keine Windeln
– 3 × 10 Minuten Hautkontakt
– 3 × 2 Minuten Face-to-face-Kommunikation
– 3 × 10 Minuten Tiefensensibilität
– Rassel
– Oma-Lehnstuhl
– Höhle embryonal, kuscheln

Re-Aktivierung – von sitzend zu gehend
Emotionale Erreichbarkeit

1 SOZIALISATION
– Es braucht Mut, nicht ständig zu helfen!
– Hilfe zur Selbsthilfe mit Re-Motivation
– Nicht „überpflegen"!
– Spital nicht heimelig machen

– Übergangspflege als Impuls
– Differentialdiagnostischer Ausgang als Impuls
– Was wollen Sie noch erleben?
– Pflegevertrag
– Was mache ich, was nicht?
– Helfen mit der Hand im Hosensack
– Wenigstens nicht behindern!

2   MUTTERWITZ
– Über Krankheit und Leiden lachen lernen

3   GRUNDBEDÜRFNISSE
Aphorismen: *Auf Teufel komm 'raus üben, ... wir versetzen noch Berge, ... wir werden dem Arzt ein Schnippchen schlagen, ... nicht unter die Räder kommen ...*
– Erfüllung der Grundbedürfnisse oder Verhinderung derselbigen je nach Biographie
– Rundkurse ums Bett
– Re-Sensibilisierung: zuerst stehen
– Habt acht
– Befehl: links, links, ...
– nach singulärer Abklärung
– Bedürfnis nach äußerem Reiz
– Neugier – Gangsessel
– Bedürfnis nach Sicherheit
– Bedürfnis nach Ordnung oder Unordnung
– Bedürfnis nach Vertrautheit – Bezugspflege
– Bedürfnis nach Unabhängigkeit

4   PRÄGUNGEN
– Erstellung eines Sitzplatzes nach Bedürfnisprofil
– Hinfallen ist keine Schande, nicht wieder aufstehen aber sehr wohl

5   ANTRIEB
– keine Schonkost: Verhinderung der oralen Phase des Kleinkindes (keine suppenähnlichen Substanzen)
– Jetzt haben Sie dem Schicksal ein Schnippchen geschlagen! Dem Tod von der Schaufel runtergesprungen! Wir versetzen doch Berge mit unserem Willen!
– Re-Motivsuche
– Reizanflutung
– Stimulation
– Sessel vor Oberschwestern-Zimmer

6   INTUITION

7   URKOMMUNIKATION

Re-Aktivierung – von gehend zu lebend
Emotionale Erreichbarkeit

1 SOZIALISATION

F: Feuer unter dem Hintern machen . . . Nicht mit dem falschen Fuß aufstehen . . . Der Groschen ist gefallen . . . Wir stehen auf . . . In der Kürze liegt die Würze . . .
– Reaktivieren
– Re-Motivieren je nach singulärer Biographie
– Copingmuster
– Was war 1920–1925 wichtig?
– Gespräche über biographische Geschichterln
– Lebensinhalt geben
– Stundenplan
– mit altem Englischlehrer Englisch reden
– biographische Kleidung (z.B. Anzug mit Krawatte)
– Post geben, schreiben lassen

2 MUTTERWITZ
– Dialekt je nach Region
– Heimatschmäh
– Kirtag
– Musik je nach Laune
– Kasperl als Pfleger
– Handkuß-Pfleger
– Witze am Gang aufhängen

3 GRUNDBEDÜRFNISSE
– nicht mehr wecken
– keine Altersschonkost, sondern . . . ?

4 PRÄGUNGEN
– aus 1900 bis 1925
– „Was Da-heim war" zum Da-heim machen
– Neugier wecken (Sessel vor Oberschwestern-Zimmer)
– Alles gegen das „Es-ist-nichts-los-Syndrom" unternehmen
(weiter bei „Normalitätsprinzip")

5 ANTRIEB

6 INTUITION

7 URKOMMUNIKATION

2.2 Impulse nach Menschentypen

Die Aufgabe der Pflege muß es sein, den primären Status der Gefühls- und Hirntätigkeit wieder herzustellen. Dies kann mit der Substitution von Copings versucht werden, wobei diese Substitution entweder *diffus* oder *singulär* erfolgen kann.

Gerade in der Regression kann man zumindest zwei geprägte Menschentypen erkennen. Sie bedienen sich der unterschiedlichsten Copings, so daß man natürlich auch bei den Impulsen zwei Hauptrichtungen unterscheiden kann:

Sympathikotone Typen (S) werden dabei fast immer eine Plus-Symptomatik zeigen und daher symptomlindernde Impulse benötigen.

Parasympathikotone Typen (P) werden hingegen mit einer Art Totstell-Reflex reagieren und reaktivierende, vigilanzsteigernde Impulse benötigen.[17]

Impulse zur Gefühlswiedererweckung (Reaktivierung)

Wir könnten somit von einer Art Gefühlspflege sprechen. Gefühle und Gefühlsregungen werden im limbischen System erzeugt. Sie sind von der Erfahrung (Zeitgeist) abhängig:

– Ich wurde immer wild, wenn ...
– Ich wurde immer traurig, wenn ...
– Ich hatte immer viel Spaß, wenn ...
– Bei uns zu Hause wurde das immer so gemacht ...
– Ich bin gewöhnt, daß um 20 Uhr ...

- Die erzeugten Gefühle bewirken ein bestimmtes Verhalten:
  – Sie können motivierend oder demotivierend sein.
  – Gefühle sagen mir, wie es mir geht.
  – Wenn ich Angst habe, fühle ich mich bedroht.
  – Schmerzen lösen in mir Aggression aus.
  – Scham macht mich wütend.
  – Erfolg bereitet mir Lust, Freude, Genuß, Stress, Ärger oder Angst – je nachdem, ob ich ein P- oder S-Typ bin.
- Impulse sind problem- und nicht (oder nur geringfügig) systemorientiert. Bei den Impulsen sowie in meinem kompletten Modell nehme ich keine Rücksicht auf den derzeitigen Stand der Pflegeeinstufung (und Pflegeversicherung), sondern nur auf das Wohl der Klienten. In der heutigen Zeit versucht man mittels Pflegeeinstufungen, eine moderne Euthanasie durchzuführen, denn nur der liegende „Betagte" ist ein guter Betagter. Das heißt, Rehabilitation wird finanziell bestraft.

Mir ist klar, daß Heime, die meine Modelle anwenden und aus liegenden Betagte wieder gehende, ja sogar entlassene zu machen, der modernen

---

[17] Im Interaktionsbogen als S oder P bezeichnet.

Strategie entgegengesetzt ist. Ich schließe mich daher nicht dem heutigen politischen System an und sehe mich eher als Anwalt der Betagten.
- Die zu setzenden Impulse sollen unsere Professionalität und die eigenständigen Aufgaben in der Pflege erkennen lassen. Die Durchführung der Impulse (sowie deren schriftlicher Nachweis) erbringt eine Evaluierbarkeit von psychogenen Pflegemomenten.
- Somit sind Impulse der Nachweis einer psychobiographischen Pflegequalität.
- Bei den Impulsen geht es allgemein darum zu versuchen, sich in den Betagten hineinzudenken und eine verstehende statt einer verständlichen Pflege zu betreiben.[18]
- Ziel der Impulse muß sein, Betagte im Heim nach der Ideologie des „Auflebens" anstatt des „Aufhebens" zu pflegen.
- Impulse sind je nach Krankheitsgeschehen verschieden auslegbar. Man kann allerdings – um der modernen Nomenklatur gerecht zu werden – auch die Impulse nach Krankheitsgeschehen unterteilen. In der heutigen Zeit werden vorwiegend zwischen diesen, also zwischen chronischer und akuter Symptomatik unterschieden:
  Impulse für sekundäre Demenzformen – eher akuter Verlauf
  Impulse für primäre Demenzen – eher subchronisch bis chronifizierend.
- An der Station begonnene Impulse können sich ins Wohnmilieu fortsetzen (siehe Übergangspflege nach BÖHM)

Problem	*Diagnose*	*Impulse*
akute Symptomatik	beim differentialdiagnostischen Ausgang Ursachenerhebung	Starthilfe und Erhebung Restauration Korrektur Rückgängig machen von Störungen und bereits eingetretenen Schäden nachsorgende Konzepte zur Rezidivverhinderung
chronische Symptomatik	beim differentialdiagnostischen Ausgang Ursachenerhebung	Trainingsprogramme Management Zurechtkommen mit bereits irreversiblen Problemsituationen Sicherung des Erreichten Auseinandersetzung mit der Problemsituation Veränderung der inneren Einstellung Kognitive Umstrukturierung auf Altgedächtnisleistungen

---

[18] Grundvoraussetzung dafür ist der Geschichtsunterricht sowie die Erhebung der Biographie des Klienten und deren Interpretation.

- Man kann verschiedene **Impulstechniken** unterscheiden.
  Pflegeimpulse kann man auch als Pflegetechniken bezeichnen, die die aufgrund der Pflegediagnose angestrebten Ziele erreichen sollen.

Die angewandte Technik der Leitlinie unterteilt sich in:

einzelbezogen: fachlich-pflegende, singuläre, therapeutische Maßnahmen
umweltbezogen: fürsorgliche, sachlich dringende, prothetische Maßnahmen
Änderung der Symptome: paranoid, desorientiert, keine Ich-Identität, aggressives Verhalten ...
Prothetische Pflege: Fahrscheine besorgen, in den Park gehen, Ausflüge, weil es schön ist, Pension auftreiben ...

- Impulse sind je nach Menschentyp verschieden:
    - Arbeitertyp
    - Wirttyp
    - Knechttyp
    - optimistischer Typ
    - pessimistischer Typ
    - ethisch moralischer Typ
    - erotischer Typ
    - praktisch-technischer Typ
    - wirtschaftlicher Typ
    - theoretischer Typ
    - ästhetischer Typ
    - sozialer Typ
    - politischer Typ
    - religiöser Typ
- Impulse richten sich nach den jeweiligen Lebensmotiven der Klienten:

Motive von A bis Z

Jeder Mensch ist unzufrieden und strebt nach Veränderung seiner gegenwärtigen Situation. Sobald er sein Ziel erreicht hat, beginnt sich ein neues Motiv zu entwickeln und als Bedürfnis in den Vordergrund zu drängen.[19]

Abscheu	Habgier	Rache
Achtung	Haß	Rücksicht
Aggression	Helfen	Schadenfeude
Angst	Herrschen	Scham
Antipathie	Hingabe	Stolz
Ärger	Hoffnung	Strebsamkeit
Bewunderung	Humor	Sympathie
Dankbarkeit	Hunger	Toleranz
Durst	Intoleranz	Trauer/Todestrieb
Egoismus	Kummer	Treue
Ehrfurcht	Liebe	Trotz

---

[19] Einige Motive sammelten CORREL, 1987, und W. MATTHES, 1989.

Ehrgeiz	Machtstreben	Übermut
Eifersucht	Mißtrauen	Unzufriedenheit
Ekel	Mut	Verachtung
Empörung	Muttertrieb	Verehrung
Entsetzen	Nächstenliebe	Verzweiflung
Entzücken	Neid	Wertschätzung
Feindseligkeit	Neugier	Wut
Freude	Optimismus	Zärtlichkeit
Furcht	Pessimismus	Zorn
Gehorsam	Pflichtgefühl	Zufriedenheit[20]

- Impulse sind auch Information (an den Klienten und seine Umgebung) – Patienteninformation einmal anders.

Problem: Gerade in Altersheimen ist es üblich, daß das Pflegepersonal über die Köpfe der Klienten hinweg entscheidet, was für sie gut sei oder nicht. Es ist üblich, daß wir das Normalitätsprinzip – auch der Alte ist kein entmündigter erwachsener Mensch – selten bis nie beachten. Jede Pflegestrategie wird von uns im stillen Kämmerlein als sogenanntes Team-Konzept abgewandelt, ohne daß der Klient persönlich dabei anwesend ist oder gar selbst mitbestimmen könnte, was für ihn gut ist oder nicht. Ident ist dieses Vorgehen bei neuen pflegerischen oder medizinischen Erkenntnissen oder gar bei Anforderungen von Inventar auf der Station.

Pflegediagnose:

Wir erachten den Betagten nicht als vollwertiges Mitglied der Gesellschaft, sondern betreuen ihn in sogenannter Würde und Achtung (was immer das auch in Reinkultur sein soll).

Impuls:

Im Esch-Alzete-Altersheim in Luxenburg hat sich die Pflegedienstleitung entschlossen, Inhalte von pflegerischen Fortbildungsveranstaltungen bei Betagtentreffs in der Anstalt ihren Bewohnern mitzuteilen.

So wurde im März 1991 ein Referat durch den Heimleiter über BÖHMsche Pflegestrategien und Theorien für Patienten abgehalten. Die Patienten wurden darüber informiert, was die moderne Pflege will; sie wurden informiert, daß sie reizangeflutet werden sollen und welchen Sinn die Reversibilitätstheorie verfolgt.

Die Klienten selbst konnten dazu Stellung nehmen und versuchen seither, auf sich selbst aufzupassen, um sich nicht gegenseitig zu verwirren. Es findet also ein R.O.T. zwischen und unter den Klienten selbst statt.

Es ist interessant, daß sich der Betagte selbst zu 90% mit meinen Pflegestrategien anfreunden kann, weil diese anscheinend der Normalität ent-

---

[20] Erweiterte Liste der Motive von A–Z in Band 1, Grundlagen, Seite 139.

sprechen. Nur manche Pflegepersonen haben eindeutig Schwierigkeiten mit meinen Strategien (siehe Generationenkonflikt).

Bürgerliche muß man lange vorbereiten. Sie sind aufgrund ihrer Erziehung gewohnt, daß man sich auf alles vorbereiten muß; daß man lange plant, etwas zu tun; daß man Besuch einlädt, vorher die Wohnung putzt und Kaffee und Kuchen zu Hause hat usw. Das bedeutet, wenn man mit einer bürgerlichen Person einen differentialdiagnostischen Ausgang unternehmen will, wird ihr immer etwas einfallen, warum und wieso dies gerade nicht geht: weil die Haare nicht schön sind, weil die Wohnung nicht sauber ist, weil das Wetter zu schlecht ist usw.

Arbeiter hingegen kann man vor vollendete Tatsachen stellen. Sie sind von Haus aus spontan und improvisieren die Freude einer Änderung oder nicht.

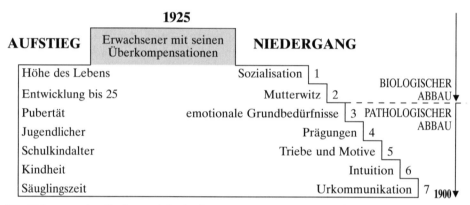

Die Erlernung der Copings erfolgt in den ersten 25 Lebensjahren (im Bild die linke Seite). In der Regression erreicht man seine eigenen unteren Copings wieder.

Teil IV
Umsetzungsstrategien

Bisher habe ich mich in der Beschreibung der Impulse relativ kurz gehalten und nur eine Übersicht von Denkmöglichkeiten wiedergegeben. Der Grund dafür ergab und ergibt sich aus der Tatsache, daß ich immer wieder versuche, das Modell auch wirklich auf einzelne Abteilungen übertragbar zu gestalten.

In der Folge werden wir daher versuchen, verschiedene Impulse als eine Art **Feedback-Bogen** niederzuschreiben, diese Feedbacks aber auch gleichzeitig in Form eines Qualitätsmaßstabes an der Station zu subsumieren.[21]

Die Unterteilung der Impulse erfolgt nach der jeweiligen Interaktionsstufe.

An der Station wird gemessen, ob diese in der Lage ist, zunehmend (evaluiert) Verhaltensstörungen in den Griff zu bekommen (*Stationsqualitätshöhe*). Dabei sollten mindestens 25% der Klienten im singulären Programm (BÖHM'SCHER Interaktionsbogen) aufscheinen. Alle anderen Klienten werden mittels diffuser bzw. auch anderer Modell-Impulse versorgt.

Diese Mischung ergibt natürlich auch je nach Interaktionsstufe des Patienten eine Mischung der Modelle, z.B. V. HENDERSON oder M. E. LEVINE mit BÖHM!

1. Impulse an der Abteilung

(entsprechend der jeweiligen psychogenen Umsetzungshöhe)

Interaktionsstufen	*Verhalten*	*Was wird an der Station gemacht?*
1–2	keine psychogene Auffälligkeit	Umsetzungsstufe I Gerontologische Impulse
3	leichte Verhaltensauffälligkeiten	Umsetzungsstufe II Biologische Veränderung Normalitätsprinzip
4–5	mittelschwere Verhaltensstörungen	Umsetzungsstufe III Plus/Minus-Symptomatik
6–7	schwere bis sehr schwere Verhaltensstörungen	Umsetzungsstufe IV inkl. symptomspezifisches Verhalten

Den Ausgangspunkt bildet die Überprüfung, wieviel Facharbeit an der jeweiligen Station bereits betrieben wird bzw. ob sich die Ideologie der Station reversibel oder irreversibel ausdrückt. Es ist somit verständlich, daß ich vor jedem Kurs eine jeweilige Ist-Standerhebung durchführe (Test 0).

---

[21] Dabei muß klar sein, daß man Impulse, die sich ja aus einer singulären Biographie ergeben, nicht als Rezepte wieder geben kann.

PSYCHISCH-REHABILITATIVE PFLEGEQUALITÄTSERHEBUNG
Test 0   Station .... am ....

Ideologie		Ja	Nein
1	Arbeiten Sie an der Station nach einen Modell? Wenn ja, nach welchem?		
2	Betagte sollen die Möglichkeit zum Ausruhen haben?		
3	Haben die Sie den Eindruck, das Setting entspricht an Ihrer Station dem Klientel?		
4	Soll die Hausordnung im Vordergrund stehen?		
5	Können Sie auch nein sagen?		
6	Arbeiten sie anders als es Ihren Vorstellungen entspricht?		
7	Sind Ihnen schimpfende Klienten unangenehm?		
8	Sind in ihrem Haus alle Türen unversperrt?		
9	Haben Sie persönlich viele Versicherungen abgeschlossen? Wenn ja, wie viele?		
10	Lieben Sie Strukturen?		
Fach			
1	Was versteht man unter dem Pflegebegriff „Gutes bewirken"?		
2	Was ist Reaktivierung tatsächlich?		
3	Was ist die Reversibilitätstheorie?		
4	Woraus ergibt sich die Tagesstruktur?		
5	Was versteht man unter dem Begriff „Verwirrtheit"?		
6	Was ist: Geriatrie – Gerontologie – Psychogeriatrie?		
7	Pflegen Sie anstalts- oder domizilorientiert?		
8	Was ist aktivierende Pflege?		
9	Werden Verwirrte von nicht Verwirrten Bewohnern in Ihrem Haus getrennt?		
10	Wer hat die „Hilfe zur Selbsthilfe" erfunden?		

Generell kann man sagen, daß die Tests durchschnittlich ein 90prozentiges Nicht-Wissen bzw. eine 90prozentig falsche Ideologie vor Kursbeginn aufweisen – und damit oft Laien wesentlich fachlicher erscheinen lassen. Die Ausbildung nach dem BÖHM-Modell hat das Ziel, darauf aufzubauen und wenigstens ein 60prozentiges Fachwissen zu erlangen.[22]

---

[22] Die sehr oberflächlich gehaltenen Tests ergeben einen sehr guten, praxisrelevanten Effekt.

2. Umsetzungshöhe 1 – Gerontologische Impulse für psychisch gesunde Betagte
(Interaktionsstufe 1–2)

Ziel: Regressionsverhinderung

Pflege ist kontraindiziert!

Es handelt sich meist um sogenannte gerontologische Klienten, die in einem Pensionistenheim, auf einer internen Station usw. sind. Sie sind alle noch kognitiv erreichbar.

Sollte es passagere Verschlechterungen geben, hilft der Mutterwitz über die Behinderung hinweg. In dieser Situation lieben sie Pflegepersonen, die in ihrem „Schmäh", ihrem Witz sprechen. Mit dem Dialekt und dem Humor der Heimatregion ist die Möglichkeit gegeben, diesen Leuten wieder Lebensfreude zu schenken.

Feedback: Bei diesen eher als Bewohner zu bezeichnenden Menschen besteht unsere Tätigkeit vorwiegend in der Gesundheitspflege, also darin, eine Verschlechterung der Regression zu verhindern. Dies bedeutet, daß wir dem sogenannten reversibilitätstheoretischen Anspruch gerecht werden müssen.

a) *Klassische Methoden* (Interventionsgerontologie) – Gedächtnistrainings
b) *Aktivitätenpflege* – aktivierende und reaktivierende Pflege im Vergleich
c) *Regressionsverhinderung* – Ideenbörse/Tips

a) Klassische Methoden

Bei allen sogenannten klassischen Pflegemethoden geht es darum, die gesunden Betagten (gerontologischen Klienten), die als normale Bewohner in einem Heim leben, zu versorgen. Die Pflegequalität besteht primär in einer Hotelleistungsfunktion. Dabei kommen teilweise Krankenschwestern auf die Idee, pflegerisch tätig werden zu müssen. Diese pflegerischen Tätigkeiten bei gesunden Betagten können aber nur dann als effizient bezeichnet werden, wenn vor ihrer Durchführung ein Gedächtnisleistungstest durchgeführt wurde. Das heißt, daß eine noopsychische Leistung vorausgesetzt werden muß.

In fachlich gut funktionierenden Heimen werden daher Tests, wie z.B.

– Syndrom-Kurztest nach ERZIGKEIT,
– BENTON-Test,
– Zahlentest nach WECHSLER,
– Mosaik-Test nach WECHSLER,
– HAWIE-Tests,
– BÖHM-Parameter usw.

vor einer Therapie, vor einer Beschäftigung angeboten. Die Testergebnisse stellen dann den Ausgangspunkt für die Überlegung der Settings, der Tagesaktivitäten, aber auch der jeweiligen Therapien dar. Somit ist der Balanceakt zwischen Unter- oder Überforderung durch Therapieangebote weitgehend mit dem alten Lehrsatz „vor allem nicht schaden" in Verbindung zu bringen. Dabei obliegt die Durchführung von Trainigs primär dem Therapeuten, das Pflegepersonal kann maximal co-therapeutisch tätig werden.

In Häusern, in denen kein multiprofessionelles Team tätig ist, kommen als klassische Methoden (Betagte psychisch am Leben zu halten) diverse Angebote (ohne Nachweis einer besonderen Fachlichkeit) zum Tragen. Oberste Zielsetzung der Aktivitäten ist, den Bewohner zu fordern. Durch bewußtes Fordern sollen „alte" Fähigkeiten aufrechterhalten werden.

Die nachfolgenden Settings sollten obligatorisch (aber klientenspezifisch) angeboten werden.

Tips für Settings von klassischen Pflegemethoden unspezifischer Art

Feedback-Bogen für die Umsetzungsstufe 1 (ideologisch)	*Ja*	*Nein*
Der Patientenstrom muß von innen nach außen statt von außen nach innen fließen (Dr. Lorenzo TORESINI).		
Werden Klienten vom Tagraum in ein Übergangsheim, in die Übergangspflege geleitet?		
Verhindern Sie Reizüberforderungen (Einstellen von sinnlosem Aktivismus)?		
Konzentrieren Sie sich auf die Fachqualität in der Pflege?		
Versuchen Sie, im Heim ein Aufleben statt Aufheben als Heimziel einzuführen?		
Stellen Sie das Somatisieren in Heimen weitgehendst ein (Arztfrage)?		
Bestimmt der Klient seinen Tagesablauf selbst (biographisch gesehen)? Oder die Institution bzw. die Zu- und Ablieferungsfirmen?		
Gehen Sie von dem Grundsatz aus, daß es kein „fertig werden" geben kann, solange jemand noch lebt?		
Schaffen Sie die uniformierte Pflege ab?		
Üben Sie, daß nicht alles nach Plan laufen kann (allerdings nicht planlos)?		
Sind Patienten zum Aufleben hier, obwohl die Krankenkasse nur das Ableben bezahlt?		
Was kann der Klient noch ohne Pflege selbst erledigen?		
Versuchen Sie die Pflegespirale – aus Gehenden Liegende zu machen – zu durchbrechen?		
Versuchen Sie, nicht mehr unbedingt der Beliebteste sein zu müssen?		
Versuchen Sie mehr Zuwendung als Ordnung zu geben?		
Versuchen Sie, mehr reden zu lassen als selbst zu reden?		
Versuchen Sie Hilfe durch Hilfeverweigerung zu geben?		

Feedback-Bogen für die Umsetzungsstufe 1 (ideologisch)	*Ja*	*Nein*
Kostet es Mut, nicht immer zu helfen?		
Leiden Sie nicht mit, sondern unterstützen Sie den Kranken dabei, mit seiner Krankheit leben zu lernen?		
Liefern Sie Gründe für die „selbstbestimmenden Prophezeihungen" des Klienten „Ich kann nicht mehr"?		
Wurde Öffentlichkeitsarbeit installiert? – Angehörigengruppen? – Informationsabende? – Angehörigenbriefe?		
Glauben Sie selbst daran, daß sich der Zustand schwer dementiell erscheinender Klienten bessern kann?		
Gibt es Geschichtsunterricht, um die Normalität von 1920 zu verstehen?		
Versuchen Sie, die Patienten mitreden zu lassen, wenn neue Möbel, Bilder, Inventar bestellt werden oder gar die Anstalt umgebaut wird?		
Erarbeiten Sie ein Pflegedienstleitbild?		
Erarbeiten Sie an der Station, welches Modell Sie anwenden könnten? (Auch Mischungen sind möglich, aber Sie müssen benenn- und erkennbar sein.)		
Behindern Sie den Klienten?		
Suchen Sie die geeignete Aktivierungsebene? (Diese kann je nach Typ sympathikoton/parasympathikoton unterschiedlich sein.)		

Pflegevertrag

Der Klient (und seine Verwandtschaft) muß informiert werden, muß mit seinem Wiederaufleben einverstanden sein. Dies geschieht mit einem verbalen Pflegevertrag.

Der Klient muß den Sinn erkennen, warum er selbst aktiv werden soll (Motiv – „Dann bin ich nicht mehr abhängig, muß nicht um alles betteln, kann wieder allein in den Tagraum und in den Garten gehen."). Diese Motive müssen sinnvoll und für den Klienten lösbar sein.

Der Pflegevertrag muß kontinuierlich weiter erfolgen.

Fach-Änderungen	*Ja*	*Nein*
Lebenspraktische Fähigkeiten erhalten (M. BALTES): – Verkehrsregeln beachten – Preisschilder erkennen üben – Warenzeichen ersehen etc.		
Öffnet sich das Heim nach außen?		
Öffnet sich das Heim nach innen?		
Gibt es Angehörigengruppen?		

Fach-Änderungen	Ja	Nein
Werden Sozialkontakte gefördert?		
Gibt es einen gegliederten Tagesablauf (wenn der Klient nicht entlassungsfähig erscheint oder das Heim den Klienten zur Bettenbelegung benötigt)?		
Gehirnjogging/Kopfgymnastik?		
Wird passende Musik gehört?		
Werden Feste gefeiert (vor allem Geburtstage für die jeweilige Ich-Identität)?		
Singgruppen?		
Basteln und Handarbeiten (falls erwünscht und biographisch konditioniert)?		
Gemeinsame Zeitungsrunden?		
Sportangebote?		
Bewegungstraining?		
Werden kleinere Arbeiten angeboten, bei denen sich der Klient „wichtig machen" kann?		
Werden technische Hilfsmittel (wenn erforderlich) trainiert?		
Wird Wert auf ein gepflegtes Äußeres (gibt Ihnen dies Selbstvertrauen) gelegt?		
Exkursionen?		
Seniorenball?		
Wird spazierengegangen (bei jedem Wetter)?		
Werden alle Türen geöffnet?		
Werden Unterhaltungsspiele, Geschicklichkeitsspiele gespielt?		
Gibt es Orientierungshilfen (aber nicht kindlich)?		
Gibt es Inkontinenztraining (je nach biologischer Zeit)?		
Werden Flüssigkeitsbilanzierungen gemacht?		
Werden Tages- und Nachteinheiten getrennt?		

Gedächtnistraining: „Drum-herum-Lernen" als Impuls (B. FISCHER und S. LEHRL, 1983)

Tiere, die phylogenetisch dem Menschen am nächsten stehen, erreichen beachtliche, nicht-verbale kognitive Leistungen.

Ein Psychologenteam in den USA veranstaltete einen Test, bei dem es um das Wiedererkennen von Bildern ging. Er zeigte, daß Rhesusaffen nahezu das gleiche Erinnerungsvermögen wie Menschen haben. Das kurzfristige Erkennen ist also offensichtlich bei Affen ausgeprägt.

Informationsmaterial über kardiopulmonale Wiederbelebungsmaßnahmen zierten die Wände und Türen der Toiletten von Studenten- und Schwesternheimen. Nach einigen Wochen konnte festgestellt werden: Im Vergleich zur Kontrollgruppe lernen Studenten und Schwestern auf der Toilette, theoretisch und praktisch, signifikant dazu. Es geht darum, im sogenannten „Drumherum" zu lernen.

Wiedererkennen optischer Reize. Das heißt, wenn wir optisch etwas vorgesetzt bekommen und dies immer wieder lesen müssen (WC-Augenhöhe), lernen wir, ohne es zu wollen.

Impuls: Bilder und Informationen
- auch ins WC hängen (in Augenhöhe)
- „Sie befinden sich im Spital."
- Heute ist der . . . (Datum)
- Auf das Trinken nicht vergessen!

Befindet sich der Klient bereits in der Abbaustufe 2–3:
- Aufhängen von Bildern aus dem Altgedächtnis
- Fotos auf das Nachtkästchen stellen
- eigenen Bettwäsche, Nachtgewand (auch Geruch als Stimulus)
- eigenes Inventar
- eigene Geldbörse und Schlüssel (als optischer Reiz)

b) Aktivitätenpflege

Dies ist keine aktivierende Pflege, sondern ein Ausdruck für die Tatsache, daß sich alle Menschen bewegen sollen (Bewegungstricb der Kinder)!

Man unterscheidet dabei **Beschäftigen und Arbeiten.** Oder wenn Sie so wollen: **Arbeitstrieb** zur Befriedigung einer Leistung oder **Beschäftigung** zur Befriedigung des Spieltriebes.

Bei der Beschäftigung geht es nicht um das Ausfüllen von freier Zeit, der Zeit zwischen einer Mahlzeit und der nächsten, sondern um das Lustprinzip, um den Geltungstrieb und die Vigilanz aufrechtzuerhalten.

In meinem Sinne muß die Beschäftigung, das Lustprinzip, aus der jeweiligen Biographie erhoben werden.

Dann erst können diffuse Impulse wie:
– etwas erleben lassen
– zwischenmenschliche Beziehungen herstellen
– hartes oder weiches Material, Wolle oder Eisen
– Was paßt zu wem (je nach Bildungsstand)?
– Was paßt zu wem (nach seinem derzeitigen Gefühlslevel)?
– Freizeitplanung
– Außenaktivitäten
– Restaurantbesuche
– ein Mehr an Gefühlen, positiver und negativer Art usw.

gesetzt werden.

c) Regressionsverhinderung

Die Verhinderung einer Regression ist das Hauptziel bei Normalen („Verwirrt nicht die Verwirrten!")

In der ersten Umsetzungshöhe finden diffuse Maßnahmen ohne spezifischen singulären Hintergrund, also ohne Psychobiographie statt. Hier möchte ich gerne meine Beobachtungen wiedergeben – z.B. was bei unseren Patienten in der Pflege am meisten als störend, als negativ erlebt wird.

(Sie könnten diese Liste selbst bis ins Unendliche erweitern bzw. ihre eigenen Erfahrungen, die Sie als Pflegepersonen gemacht haben, einbringen.)

Regressionsverhindernde Tips und Ideen
Als Pflegender sollte man ein Mensch sein (auch in der Ausstrahlung), bei dem der Klient das Gefühl hat, daheim zu sein, richtig aufgehoben zu sein: – Der ist einer von uns (Milieu). – Der versteht mich. – Es tut gut, unter seinesgleichen zu sein. (Was gut tut, ist zwar noch keine Therapie, aber es lindert die Angst).
So soll immer versucht werden, das maximale Aktivierungspotential (je Klient) zu erreichen; d.h., normale Betagte normal lassen, nicht zu pflegen beginnen!
Konsequente Anregungen zur Selbständigkeit geben!
Verhinderung von Krankheitsgewinn – ein Heim soll kein Pseudo-Spital sein!
Auf der Erreichbarkeitsstufe 1 und 2 kommen auch Kriterien nach MASLOW und ROGERS zum Tragen: Selbstverwirklichung, Geltung, Anerkennung, Sicherheit, Schutzbedürfnis, Zugehörigkeit, Liebe, Kontakt, Achtung, etc.
Pflegen heißt reden – Reden verlangt zu überlegen, wie und was ich rede!
Nicht selbst diffus sein!
Nicht zu schnell sprechen!
Nicht entmutigen, sondern fördern!
Nicht auf „Ich habe keine Zeit" spielen!
Nicht als Klient, sondern als Partner sprechen!
Keinen Machtkampf einführen!
Nicht impulsiv agieren, sondern denken vor dem Reden! Was wollen wir sagen, was wollen wir erreichen, welche Emotionen wollen wir auslösen?
Nicht beschützend infantil, nicht per Du (mit Ausnahmen)!
Nicht reden ohne zuzuhören! Es kann nicht „nicht kommuniziert" werden!
Nicht ohne Augenkontakt und positive Körpersignale!
Vermeiden Sie Floskeln wie: – Davon verstehen Sie nichts mehr! – Gehen Sie nicht so viel! – Passen Sie auf, sonst stürzen Sie! – Ziehen Sie Hausschuhe an! – Sitzen Sie gerade! – Vorsicht, Sie zittern!

Regressionsverhindernde Tips und Ideen
Witze machen! Witze sind Lebenshilfen und somit positive Reizanflutung. (Witzesammlung am Gang aufhängen) Versuchen Sie, als Pflegepersonen gute Unterhalter aufzutreiben, denn wer ein guter Unterhalter ist, hat die Aufmerksamkeit aller und wirkt somit vigilanzsteigernd.
Nichts empfehlen! Jeder junge Mensch gilt, wenn er etwas empfiehlt, als frech!
Schnelles Unterbrechen von Schweigepausen ist untersagt!
„Originelle Typen" als Pflegende einstellen!
Nicht per „Du" ansprechen! (Als junger Mensch hat man bei alten nichts zu reden – deren Mütter wurden noch per „Sie" angesprochen.)
Nicht infantilisierend reden!
Jede Pflegeperson muß die gleiche Auskunft geben (nicht jeder etwas anderes).
Führen Sie eine Informationspflege ein.
Der Ton macht die Musik! Tonfall ist Therapie!
Ausstrahlung: Pflegerkompetenz (Anzug mit Krawatte)
Seien Sie pünktlich (früher war das üblich)!
Versprechen Sie nichts, was Sie nicht halten können! Die Leute verlassen sich auf Sie.
Einer Verschlechterung vorbeugen helfen – eine Dekompensation verhindern! Regressionsauslöser suchen!
Aktivierung in die Grundpflege einbauen!
Die ATLs nicht erfüllen!
Gutes bewirken statt Gutes tun!
Aktivierung in die Grundpflege einbauen!
Man sollte Klienten nicht zu pflegeleichten, angepaßten Menschen erziehen!
Nicht zu bestimmten Tageszeiten „abfertigen"!
Strafen und Belohnungen vermeiden!
Nicht nicht handeln!
Nicht impulsiv handeln!
Nicht beschützen – handeln!
Keine Abhängigkeit fordern!
Kein Mitleid zeigen!
Keine unmöglichen Programme fordern!
Keine Spaziergänge im Anstaltspark, wenn noch eine Wohnung vorhanden ist und demnach ein differentialdiagnostischer Ausgang ins „Seinerzeit" stattfinden könnte!
Nur weil die Dame so lieb ist, sollte man trotzdem nicht um Liebe betteln!

Regressionsverhindernde Tips und Ideen

Eine schreckliche Erinnerung für viele Kinder ist, daß ihnen die Mutter den Rest der Nahrung vom Mund abgewischt hat, wenn sie etwas Gutes gegessen hatten! Nicht das gleiche mit den Patienten tun!

Nicht unter Erfolgszwang stehen! Sie sind nicht dafür verantwortlich, daß der Klient krank ist.

Gehen Sie nicht auf eine Beziehungspflege ein, wenn der Klient noch eine Entlassungschance hat!

Sagen Sie nicht zu allem „Ja"!
Ein „Nein" im richtigen Augenblick ist auch Pflege, Sie werden staunen!

Nehmen Sie den Menschen nicht alle Entscheidungen ab! Der Klient ist auch ein Mensch, der selbst Kompetenzen haben möchte.

Nicht immer und sofort korrigieren! Der Klient muß sich erst einleben! Korrekturen führen zu Spannung, Abwehr und Auflehnung!

Behindern Sie den Patienten durch Ihre Anwesenheit!
Hilfe durch Hilfeverweigerung ist ein pflegerisches Problem, das einer Verhaltensänderung bedarf!
„Aktive Haltung" bedeutet auch: Aushalten lernen, daß sich der Klient zwei Stunden lang mit seinem Schuh beschäftigt. Wenigstens tut er etwas!
Ihm leiden zu helfen heißt, daß er sich wieder verstehen lernen muß, nicht wir ihn!

Nicht zu Tode pflegen, sondern re-aktivierend: „Helfen mit der Hand im Sack!"

Patienten nicht nur mit dem Löffel essen lassen! So kann man sich keine Tischsitten erwarten.

Jede Handlung erklären, nicht ohne Information handeln!

Krankenkleidung ist kontraindiziert, keine Hausschuhe tragen lassen!

Verwirrte nicht von Nicht-Verwirrten trennen. Auch in der Straßenbahn gibt es keine Trennung von Hübschen und weniger Hübschen, von Blonden und Schwarzen!

Keine Unterforderung von Sympathikotonen!

Keine Überforderung von Parasympathikotonen!

Die eigene Pflegeneurose beachten, Sie stehen nicht unter dem Zwang, der beste Pflege zu sein!

Entmündigen Sie den Patienten nicht wie eine allwissende Mutter!

Lassen Sie den Bewohner nach seiner biographischen Uhr aufstehen, schlafen gehen, waschen?

Trainingsspiele sollen in einem kahlen Raum stattfinden, Gemütlichkeit schadet der Aufmersamkeit!

Bauen Sie sein Ich auf, besprechen Sie seinen Lebenssinn!

Grobmotorische Abreaktionen tun gut, lassen Sie die Tür zuknallen!

Eröffnen Sie eine Beschwerdestelle, Entlastungsgespräche tun gut!

Regressionsverhindernde Tips und Ideen
Erfüllen Sie die Forderung nach Aufmerksamkeit: „Alt-Mütter-Runden", Englisch-Kurse, Eigentumsdenken wecken (Das gehört mir!); was gibt es morgen im Fernsehen?
Förderung der persönlichen Kompetenz! Förderung der sozialen Kompetenz! Förderung der fachlichen Kompetenz! Der Klient wird unser Geschichtslehrer! Was war 1920 normal, welche Copings gab es, welche Lebensaufgaben hatte er in Beruf und Familie!
Leben ist laut, stinkt, ist aggressiv (Reizanflutung)!
Man lebt von Antrieben – Lebenstriebe suchen!
Das Leben war früher nicht so kultiviert! Passen Ihre Settings dazu? Oder sind sie zu modern?
Früher wurde in der Arbeiterfamilie ausgesprochen, was man dachte. Sagen Sie ihren Klienten auch, was Ihnen nicht paßt!
Klienten sind autoritätshörig! Derjenige, der den weißen Mantel anhat, ist der Chef, er weiß, wo es langgeht!
Mütter haben immer einen Muttertrieb! Aktivitäten mit normalen Kindern, Kindergartenkinder einschleusen!
Die Küche war der Lebensraum! Die Küche war und ist Aufenthaltsraum! Richten Sie ein biographisches Zimmer ein!

Diese Programmvorschläge sind eine Mischung zwischen klassischem und „BÖHMschem" Pflegestil. Nun werden die oben angeführten Programme natürlich auch in die nächst höhere Ebene mitgenommen, so daß sich in der Praxis immer wieder die Frage stellt: Welcher Impuls bei welchem Patienten?

Ich bin der Ansicht, daß es ratsam ist, die Station mittels unseres Interaktionsparameters zu durchleuchten – sprich, alle Patienten einzustufen. Dann haben wir eine gewisse Übersicht, wie viele Klienten in welches Pflegemodell passen und können so unser Tun evaluieren.

Angehörigen von Patienten der Umsetzungshöhe 1 sollte ein Informationsblatt mit folgendem Text ausgehändigt werden:

I N F O R M A T I O N für Klienten und Angehörige

Wenn ein älterer Mensch infolge einer akuten Erkrankung ins Krankenhaus oder Pflegeheim aufgenommen werden muß, tritt häufig eine Verschlechterung seiner körperlichen und geistigen Leistungsfähigkeit ein.

Je länger der Krankenhausaufenthalt dauert, umso mehr verringern sich die Kontakte mit der Familie und der bisherigen Umwelt. Anderseits jedoch beginnt im Krankenhaus eine intensive Bemühung zur Wiederherstellung der körperlichen und geistigen Kräfte durch den Einsatz moderner, gezielter Heilmaßnahmen. Wer rastet, der rostet!

In der modernen Altenpflege findet eine therapeutische Belastung der Klienten statt: „Reaktivierende Pflege nach Böhm" (nicht überfordern, nicht unterfordern) – aktiv halten!

Seien Sie also bitte nicht verwundert, wenn wir versuchen, Ihrem Angehörigen durch Impulse Lebenstrieb, Lebensantrieb zu geben; so unter anderem der Impuls, den Klienten sein Bett selbst machen zu lassen; „Reizsätze" im Umgang mit ihm zu verwenden, um ihn psychisch am Leben zu halten, etc.

Unser Personal ist nicht faul, es versucht Pflegeziele zu erreichen, wobei der Klient der Chef ist. Er bestimmt, was aus ihm werden soll.

Ziel aller Bemühungen muß es sein, die Eigeninitiative des älteren Menschen wiederzuwecken, Ich-Identitäten wiederzugeben (Lebensbewältigungsmechanismen, Coping-Methoden). Alle Hilfe soll zur Selbsthilfe führen, der Patient soll nach einem Zustand gewisser Hilflosigkeit wieder unabhängig von Pflege werden! (Mitleid ist oft keine Hilfe, es erfordert Mut, nicht ständig zu helfen).

Übergangspflege

Nach Überwindung der akuten Erkrankung erfolgt die Entlassung oft zu einem Zeitpunkt, zu dem diese Wiederherstellungsmaßnahmen noch nicht völlig abgeschlossen sind. Eine große Gefahr für den älteren Menschen besteht deshalb darin, daß diese psychischen Rehabilitationsbemühungen nach der Entlassung entweder eine Unterbrechung erfahren oder nur unzulänglich weitergeführt werden. Im Interesse einer Wiederherstellung haben Pflegepersonen der Stationen in ihrer Freizeit die Aufgabe übernommen, im Wohnmilieu die Rehabilitationsbemühungen fortzusetzen und auch den Verwandten mit Rat und Tat zur Seite zu stehen.(E. BÖHM)

Diese Informationsschrift wird an alle Angehörigen und Patienten bei der Aufnahme verteilt und erleichtert die Erklärung, um welche Art Krankenhaus es sich bei dem unsrigen handelt. Es gibt dem Besucher die Möglichkeit, seinen Angehörigen anders unterzubringen, sollte dieser keine Rehabilitation benötigen.

Hier ist noch sehr viel an Angehörigenarbeit oder besser gesagt, Öffentlichkeitsarbeit zu leisten, denn die Angehörigen sind über die plötzliche Veränderung des Verwandten oft mehr verwirrt als der Patient selbst – Aufklärung ist hier notwendig.

Multimorbiditäts-Status

Gerade der multimorbide Klient ist zur Hauptaufgabe der Pflege schlechthin geworden. Alle Broschüren und Bücher beschäftigen sich mit der Grundpflege im Sinne der Pflegequalität der „Liegenden".

Die Palette reicht von den Forderungen nach einem Leben in Würde, in Würde altern bis hin zu in Würde sterben und wird hinreichend sowohl fachlich als auch ideologisch beschrieben. Sie fordert die Kundenzufriedenheit als Standard, aber gleichzeitig die sofortige Entlassung.

Was ist demnach heute Qualität?

Nun, keiner von uns kann übersehen oder überhören, daß die Forderungen nach Würde, nach der Erfüllung von Wünschen und Bedürfnissen der Situation des heutigen Zeitgeistes fast konträr gegenüberstehen.

Der Zeitgeist fordert die Förderung der Selbständigkeit, den mündigen Bürger, die Aktivierung, den Sinn des Leidens akzeptieren zu lernen etc.

Diesem Zeitgeist gegenüber steht unser pflegerisch moralisches Gewissen und somit die Forderung nach der Erfüllung der ATL, die Kundenzufriedenheit, Sterbebegleitung, Validation u.ä.

Wie und woran sollte sich nun das Personal orientieren? Was ist für welchen Klienten oder – besser gesagt – für welche Institution das Bessere? Wer zahlt was?

So ist es nicht verwunderlich, daß die meisten Institutionen (so lange dies bezahlt wird) zu den klassischen Methoden der Pflege greifen und diese als Qualität anbieten.

Mobilisierungspflege

Mobilisierung ist in der Praxis jene Maßnahme, bei der der Klient z.B. vom Bett heraus auf einen neben dem Bett stehenden Sessel gebracht wird. Dieser Vorgang geschieht wohl unter Verwendung von Worten wie: „So, Frau XY, jetzt setzen wir uns schön auf das Sesserl."

Das heißt aber kaum, daß dies gleichzeitig mit gezielten Motivationsaspekten, besser gesagt Remotivationsaspekten oder reaktivierenden Antrieben (Reizsätzen usw.) verbunden ist. So fallen auch die weiteren von uns durchgeführten Schritte (z.B. das echte Abschleppen in den Tagraum als Nonplusultra der Resozialisierung) unter diese pflegerische Handhabung, die ich eher als „Kranhebelfunktion" bezeichnen möchte.

Der Klient erkennt meistens das seelische Motiv für seine Verschleppung nicht und fühlt sich nur seines Bettes beraubt. So gesehen dient Mobilisierung nur der somatischen funktionellen Bewegung.

Aktivierende Pflege

Der Duden versteht per definitionem unter dem Begriff „aktivieren" aktiv machen; unter dem Wort „Aktivität" den Ausdruck einer Tätigkeit.

Das „International Nursing Council" stellte folgende Definition her:

Aktivität = Tätigkeit

Pflege = Hilfeleistung am Menschen durch Förderung des Gesunden und Verhütung von Krankheit, Wiederherstellung von Gesundheit, Linderung von Leiden

Pflege ist demnach nach der WHO mehr auf die Erkenntnis ausgerichtet, daß es nicht nur eine Krankenpflege, sondern in ihrem Weltbild eher eine Gesundenpflege und eine Rehabilitationspflege geben sollte. Das ist für mich als politisch denkender Mensch zwar verständlich, aber undurchführbar. Denn soweit ich mich umsehe, liegen bei mir Kranke nicht zur Prophylaxe wie in einem Kurhotel, sondern zu ihrer Gesundheitswiedererlangung, und dies so schnell wie möglich.

Mit der Erkenntnis, daß Alter keine Krankheit, sondern primär zunächst ein soziales Problem ist, wurde das Wort Interventionsgerontologie (U. LEHR, 1977) eingeführt (intervenieren, lat.: eingreifen). In der Praxis wurde der Begriff sodann von deutschen Altenhelfern in aktivierende Pflege „umbenannt" und demnach einer Ideologie, einem Pflegeweltbild fast gleichgesetzt.

Auf diese Art und Weise wollte man Tagesstätten, Ruheplätze etc. zum vorwiegend soziotherapeutischen Spielplatz umfunktionieren, und heute mutet es sonderbar an, wenn auf einmal „Patienten" statt „Bewohnern" oder „Pensionären" dort sind.

Um zu verhindern, daß sich das Pflegepersonal zum Narren gehalten fühlt (Bewohner statt Patienten als Wunschvorstellung – Patienten statt Bewohnern in der Praxis), erfand man verschiedene Pflegemodelle, um zu retten was zu retten war. (Dabei spreche ich immer von der geriatrischen und psychogeriatrischen Pflege und nicht von der normalen Pflege, denn hier sind die Modelle vollkommen in Ordnung.)

V. HENDERSON (1986): 14 Grundbedürfnisse

N. ROPERS (1980): 12 Lebensaktivitäten

W. MATTHES (1989): Aktivitäten des täglichen Lebens, erholsame und entspannende Aktivitäten, therapeutische Aktivitäten

Für mich bedeutet aktivierende Pflege die Berücksichtigung der Tatsache, daß Alter an sich keine Erkrankung darstellt und daher alle uns zur Verfügung stehenden soziogerontologischen Ideen zur Prophylaxe eingesetzt werden müssen. Es bedeutet aber für mich auch, daß sehr viele Menschen multimorbid sind (ab dem 25. Lebensjahr) und wir daher problemzentriert-krankheitsorientiert, aber mit ganzheitlicher Betrachtungsweise arbeiten müssen. Und schließlich bedeutet es für mich, daß ich die Arbeit als Pflegeperson nicht alleine bewerkstelligen kann und mich verschiedener, vor allem „behandlungspflegerischer" Überlegungen einiger besser Ausgebildeter bedienen muß (siehe Pflege juristisch).

Für mich ist aktivierende Pflege gleichzeitig immer auch mit Intervenieren (Eingreifen) verbunden. Das hieße aber, daß die aktivierend-therapeutische Linie auch in der Pflegedokumentation der jeweiligen Station ersichtlich sein müßte.

Zusammenfassend ausgedrückt, weisen unsere Klienten (aus meiner Sicht) somatische und psychische Erkrankungen auf. Die somatischen Erkrankungen müssen und sollen nach einem somatischen Pflegekonzept oder Modell betreut werden. Dazu ist es erforderlich, daß sich die jeweilige Station unter den vielen Pflegemodellen jenes aussucht, das am ehesten zu ihren Klienten paßt.

Erst im Anschluß, also wenn an den Stationen das somatische Modell eingeführt worden ist, sollte man darangehen, ein psychisches Pflegemodell dazuzunehmen. Daraus ergibt sich jedoch die primäre Frage: Zu welchem Klientel paßt welches Modell?

D. E. OREM: Hilfe zur Selbsthilfe
D. E. OREM: Dasselbe verstehen?
N. ROPER: Aktivitäten des täglichen Lebens
V. HENDERSON: allgemeine Bedürfnisse
A. H. MASLOW: Grundmotivationen

Das heißt, daß das Wort „aktivierende Pflege" allein – ohne Zusatz, nach welchen Strategien vorgegangen wird – somit kein zusätzliches Pflegemodell (und daher Mehrarbeit) bedeutet, sondern nur eine geänderte ideologische Haltung darstellt (ritualisierte Ethik oder Gebrauchsethik). Aktivierende Pflege betrifft also in der ersten Umsetzung mehr das Personal als den Patienten selbst.

„Aktivierende Pflege ist untrennbar von der Haltung und Einstellung des Helfenden zu seinem Gegenüber abhängig und somit vorrangig zunächst ein zutiefst ‚menschliches‘ und danach erst ein technisches ‚Problem‘." (W. MATTHES, 1989)

Rehabilitation

Die Rehabilitation beginnt in oder nach der Akutphase einer Erkrankung oder Verletzung. Im Mittelpunkt der Bemühungen steht der Mensch als somato-psycho-soziale Einheit. Grundlagen sind die noch verbliebenen Möglichkeiten des Behinderten; in ihrem Rahmen ist er gefordert, sich aktiv an seiner Rehabilitation zu beteiligen. (E. DATE, 1991)

Rehabilitative Mobilisierung

Das ist derzeit jene therapeutische Maßnahme, die vorwiegend durch paramedizinisches Personal, Therapeuten etc. durchgeführt wird. Juristisch ist sie unter dem Begriff „Behandlungspflege" einzureihen – wir Pflegepersonen übernehmen dabei maximal das co-therapeutische „Helfen".

Interne Rehabilitation

Die Rehabilitationsideologie und Durchführung beginnt an der Station. Dabei muß für die Langzeitpatienten das Lebensumfeld so gestaltet werden, daß sie soweit als möglich selbständig leben können.

Leider wird dabei im Spital in einem pathologischen Umfeld trainiert und daher die Arbeit vorerst selbst und an sich ad absurdum geführt (siehe Kochtraining, etc.). Unter anderem sollten, wenn man den Begriff ernst nimmt, auch betreute Wohngruppen zu unbetreuten werden können.

Für geriatrische Patienten sind die biographischen Lebensgewohnheiten und Copings, das heißt auch die Durchführung einer Pflegediagnose nach BÖHM (siehe Pflegemodell), erforderlich. Für Klienten mit psychischer Auffälligkeit erscheinen mir die Gedanken von NEEDHAM (Schweiz) sinnvoll.

Externe Rehabilitation

Externe somatische Rehabilitationsversuche unterliegen heute verschiedensten Institutionen, unter anderem den mobilen Schwestern, den Heimhilfen, den Pflegehelfern, etc. Die psychische Rehabilitation von Betagten wurde von mir in der „Übergangspflege" als extramurale, reaktivierende und – da immer biographisch gesehen – auch als spezifische Pflegeform ausführlich beschrieben und bedarf hier keiner näheren Erläuterung.

Psychogene Methode

Für mich steht fest, daß auch liegende, moribunde Klienten eine Seele haben und von dieser Seelenenergie leben oder nicht leben (bzw. zu Tode gepflegt werden können). Daher muß vor den Beinen die Seele wiederbelebt werden. Ich vertrete dabei die Ansicht, daß das Bewegen der Beine (physikalische Therapieangebote) nur in Zusammenhang mit einer reaktivierenden Seelenpflege betrieben werden sollte.

Klienten, die sich in der Interaktionsstufe 6 oder 7 befinden, also im Destruktionstrieb, müssen demnach einer Differentialdiagnose zwischen Lebenstrieb und Todestrieb unterzogen werden.

Klar ist dabei, daß
– man bei akuten Erkrankungen für einige Tage die ATL erfüllen muß,
– auch Moribunde psychogen in der Interaktionsstufe 1–2–3 sein können, aber
– bei Klienten, die sich liegend in der Erreichbarkeit 1–2–3 befinden, bei einer Nur-Erfüllung der ATL sehr rasch eine Regression in 5–6–7 erfolgen wird.

Diese Tatsachen erfordern ein Umdenken in der Serviceleistung: psychogene Reanimation vor der Erfüllung der ATL und symptomlindernde Pflege vor Hotelleistungen, vor allem aber eine psychogene Animation, da auch bei liegenden Klienten das Pflegeziel die ehebaldigste Entlassung sein muß.

Die Patientenzufriedenheit ergibt sich aus der Symptomlinderung und Befindlichkeitsbesserung (psychogen) statt aus der Befriedigung im Sinne einer Hotelleistung (Glücklichmacher-Prinzip).

Pflegequalität kann also nicht mehr an der Richtschnur „gutes Leben in der Anstalt" (sonst wären wir ja ein Hotel) gemessen werden.

Wir müssen daher unsere Pflegebegriffe und deren Durchführbarkeit neu überprüfen, unsere Pflegeaussagen verifizieren und die Allgemeingültigkeit der Ausbildung hinterfragen. Die Grundphilosophie, daß wir „etwas Gutes zu bewirken" anstatt „etwas Gutes zu tun" haben, muß installiert werden. Und wir sollten versuchen, praktikable Soll-Werte zu erreichen.

Was bedeutet nun Lebensqualität im Heim?

Ein möglichst angenehmes Alltagsleben zu unterstützen? Aber für wen, und wer entscheidet, was angenehm ist? Wie kann man Lebensqualitäten fördern, wenn diese für jeden Menschen etwas anderes darstellen: Für einen Raucher bedeutet zu rauchen Qualität, für einen Alkoholiker zu trinken; für einen Jungen heißt Qualität basteln und Ketchup essen, für einen Alten ist es der Arbeitstrieb und ein fetter Schweinebraten.

Wie kann man also Lebensqualität fördern oder erhalten, wenn es keine zentrale und vor allem richtige Aussage gibt?

So gesehen, kann es kein einheitliches Setting geben, sondern nur ein singuläres.

So kann es keine institutionelle Tagesstruktur geben, sondern nur eine singuläre.

So muß vor allem versucht werden, „Life is Life" aufrechtzuerhalten, und zwar ausgerichtet an der jeweiligen Biographie unseres Klienten.

Wenn der Lebenstrieb schwächer wird, setzt der Todestrieb ein. Pflege muß darin bestehen (zumindest in der Differentialdiagnose), ob nicht mit Schlüsselreizen aus den Trieben neuerliches Leben erzeugt werden kann – ein Leben, das nebenbei auch die Beine bewegt.

Aktivierung oder Reaktivierung der Lebensgeister ist somit die erste Pflegefrage.

Reaktivierende Pflege nach BÖHM

Ich möchte hier vor allem klarstellen, was reaktivierende Pflege nicht ist.

Reaktivierende Pflege nach BÖHM ist nicht die heutige Durchführung einer aktivierenden Pflegemethode, die nur auf einem ideologischen Fokus beruht.

Weil es einmal war	. . . soll es wieder sein
Weil der Patient einmal Essen konnte	. . . soll er gefälligst wieder essen
Weil er einmal sein Bett selbst gemacht hat	. . . soll er es gefälligst wieder machen
Weil er einmal gehen konnte	. . . soll er gefälligst wieder gehen.

Dieses fast militärisch anmutende Pflegekonzept hat nur am Rande mit Reaktivierung zu tun – nämlich damit, daß man, bevor man Reaktivierung der Seele betreiben kann, „Helfen mit der Hand im Sack" erlernen muß. Das heißt, vor dem fachlichen muß ein rein ideologischer Schritt gesetzt werden. Dies richtet sich vorwiegend an pflegeneurotisch orientierte Stationen zu ihrer Neuorientierung auf einem fachlich fundierten Niveau.

Reaktivierende Pflege ist vielmehr die Suche nach alten Motiven und Copings sowie deren Substituierung. Aufgrund welcher Antriebe, welcher biographischer Motive, welcher Copings war ein Mensch früher in Bewegung?

Reaktivierung erfordert demnach vor dem tatsächlichen Weg die Pflegediagnose, die Suche nach der Begründung, dem Motiv – wir bewegen uns aus unseren Lebenstrieben (Elan vital) heraus.

Beweggründe:

Ich höheres Motiv:
muß arbeiten gehen, schön sein
Tirolerhut oder rote/gelbe Socken tragen

Über-Ich rein sein, Schuhbänder zu haben
Zwänge, Prägungen, Zwangsrituale

Es niederes Motiv:
Sexualtrieb, waschen, rasieren
Geltungstrieb, Machttrieb

In der Demenz fallen oft die höheren Beweggründe aus, der Patient muß nicht mehr kultiviert sein. Er kann der sein, der er trieblich immer sein wollte und liegenbleiben, nicht baden, anal fixiert sein, etc.

Wenn jemand seine Schuhe nicht anzieht, nicht aufsteht, nicht baden will, die Körperpflege verweigert, sich nicht rasiert oder ins Bett macht, muß man die Beweggründe studieren.

Zuerst muß die Seele wieder bewegt werden, weil der Mensch älter wird als seine Seele verkraftet (Selbsterfüllung der ATL). Es gilt festzustellen, ob diese Bewegung – das Leben – aus dem Es, dem Ich oder dem Über-Ich heraus stattfindet.

Diese Erhebung geht Hand in Hand mit der Differentialdiagnose: Kann er sich nicht bewegen (somatisch) oder kann er sich nicht mehr bewegen (psychisch)?

Kann er nicht?	Will er nicht?
Geht es physisch nicht?	Geht es psychisch nicht?
Was geht physisch nicht?	Was geht psychisch nicht?
Ressourcensuche	Remotivationssuche
Was geht noch „aktivierend"?	Was geht noch reaktivierend?
Noopsychische Methode	Thymopsychische Methode
trainieren	Gefühlsauslöser
Affendenken	Elan vital-Schwund
Fördern durch Fordern	Vigilanz-Schwund
unter Anleitung	Bewußtseinsschwund
neu konditionieren	Coping-Schwund

Es, Ich, Über-Ich:
höherer/niederer Trieb ist Motiv
führt zum Willen und bestimmt, mit welcher Stärke

Reaktivierung nach BÖHM ist hingegen die fachspezifische Pflegeforschung, die vor jegliche somatische Mobilisation, Aktivierung, aber auch Förderpflege die Reanimation der Seele setzt.

Die Wiederbelebung der Seele der Betagten erfolgt nur auf der Grundlage ihrer spezifischen singulären Psychobiographie (also einer Pflegediagnose).

Zuerst muß die Seele wiederbelebt werden, erst danach die Beine.

Diese Reaktivierung ist somit ein Impuls nach einer vorangegangenen Pflegediagnose nach BÖHM.

Die Pflegediagnose für Klienten im Destruktionstrieb oder Rückzugstrieb, aber auch die Hospitalisationstendenz erfolgt mit der primären Fragestellung, was unseren heutigen Klienten eigentlich damals (in der guten alten Zeit 1910–1925) positiv oder negativ erregte. Von welchen Trieben, Traumen, emotionalen Nachholbedürfnissen lebte er/sie? Und was kann demnach als „lebenswert" nochmals erregt werden?

Die Reaktivierung erfolgt nach der emotionalen Erreichbarkeit, die von mir in 7 Erreichbarkeitsstufen (siehe Interaktionsbogen, Band 1: Grundlagen) unterteilt wird und den dementiellen Abbaustufen der WHO entspricht.

In der täglichen Umgangssprache (und daher sichtbar in der Pflegedokumentation) werden durch das Personal (das nur meine Reizanflutungskurse besuchte) sehr oft die in den Pflegealltag einbezogenen Worte wie die Begriffe Mobilisation, aktivierende Pflege, rehabilitative Pflege und auch mein Wortneologismus „reaktivierende Pflege" wild durcheinander verwendet.

Ich möchte hier ausdrücklich betonen, daß in der ursprünglichen pflegerischen Nomenklatur an sich schon die Schwierigkeit der Auslegung von pflegerischen Begriffen zu suchen und zu finden ist. Alle, bis jezt förmlich auf den Markt geworfenen Pflegemodelle beinhalten eine Reihe von Begriffen, die vorwiegend auf die somatischen oder allgemeinen krankenpflegerischen Inhalte zugeschnitten sind.

Für den seelischen Pflegeprozeß blieben bis heute maximal Worte wie „ganzheitliche Pflege" (holistisches System) oder Begriffe wie „Empathie oder Akzeptanz" auch als Schlagworte, mit denen man in der Praxis nicht zurechtkommt, über. Praktisch bedeutet das, daß zum ersten Mal in der Pflegegeschichte ein neues, „psychisch besetztes" Wort eingebracht wurde – „reaktivierende Pflege" (Pflegeforschung der psychiatrischen Pflege). Und damit, fast logischerweise, eine Verunsicherung der allgemeinen Pflege mit ihren ritualisierten Mustern eingetreten ist.

Diese eingeschlichenen Fehler beruhen nun auf verschiedenen Ursachen. Eine davon ist, daß der Begriff „Reaktivierung" für den falschen Patienten verwendet wird. Das heißt, Reaktivierung ist nicht für den gerontologischen, also gesunden, nur biologisch abgebauten Klienten verwertbar und anwendbar. Reaktivierende Pflege ist demnach nicht für Bewohner, Gäste, psychisch Unauffällige gedacht, sondern nur zur Wiederbelebung von Menschen, die sich im Todestrieb oder Rückzug befinden. Sie ist nach einer Pflegediagnose als Pflegemaßnahme geeignet.

Die Interaktionsstufe ab 3 ist ein meßbarer Faktor.

Natürlich kann und soll auch in einem Heim reaktiviert werden, aber die Bezugsebene ist eine – wie schon erwähnt – psychische und keine somatische. Sie orientiert sich nicht nach dem Denkmodell der Lebensaktivitäten, sondern am gelebten (Biographie-)Leben schlechthin.

Sehr oft werden sich ganz zufällig ergebende Handlungen als reaktivierend bestätigen, die im Anschluß den Eindruck erwecken könnten, daß dieser Vorgang, diese Aufforderung allein schon „re"aktivierend gewesen sei.

Beispiel:

Aufgrund der Tatsache, daß es sympathikotone und parasympathikotone Menschentypen gibt, ist es klar, daß sympathikotone Typen auch ohne Aufforderung der Schwester/des Pflegers aufstehen und die Bettruhe nicht beachten. Das heißt, daß hier der Pflegeprozeß gar nichts bewirkt hat, sondern die patientenspezifische Psychobiographie allein tätig wurde. Es war also maximal „Hilfe zur Selbsthilfe", vom Patienten selbst durchgeführt und aus seinem Lebenstrieb heraus involviert. Das Pflegeziel wurde erreicht, da es ein patienteneigenes Ziel war und es dem Klienten „Gott sei Dank" weder auf der Station, noch im Bett gefallen hat und er das Glück hatte, daß ihn infolge Zeitmangels (besser gesagt, aus dem Pflegenotstand heraus) keiner versorgte (Ideologie der Interventionsgerontologie).

Parasympathikoton geprägte Typen hingegen sind weder mit noch ohne Pflegepersonalaufforderung aus dem Bett zu bewegen – ein Fall von falsch verstandener aktivierender Pflege. Das ist ganz normal, denn sie weisen biographisch gesehen ein anderes Lebensmuster als der sympathikotone Mensch auf. Ihr Leben ist sicherheitsneurotisch, geordnet, formalistisch orientiert. Sie sehen keinen Grund, am Lebenskampf wieder teilzunehmen und husten uns etwas, im wahrsten Sinne des Wortes, bezüglich unseres gut gemeinten Pflegeprozesses „Hilfe zur Selbsthilfe". Meistens bleibt ein frustriertes Pflegepersonal zurück, das einen wunderschönen Prozeß erfand, der Patient aber auf das „Mitspielen" dankend verzichtete.

Noch größere Verwirrung stiftet aber die Tatsache, das der Mensch ein subjektives Leben – ein biographisches Eigenleben – hat und der Begriff „Interventionsgerontologie" dies zwar berücksichtigt, aber nur für gesunde (U. Lehr, M. M. Baltes etc.), für sozusagen normale Menschen gedacht und gemacht wurde.

Somit sind alle Betagten mit akuten oder gar chronisch dementiellen Erkrankungen sowie Hospitalisierte von der Aktivierung ausgeschlossen.

Daß dieses Wort, theoretisch gesehen, für die Aktivhaltung von sympathikotonen Senioren (die auch Heimbewohner sein können) eine gute Präventivmaßnahme (Sozialgerontologie) darstellt, ist unbestritten. Sie kann aber nicht als Pflegekonzept an sich betrachtet werden. Dieses Wollen und nicht Können, diese unerfüllbare Forderung durchzuführen führt zum „Crazymaking"-Verhalten beim Personal: Ich soll aktivieren, der Patient läßt sich aber nicht.

Es liegt anscheinend daran, daß bei der Übersetzung des Wortes „Interventionsgerontologie" in das Wort „aktivierende Pflege" ein Fehler passiert ist. Den Erfindern des Wortes (U. LEHR, H. RADEBOLD etc.) kann man dabei keine Schuld zusprechen, wenn Pflegepersonen Taktiken, die für Gesunde gedacht sind, bei Kranken anwenden.

So entstand aus der interventionsgerontologischen Ebene heraus aber nicht nur das Wort „aktivieren", sondern auch die Idee der gesamten Ressourcensuche und deren Pflegeversuche. Welche Ressourcen wollen Sie denn suchen bei einem total Verwirrten, Paranoiden, der seine Lebensaktivitäten noch selbst durchführt und durchführen kann, aber unter „Angst" leidet? Gerade die für das Verstehen und Auffinden von Ressourcen notwendige Bewußtseinslage ist nicht oder nicht mehr vorhanden. Unser dementiell erkrankter Patienten macht es uns unmöglich, ihn aktiv in die Pflege miteinzubeziehen.

So gesehen ist eine Entwicklungsförderung nicht im kognitiven, sondern im emotionalen Bereich erforderlich. Und dies soll mit meinem Wort „Reaktivierung" ausgedrückt werden, wofür zwei Pflegeschienen möglich sind:

Basale Stimulierung	*Emotionale Stimulierung*[23]
Förderpflege	reaktivierende Pflege
CH. BIENSTEIN, A. FRÖHLICH	E. BÖHM

Es ist deshalb nicht verwunderlich, daß sich gerade mein Seelenpflegeprozeß (Pflegemodell) mit der seelischen Ressourcensuche und nicht mit der rationalen Ressourcensuche beschäftigt.

Demnach bedeutet Reaktivierung in meinem Sinne die Suche nach der „emotionalen Erreichbarkeit".

PSYCHISCH-REHABILITATIVE PFLEGEQUALITÄTSERHEBUNG

Test 1   **Station** .... **am** ....

Wurde ein der Reversibilitätstheorie entsprechendes gerontologisches Arbeiten erreicht?	*Ja*	*Nein*
Stellten Ihre Pflegepersonen einige rituelle Handlungen ein?		
Fragen sich die Pflegepersonen, ob ihre Handlungen sinnvoll sind?		
Wurden die Zeitstrukturen auf die Bewohner eingestellt (Badezeiten, Essenszeiten etc.)?		
Werden die ATLs vorwiegend aktivierend erfüllt?[24]		
Wird „Hilfe zur Selbsthilfe" (OREM) betrieben?		

---

[23] Siehe auch „Verwahrlosung und Destruktionstrieb", Seite 261.
[24] Es ist keine Frage, daß man bei verschiedenen Klienten, wie z.B. moribunden, komatösen, St.p.-Operation, diese ATLs auch passiv erfüllen muß.

Wurde ein der Reversibilitätstheorie entsprechendes gerontologisches Arbeiten erreicht?	*Ja*	*Nein*
Wurden vigilanzsteigernde Maßnahmen sichtbar?		
Wurden banale Impulse sichtbar (Adaptionszeit etc.)?		
Wurden interventionsgerontologische Impulse installiert?		
Wurde der Umgang auf das jeweilige Klientel zugeschnitten? (Bürger – Arbeiter – Bauer)		
Wurden Symptome als zeitgeschichtliche Prägungen erkannt?		
Wurden diffuse, aktiv-haltende Maßnahmen durchführt?		
Wurde Öffentlichkeitsarbeit betrieben?		
Wurde das Daheim-Gefühl verstanden?		
Wurde aktiv-haltende Pflege versucht?		
Entsprechen Umgangsart und -ton den vigilanzsteigernden Maßnahmen?		
Werden Pflegehandlungen zur Biographie assoziiert?		
Hat sich die Gruppendynamik zugunsten einer Rehabilitation geändert?		
Stellen Sie die Pflegephilosophie auf „rehabilitationswürdig" um?		
Werden die Selbstpflegedefizite gemessen?		
Gibt es ein der Reversibilitätstheorie entsprechendes Stationskonzept?		
Gibt es ein Pflegeleitbild?		
Bedienen Sie alle Patienten?		
Oder fördern Sie die Selbständigkeit des Klienten auf sein maximales Aktivierungspotential?		
Distanzieren Sie sich von negativen Begriffen wie M. ALZHEIMER?		
Wird das Haus nach innen und außen geöffnet?		
Werden Gedächtnistrainings durchgeführt?		
Werden alle Menschenrechte (keine Behinderungen) erfüllt?		
Werden Tagessettings (biographisch orientiert) angeboten?		
Gibt es Freizeitplanungen?		
Wird das „Reden" überlegt betrieben?		
Hinterfragen Sie die Pflegehandlung bei Patient XY täglich?		
Unterstützen Sie Menschen, damit sie mit ihrer Krankheit leben können?		

3. Umsetzungshöhe 2 – Impulse für Klienten mit leichten Verhaltensauffälligkeiten
(Interaktionsstufe 3)

Ziele:
1. Bei allen Pflegehandlungen sollen klassische Impulse des biologischen Abbaus erreicht werden.
2. Bei allen Pflegehandlungen soll das Normalitätsprinzip erreicht werden.
3. Bei allen Pflegehandlungen soll die Reversibilitätstheorie erkennbar werden.

Die Interaktionsstufe 3, von der wir hier sprechen, würde laut ärztlicher Diagnose dem ersten Stadium einer ALZHEIMER-Krankheit[25] in ihrem Erscheinungsbild entsprechen. Der Klient zeigt nach alt hergebrachten Mustern leichtgradige, oft kaum bemerkte Symptome. Sie führen im täglichen Leben zu einer Beeinträchtigung komplexer Tätigkeiten und können folgende Bereiche betreffen:

- Gedächtnis, hier vor allem die Schwierigkeit, sich etwas Neues zu merken
- Sprache, vor allem Wortfindung und Präzision des Ausdrucks
- Denkvermögen, besonders Schlußfolgerungen und Urteilsbildung
- örtliche Orientiertheit
- Antriebsstörungen, sympathikoton oder parasympathikoton
- Störungen der zeitlichen Orientierung

Es kommt dabei zu einer Zunahme der Begleitsymptome:

- Gefühlsstörungen
- Angst
- Wut
- Beschämung
- Niedergeschlagenheit
- und alle bei den biologischen Pflegetips angeführten Symptome

Schwierigkeiten im Alltag

Die Regression führt zu einem allmählichen Verlust der Eigenständigkeit und zur Abhängigkeit des Klienten (die durch die Pflege oft noch gefördert wird). Dies wiederum bewirkt eine neuerliche Regressionszunahme (die Mama ist ja da und macht alles).

Versuchen Sie, die Lebensqualität auf ein optimales Niveau zu bringen. Dies schaffen Sie nur mit der Hilfe durch Hilfeverweigerung (strenge, aber gerechte Mutti).

Für jeden Menschen ist die Eigenständigkeit ein wichtiges Gut. Ein Hauptgrundsatz ist daher, dem Patienten bei der Bewältigung von Aufgaben zu helfen, ihm aber die Aufgaben nicht abzunehmen.

---

[25] Die man oft in drei Stadien unterteilt.

Nun, wie wir am Beginn der „Impulse" festgestellt haben, sind im Normalfall (für gesunde Klienten) Hirntrainings zweckmäßig. Bei Klienten ab der Interaktionsstufe 3 hat das populär gewordene Training aber keinen wirklichen Sinn mehr. Das bedeutet, daß sich der versprochene Erfolg nicht einstellen und die Frustration bei Patient und Personal zunehmen wird.

Zur Erklärung muß nochmals betont werden, daß die Unfähigkeit zu lernen eines der Wesensmerkmale einer zu tiefen Gefühlslage (Mediziner würden sagen, eines M. ALZHEIMER) ist.

3.1 Feedbacks bei biologischen Veränderungen im Alter

Impulse bei Grenzfällen

Folgende Probleme sind mehr oder weniger stark zu sehen und therapierbar. Die pflegerischen Maßnahmen werden sich auf die aktivierende Pflege, vor allem aber auf ein symptomspezifisches Verhalten ausrichten.

Ich möchte hier einige Feedbacks wiedergeben.

1. Problem	*Impuls / Erklärung*
Frischgedächtnis herabgesetzt	
Aussehen: Spricht von früher Konfabuliert Weiß nicht, was es heute gab „Was gibt es heute?" Salondemenz	Klient agiert in seiner Sozialisation Schulzeit „Das habe ich auch so erlebt" – ist Ich-stärkend Essenstraining sollte für alle gleich sein Gleiche Auskünfte von allen Pflegenden - Vor neue Situationen stellen (z.B. Sessel rücken) Adaptionszeit Informationspfleger Visitendolmetsch Trainingsspiele Vor einem Gespräch 5 Minuten Ruhe lassen – abschalten Kahlen Raum schaffen (Gemütlichkeit schadet der Konzentration. Nicht in einem gemütlichen Zimmer, nicht in Pantoffeln arbeiten) Schaffen einer sachlichen Atmosphäre

2. Problem	*Impuls / Erklärung*
herabgesetzte geistige Klarheit Gestern und Heute verschwommen *Aussehen:* Parkinson erringerte Aufmerksamkeit Konzentration herabgesetzt Reaktion herabgesetzt Kritiklos	Vigilanzsteigerung Konzentrationsspiele Ballspiele Gruppe – Demokratie spielen Kosenamen rufen Singen – Enkelkinderlieder Wachheit durch Zitrone – Zitronenschalenöl

3. Problem	Impuls / Erklärung
Orientierungsstörungen *Aussehen:* Verkennung von Personen	Starke Stimuli Orientierungstraining „Frau Müller", Kosenamen Orientierungshilfen Nachtlicht aufdrehen Klient von vorne angehen Maßnahmen gegen Angst

4. Problem	Impuls / Erklärung
depressive Verstimmung *Aussehen:* Psychomotorik herabgesetzt Hilflos Grübeln Hypochondrisch Kleidung und Körper	Wecken von Emotionen Ich-Aufbau aus früherer Zeit Lebenssinn besprechen Anregungen Kosmetik Anregungen Bilder aus früherer Zeit

5. Problem	Impuls / Erklärung
Stimmungslabilität *Aussehen:* Unangemessene emotionale Reaktionen Weinen und Lachen Himmelhoch jauchzend – zu Tode betrübt	Streit mit Versöhnung Enkelkind-Ersatzfunktion Toleranzgrenze erhöhen

6. Problem	Impuls / Erklärung
Ängstlichkeit *Aussehen:* Kummer, Zukunftsängste Wird das gut gehen? Somatisierung	Auch ich habe Angst! Sicherheit geben Puppe, Teddybär Licht in der Nacht anlassen Tonfall ist Therapie Ausstrahlung der Pfleger Anzug mit Krawatte gibt Sicherheit

7. Problem	Impuls / Erklärung
fehlendes Motiv *Aussehen:* Keine Initiative Kein Antrieb Rückzugsphase 1 In Ecke sitzen	Lebensantrieb Streitgespräch Gespräch aus Biographie Aufgaben aus Jugend Nicht pflegen!

8. Problem	Impuls / Erklärung
Reizbarkeit *Aussehen:* Wird der Aktivitätsradius kleiner, wird die Aggression größer Verdrießlich, kratzbürstig Querulant Leicht enttäuscht Pessimistische Prägung	Ich-Identität weg Zeit einhalten – Versprechen einhalten! „Sie meinten es sicher gut, daß Sie zu Ihrer Tochter so streng waren." Grobmotorisch abreagieren, keppeln lassen Pflegelinie vorgeben Was mache ich – was nicht? Nähe und Distanz – 1,5 Meter einhalten!

9. Problem	Impuls / Erklärung
Aufdringlichkeit *Aussehen:* Evtl. PARKINSON Klebrig, um Liebe bettelnd Fordert Aufmerksamkeit	Kein Helfersyndrom aufkommen lassen! Pflegelinien und Ich-Aufbau Gruppengespräche Alt-Mütter-Runde Englischkurs, Kochkurs-Chefin Verhaltenstherapeutische Maßnahmen Paradox – bei allen Fragen – ihn fragen

10. Problem	Impuls / Erklärung
Gleichgültigkeit *Aussehen:* Ungesellig Unkooperativ Uninteressiert	Regrediert durch Pflege – durch Heim – durch Ordnungen – durch Nachbarn Eigentumsdenken wecken – Egoismus wecken Tagesfahrplan-Wochenfahrplan-Stundenplan Recht auf Aktivität Normalisierungsprozeß – Aufgaben Was gibt es morgen im Fernsehen? – Film erzählen lassen

11. Problem	Impuls / Erklärung
Enthemmung *Aussehen:* Über-Ich-Bremse kaputt Exhibitionistische Tendenz Verbal aggressiv Sexuell verbal aggressiv Keppelnd, schimpfend	Durch rasche Vergeßlichkeit – Themenwechsel Ablenkung Triebtausch Grobmotorisches geben

12. Problem	Impuls / Erklärung
Verschärfung der Charakterzüge *Aussehen:* Wie früher Sparsam-geizig Lustig-dysphorisch Pessimistisch, Todestrieb Mutter will immer bemuttern	Je nach biographischer Prägung

13. Problem	Impuls / Erklärung
kritiklos *Aussehen:* „Ich stehe jetzt auf", sagt der liegend Moribunde.	Angstauslösende Befürchtungen werden verdrängt: „Ich kann alles" Ewige Angst: „Ich werde Pflegefall" Projektion zulassen „Ihr könnt nichts!", „Die Schwestern sind faul und blöd!" Realitätsverlust Real ist der Bezug zu Mensch und Material – geht dieser verloren, ist man isoliert Gruppen machen!

14. Problem	Impuls / Erklärung
hilflos wirkend	Angst nehmen Rundkurse „Sie können alles – das weiß ich von ihrer Mutter!"

15. Problem	Impuls / Erklärung
globaler Rückzug *Aussehen:* Oben erwähnte Probleme Angst	Innere Nähe – äußere Distanz Mehr nonverbale Zuwendung Aufrecht gehen statt gebeugt Lebenstrieb suchen Milieusprache

16. Problem	Impuls / Erklärung
Agitiertheit *Aussehen:* Ruhelos, geschwätzig – dies nimmt bei Unsicherheit zu	Sicherheit geben Wo war früher Ruhepol (neben Kamin, Küche)? Nicht überfordern! Ich-Erhöhung Teddybär, Puppe

17. Problem	Impuls / Erklärung
Egozentrik *Aussehen:* Zum Schutz gegen Angst Angstlinderung Werden narzißtische Abwehrmechanismen besetzt Anale Gedanken Stuhlpsychose Ich-Ich-Ich	Entlastungsgespräch Entlastungsbeichte Entlastungsschimpfen

18. Problem	Impuls / Erklärung
Halsstarrigkeit *Aussehen:* Ißt nicht Realitätsverlust zu Mensch und Material	Selbst kochen lassen Einkaufen lassen Coping-Training Was würden Sie vorschlagen, was wir tun, wie wir uns verhalten sollten?

19. Problem	Impuls / Erklärung
Ich bin ein Versager! *Aussehen:* Hat einmal die Wünsche der Mutter nicht erfüllt und leidet heute in der Bilanz „Ich bin für nichts gut!" „Ich kann gar nichts mehr"! Don Juan-Typ	Ich-Aufbau nach logotherapeutischen Grundsätzen

20. Problem	Impuls / Erklärung
Enttäuschung über die Kinder *Aussehen:* Habe alles gegeben, jetzt kommen sie nicht ... Alte glauben, was man Kindern gibt, kommt doppelt zurück.	Klarmachen, daß die Lebenszufriedenheit von uns selbst abhängt Hilf dir selbst, sonst hilft dir keiner!

21. Problem	Impuls / Erklärung
mangelnder Personenbezug *Aussehen:* Hat man keinen Bezug zu Menschen, tauscht man mit Sachen Wie Sammeltrieb	Belassen von Ich-Gegenständen Geld Geldtascherl Schlüssel

3.2 Normalitätsgrundsätze aus der Literatur

Die Psychogerontologie und Psychogeriatrie beschäftigt sich mit der Frage, was denn nun im Alter noch normal sein könnte.

Modelle der Norm

Es wurde dazu der Name „Modelle der Norm" entwickelt, wobei ein medizinisches oder klinisches Modell der Norm von Sozialwissenschaftlern aus gesehen auf Widerstand stößt. Diese meinen, daß nicht alle Betagten psychisch krank seien oder von der Norm abweichen. Demnach dürfte also auch der Begriff „biologischer Abbau" nicht gebraucht werden.

Ebenso führte eine Übertragung von statistischem Material (ca. 30% der Menschen werden im Alter zerebral auffällig) zu keinen akzeptablen Ergebnissen. Das gleiche Ergebnis brachte die Diskussion über eine Idealnorm, die eine Annäherung an einen Wert meint, dessen Erreichung innerhalb eines Sozialkollektivs wünschenswert erscheint und die demnach fragen müßte, was der Idealfall des Alters eigentlich sein sollte?

Psychopathologisch spricht man heute in der Psychogeriatrie nicht mehr von einem biologischen Abbau des Gehirns, sondern von einer durchschnittlichen oder unterdurchschnittlichen Verhaltensweise im Vergleich zu einer bestimmten Altersstufe. Diese sehr subjektive Betrachtung mißt das Anderssein eines Menschen an der subjektiven Norm des Betrachters.

Biologen und Pathologen hingegen sprechen von einem harmonischen und nicht-harmonischen Alter, sodaß sich der allmähliche Abbau als Abbau der Funktionsreserven aller Organe auszeichnet und es im Alter zu einer Vitaleinbuße kommt, die man als normal bezeichnen kann.

Bei dieser Normendiskussion geht es nicht um Patienten, die eindeutig dement sind, sondern vielmehr um jene Betagten, die in der Gerontologie als Grenzfälle oder Übergangsfälle bezeichnet werden müssen. Ältere Menschen, die sich zwischen gesund und abnorm aufhalten, sind demnach Problemklienten, die weder ins Heim noch auf die Psychiatrie gehören und zwischen den Forschungsergebnissen liegen.

Diese Grenzfälle sind jene Klienten, die meistens in Heimen anzutreffen sind.

Das Etikett „Abbau" oder Hirnleistungsschwäche darf also in einer Zeit der Reversibilitätstheorie nicht vorschnell Gebrauch finden.

Ausländische Wissenschaftler und der Normalitätsgrundsatz[26]

Die Väter des Normalisierungsgrundsatzes sind der Däne BANK-MIKKELSEN, der Schwede NIRJE und der Amerikaner WOLFENSBERGER. Sie fordern als Zielformulierung, behinderten Menschen ein so normales Leben wie nur möglich zu gestatten:

---
[26] Abstrakt aus verschiedenen Aufsätzen und Beiträgen.

1. normaler Tagesrhythmus in bezug auf Aufsteh- und Schlafenszeiten, Wechsel und Zeitpunkt von Tätigkeiten und Verrichtungen
2. normaler Ortswechsel für die Tätigkeitsbereiche Wohnen/Arbeit/Freizeit und damit verbundener Wechsel der jeweiligen Bezugsperson und Betreuer
3. normaler Jahresrhythmus einschließlich Urlaub, Reisen, Kultur und der üblichen Feiertagsgestaltung
4. normaler Lebensablauf in kulturell üblichen Sozialstrukturen, das heißt u.a. deutlicher Altersbezug des Milieus, Kindheit in Familie oder familienanaloger Gruppe; Freizeitkontakte an Orten, an denen sich der Betagte normalerweise aufhält; Ablösung von der Familie
5. weitestgehende Berücksichtigung von Wunsch-, Willens- und Gefühlsäußerungen des Betagten sowie weitestgehende Beteiligung an sämtlichen Entscheidungen, die seine Lebensumstände betreffen
6. normales Leben mit dem anderen Geschlecht; alle Einrichtungen sollen für beide Geschlechter offen und zumindest zugänglich sein
7. normaler ökonomischer Standard mit finanzieller Grundsicherung
8. Normalisierung sämtlicher Dienste und Einrichtungen

Ein großer Teil des Lebens besteht für die meisten von uns darin, mit der Diskrepanz zwischen dem, was wir wollen, und dem, was wir bekommen, umzugehen.

Wie schaffen wir es, ein gutes Gefühl zu haben, obwohl wir unser ganzes Leben hindurch ringen und kämpfen, gewinnen und verlieren. Forschungsarbeiten von Gilbert BRIM liefern folgende Hinweise: Er meint, daß in unserer Gesellschaft die meisten Menschen nicht einfach versuchen, ihre Bedürfnisse zu befriedigen, Spannungen abzubauen oder ins Nirwana einzugehen (siehe später einfache Lebensbewältigung); daß sie auch nicht damit zufrieden sind, was sie schon wissen und können (siehe später höhere Lebenssinne), sondern Action, Herausforderungen und Wachstum suchen, um ihre Fähigkeiten, ihre Effizienz messen zu können.

„Ich mag Herausforderungen", sagte einmal James MICHENER, „Niederlagen machen mir nichts aus. Ich weide mich nicht an Siegen, ich will nur mitspielen, gefordert werden."

Problem:
In Pflegeheimen, wo die Kontrolle über die einfachsten täglichen Handlungen (wann darf ich telefonieren, essen, Medikamente austeilen etc.) durch Pflegegepersonal durchgeführt wird, gibt es daher keine Herausforderung. Die Klienten sterben früher, gehen in Disengagement und ziehen sich zurück.

Diagnose aus der Biographie:
Eines der intensivsten Erlebnisse für Eltern ist, wenn ihr Kleinkind, das kaum eineinhalb Jahre alt ist, lautstark fordert: „Ich machen, ich selber machen!" Schon Zweijährige lächeln bei Tests, wenn sie ein schwieriges

Problem lösen, bei einfachen Anforderungen machen sie ein ausdrucksloses, gelangweiltes Gesicht.

Herausforderung und Selbständigkeit gehören zu den Schlüsselaspekten, die auch das Arbeiten befriedigend machen.

Impuls:
- Entwicklungen zulassen
- ihr Können aus der Biographie wieder einsetzen

Den Umgang mit der Leistungsdiskrepanz kann man am besten beim differentialdiagnostischen Ausgang feststellen; hier wird das Niveau des gerade noch zu Bewältigenden gemessen (nach Nicholas HOBBS). Es ist normal, daß man auf das Nachlassen der physischen Leistungsfähigkeit eingehen muß und daß dies auch der Betagte lernen muß.

Das heißt, wir müssen uns vorab mit der Frage beschäftigen: „Was ist heute in den Heimen un-normal?"

Und erst, wenn die „unnormalen" Heimordnungen etc. abgeschafft sind, kann man sich der Frage „Was ist normal?" zuwenden.

Normalisierungsgrundsatz (paradoxe Intention, Paul WATZLAWIK)[27]

Sehr viele Patienten beziehen ihr weiteres Leben durch die Tatsache, daß sie in ihrer Erkrankung zufrieden sind und Aufmerksamkeit von der Umgebung bekommen, umso schwerer ihr Leiden ist. Klienten wollen zeigen, wie krank sie wirklich sind. Sie nutzen alle Möglichkeiten (wenn sie glauben, daß ihre Krankheit unterschätzt wird), um ihr Leiden besonders stark hervorzuheben.

Daher ist in vielen Fällen aktivierende Pflege unmöglich – wir müssen eine Pflegediagnose erstellen.

Schwerkranke bleiben bis zu 14 Stunden am Tag im Bett. Jede Animationsanregung ist unmöglich, wenn eine Krankenpflegeperson den Klienten zu mehr Bewegung ermuntert (die von Ärzten dringend empfohlen wird). Sie nehmen das übel und bleiben erst recht im Bett.

Problem 1 und Diagnose:
Klient nimmt an, daß sein Leiden unterschätzt wird.

Impuls:
soziale Unterstützung in Form der paradoxen Intention

Man muß dem Patienten ins Gewissen reden, sich ja viel zu schonen und sich noch nicht soviel zuzumuten. Aufgrund dieser Aussagen wollen die Klienten beweisen, daß die Pflegeperson unrecht hat und daß sie doch noch keine Krüppel seien.

---
[27] P. WATZLAWIK, 1991.

Problem 2:
Klient hält die vorgeschriebene Diät nicht ein.
Diagnose:
sekundärer Krankheitsgewinn
Impuls:
Nachdem der Klient genug über die Diät gekeppelt hat, kann man eines Tages darangehen, seine Speisen genau nach Wunsch zuzubereiten. Dies führt dazu, daß der Klient zum Beispiel den Satz „Wollen Sie mich umbringen" äußert.

Nach den Erkenntnissen der modernen Kommunikationswissenschaft kann das Verhalten der Krankenpflegepersonen gar nicht wichtig genug genommen werden. „Da man sich nicht nicht verhalten kann, kann man auch nicht nicht beeinflussen, und dies trifft auch für Schweigen, Nichtbeachtung und dergleichen zu", sagt WATZLAWIK.

Normalitätsprinzip und Pflege

Seit 1900 beschäftigen sich Wissenschaftler mit dem Begriff „normal". Sie stellten dabei fest, daß in bezug auf die Lerngeschichte gesundes und krankes Verhalten nicht zu unterscheiden sind. Daher ist es auch nicht zulässig, spezifische Verhaltensweisen als gesund oder krank, normal oder abnorm zu bezeichnen.

Nun ist aber Wertfreiheit nur dort möglich, wo es keine Menschen gibt (also nur rein theoretisch), sodaß man zu dem Schluß kam, nicht von kranken oder gesunden Menschen zu sprechen, sondern von angepaßten und nicht angepaßten.

Man wählt heute als Bezugspunkt zwischen angepaßtem und unangepaßtem Verhalten die kulturellen Vorstellungen der Umwelt des Individuums. So erscheint es klar, daß gerade die kulturell hochstehende Pflegeperson Schwierigkeiten mit dem unkulturellen Verhalten ihres Klienten bekommen muß und daraus die Forderung nach einer Therapie laut wird.

Ich lehne mich bei dem Begriff Normalitätsprinzip eher an D. E. OREM an, die meint: „Normalität bezieht sich darauf, was menschlich ist sowie darauf, was in Übereinstimmung mit den genetischen und konstitutionellen Eigenschaften und Talenten von Individuen steht."

Ich möchte jedoch diese Definition von D. E. OREM mit den Inhalten der Folklore, der Prägung und des Sicherheitsgefühls (was war damals – z.B. 1900 – normal) ergänzen.

Das bedeutet für meinen Normalitätsprinzipbegriff, daß der Klient bei einer Regression in seine immer frühere Normalität absteigt und diese sucht. Findet er seine Normalität nicht, nimmt die Regression und damit die Symptomatik zu.

An dieser Stelle möchte ich an die Erkrankung der sogenannten Nostalgie (Heimweh-Krankheit) erinnern. Dies war eine im 18. und in der ersten

Hälfte des 19. Jahrhunderts allgemein anerkannte Gemütskrankheit. Man unterschied bei dieser Erkrankung drei Stadien:
1. Der Kranke wird müde, traurig, schweigsam, sucht die Einsamkeit, denkt an die Heimat, spricht aber nicht darüber.
2. Das Denken an die Heimat wird zur fixen Idee. Schlaf- und Appetitlosigkeit, Verdauungsstörungen, Druck im Kopf sind die Folge.
3. Wahnideen oder Verwirrtheitszustände, psychogener Tod in allgemeiner Erschöpfung

Pathognomonisches Zeichen und einziges Heilmittel: Zurück in die Heimat oder Wiederherstellen der menschlichen Bindungen – bereits die Ankündigung hilft.

Die Symptome der Nostalgie brachten mich auf die Idee, Menschen, die sich in den Rückzug begeben, mittels Heimatgefühlen-Normalitätsprinzipien das Daheim-Gefühl zu vermitteln. Meine Erfolge geben mir recht, daß das Älterwerden, das Umkehrsyndrom, nichts anderes ist als eine Heimweh-Krankheit: Heimweh nach der Heimat, Heimweh nach Gleichgesinnten (im Alter sucht man die Freunde von gestern), Heimweh nach dem Dialekt, dem Milieu, der Jugend etc.

Erinnern ist Normal

Die Verbesserung der Lebenszufriedenheit, die Minderung der Symptome sowie die Regressionsverhinderung erfolgt über die Schiene der Emotionen und somit über die Normalität von gestern (Was löste Emotionen aus?).

Es ist sehr merkwürdig: Allgemein wird behauptet, daß alte Leute sich vom Getriebe der Gegenwart zurückziehen und vorwiegend in der Erinnerung leben. Dieselben alten Leute aber klagen darüber, daß ihr Gedächtnis immer schlechter werde. Also scheint unter „Erinnerung" nicht ganz das gleiche zu verstehen zu sein wie unter Gedächtnis.

Beides bezieht sich auf Vergangenes: Gedächtnis hat man für Daten, Hausnummern, Jahreszahlen, Gesichter oder für Vokabeln, die man auswendig lernte; dem Wort Erinnerung aber hört man schon an, daß der Gehalt mehr im Inneren wurzelt.

Auswendig lernen oder mechanisch behalten kann man das Gleichgültigste, oder man kann es eben nicht mehr. Was man sich aber innerlich angeeignet hat, besteht nicht in bloßen Tatsachen, die einem zu Gesicht oder zu Ohren gekommen sind. Bei der Erinnerung handelt es sich um Bestandteile des eigenen Lebens, also um Tatsachen, die eine positive oder negative Bedeutung haben und dem Lebenszusammenhang (Coping) als sinnbestimmend zugeordnet sind.

Erinnern ist der Bezug zum eigenen Inneren, man erinnert sich an Gewesenes, mag es nun erledigt sein oder noch aufregend, mag es beglückend sein oder quälend. Der alte Mensch kann dem Schicksal nicht entfliehen, sich mit Erinnerungen zu beschäftigen, es sei denn, daß er sie bewußt in die Flucht schlagen will und desorientiert wird oder stirbt.

Obwohl es fraglich ist, ob das sinnierende Zurückrufen des Vergangenen, die Vergegenwärtigung immer mit Glücksgefühlen verbunden ist, wollen wir mit der Psychobiographie arbeiten.

Dabei können wir eine positive und negative Psychobiographie und somit Erinnerung, aber auch deren Folgereaktionen unterscheiden.

Positive Psychobiographie

Ganz unbemerkt treibt unser Inneres ein wenig Schönfärberei. Etwa so: Eine Reise, die nur schön hätte sein können, ist einem durch anhaltende Zahnschmerzen verdorben worden, die erwartete Post von daheim blieb aus, die Hitze war unerträglich und der Lärm vor dem Hotel unerhört. Aber all dies ist versunken und vergessen. Geblieben sind nur die Bilder der herrlichen Landschaft, des frohen Hinauswanderns, der Eindruck unvergleichlicher Kunstwerke.

Die Erinnerung läßt die Orginalerlebnisse nicht unverändert. Sie färbt um, und zwar überwiegend in helle Farben. Sie wählt aus und läßt wie der Künstler manches überhaupt weg, was zur Sache gehört hat.

Die *Selektion* erfolgt ganz unbewußt nach verschiedenen Gesichtspunkten:
1. Handelt es sich um Dinge, die in der Vergangenheit angestrebt wurden, so fällt das Nebensächliche weg.
2. Handelt es sich um verstorbene Freunde, so werden ihre Bilder von den blühenden Ranken der Sympathie umflochten.
3. Alles was Heimat war, wird in der Erinnerung so schön sein wie kein anderer Fleck der Erde sein kann.

Daher sollten globale Impulse wie Stiftungsfeste, Regimentstreffen, Klassentreffen, Veteranentreffen eingeführt werden – sie erzeugen einen Nachgenuß.

Negative Psychobiographie

So, wie es die Schönfärberei gibt, gibt es natürlich auch die Schwarzfärberei in unserer Erinnerung. Sie ist es, die nicht von der goldenen Zeit, sondern von der schlechten alten Zeit spricht.

Die *Selektion* funktioniert folgendermaßen:
1. Es sind meist unbewältigte Aufgaben, die noch im Raum stehen.
2. Es sind Lebensbilanzierungen, bei denen die Gesamtbilanz schlecht abschneidet – man kann eben auch begreifen, daß man im wirklichen Sinne überhaupt nicht gelebt hat (H. von HOFMANNSTHAL).
3. Die Angst, etwas versäumt zu haben und nicht mehr nachholen zu können, bewirkt die intimsten Erinnerungen (Goethe, „Dichtung und Wahrheit").
4. Die Erinnerungen an das frühere Glück sind etwas ganz anderes als „das Glück, sich zu erinnern". Man kann über frühere Siege weinen, weil sie ein Irrweg waren.

Vergegenwärtigung von Erinnerungen erzeugt:

Positive Gefühle	*Negative Gefühle*
gute alte Zeit	will nichts wissen
eher bei angestrebten, erreichten Zielen	eher bei nicht angestrebten, unerreichten Zielen
bei sympathischen Dingen	bei unbewältigten Aufgaben
Heimat	Lebensbilanzierung negativ; Verstorbenen

Allgemein gesehen sind nicht die summierten Erfahrungen fruchtbar, sondern die kondensierten. Der Rohstoff der Erlebnisse sollte innerlich verarbeitet worden sein. Ist dies nicht der Fall, so können Gespräche aus und über die Biographie zu Impulsen werden. Dies kann dem Menschen helfen, eine schwierige Situation selbst zu deuten, und kann als Aufgabe „alt zu sein" gewertet werden.

Impulse aus dem unteren Gedächtnisspeicher oder Erinnerungsspeicher führen zu dem Ergebnis, daß Alte nicht mehr um jeden Preis modern sein müssen, denn dann müßten sie übermorgen schon wieder anders sein. Es lohnt sich nicht mehr, das Alltägliche zu lernen (Mikrowelle statt Allesbrenner), denn sonst wäre es ja täglich neu zu formen. (Diese Sätze haben natürlich keine Geltung für „junge Alte" oder in der gerontologischen Pflege!)

Ich persönlich habe daraus gelernt, die Seele der Betagten vorwiegend als Erinnerungsarbeit der Seele und die sich daraus ergebenden Auswirkungen zu betrachten und diese als Impulse einzusetzen. Sprich, die Betagtenseele zu reaktivieren (und nicht ein R.O.T. im Hier und Jetzt durchzuführen).

Das heißt, daß die Impulse aus verschiedenen Forschungsrichtungen stammen müssen. Man kann unter anderen folgende Regelkreise studieren:
- ghettospezifische
- milieuspezifische
- zeitspezifische
- regionsspezifische
- folklorespezifische
- volksmoralische je nach Zünften
- berufsmoralische
- traditionsspezifische Copings oder Impulse

Unabhängig von dieser Reihung darf auf die moralische Ebene nicht vergessen werden (z.B. die christlich-moralische). Christlich wollen alle sein, aber man fühlt, daß ein christlicher Soldat, ein christlicher Kaufmann, ein christlicher Baumeister oder die Gesittung des Bauernstandes (siehe Bauernromane) unterschiedliche seelische Auswirkungen hat.

So gibt es z.B. die berufsmoralischen Impulse sowie eine eigene Moralgeschichte:

- Moral des ärztlichen Standes
- Moral der Pflegepersonen
- Moral der Beamten
- Moral der Autofahrer

Alles in allem sind Moralbegriffe streng biographisch und damit copingspezifisch zu betrachten.

Für mich bedeutet das Normalitätsprinzip daher das Aufsuchen des singulären Heimatgefühls unserer Klienten und dessen Wiedereinsetzen (Substitution).

Alles, was normal war, ist Therapie

Normal ist, was Spaß macht. Und Spaß macht das, was man kennt oder noch kann.

Es ist eben normal, daß
- man am Sonntag zur Kirche geht,
- man Fußball spielt oder zusieht, auch wenn es regnet,
- Frau und Mann zusammenleben,
- sie sich auch lieben dürfen,
- man bis 24 Uhr Radio hört,
- man nach seinem eigenen Rhythmus badet,
- man ißt, was einem schmeckt,
- man auch um 23 Uhr noch etwas essen kann,
- man sich an- oder auszieht, wann man will,
- man aufs WC geht, wenn man muß,
- man nicht zur Therapie geht, wenn man diese nicht will,
- man Bier trinken kann,
- man einmal den Patienten um Feuer bittet statt umgekehrt,
- man per Namen und nicht als Patient bezeichnet werden will ...

Ergänzen Sie die Liste mit Ihren eigenen Ideen – was für Sie in unseren Kulturraum normal ist ...

Befragen Sie aber auch Ihre türkischen, griechischen, jugoslawischen und DDR-Bediensteten, was denn für sie normal ist oder wäre ...

Denn immerhin gehen wir einem Zeitalter entgegen, wo auch Ausländer langsam, aber sicher als Demenzpatienten aufgenommen werden.

Die Beachtung der Normalreaktionen, der Normallebenswege und Copings beim Klienten bringt mit sich, daß viele Reibungsflächen, die man sonst hat, vermieden werden und eine Ich-Stabilität des Klienten eintritt. Man darf sich also nicht fragen, was in diesem oder jenem Heim normal ist, sondern was für diesen oder jenen Klienten gangbar ist.

Normalisierungsgrundsatz und Betreuungsideen

Es ist normal, daß der Verwandte der erste ist, der „aussteigt", sobald der Klient auffällig wird. Es ist daran zu denken, daß es schon bei den ersten

Anzeichen oder Symptomen einer ALZHEIMERschen Erkrankung oder einer Multiinfarkt-Demenz aufgrund einer Überforderung oder eines Unverständnisses zu Kommunikationsschwierigkeiten zwischen den Beteiligten (Patient – Familie) kommen kann.

Die ersten Symptome oder pseudoneurasthenischen Bilder
Der Klient merkt beispielsweise, daß ihm Namen von Bekannten nicht mehr einfallen, daß er Termine, die für ihn wichtig sind, vergißt, daß er Mahnungen für Rechnungen bekommt, die er zu begleichen vergessen hat oder daß er andere Schwierigkeiten hat, die ihn in seinem beruflichen und sozialen Alltag zu behindern beginnen. Diese hier angeführten Symptome bekommt unser Betagter kognitiv noch voll mit, das heißt, er leidet und merkt, daß irgend etwas anders ist als früher.

In dieser Zeit der Verunsicherung sind folgende Reaktionen von seiten des Klienten und der Verwandtschaft möglich: Der Patient kann zunächst versuchen, die wahrgenommenen Störungen zu verdrängen oder sie als streßbedingt und damit als vorübergehend zu betrachten. Auf jeden Fall nimmt er zur Kenntnis, daß irgend etwas nicht mehr stimmt. Da Angehörige normalerweise keine Krankenpflegeausbildung haben, reagieren sie entweder verärgert und schimpfen über die Fehlleistungen des Patienten oder ziehen sich beleidigt zurück. Sie interpretieren die Vergeßlichkeit als Absicht und mangelndes Interesse. Auch eine vermehrte Versorgung des Patienten ist eine Form des Abwehrmechanismus der Angehörigen. Die Reaktionen sind eindeutig, die Krankheit beginnt sich auf die Beziehung der beiden auszuwirken. Was jetzt folgt, ist die Reaktion auf die Reaktion, das heißt, daß beide in die Emotionsebene absinken, daß „nicht können" als „nicht wollen" definiert wird. Es ist üblich, den Angehörigen mittels Test beizubringen, daß unsere Klienten nicht können und nicht nicht wollen. Als Instrument zur Beurteilung der kognitiven Funktionen werden verschiedene psychologische Testverfahren eingesetzt. Diese Tests entsprechen im wesentlichen dem bekannten Mini-Mental-Status (MMS). Sehr ratsam ist es, zuerst die Angehörigen zu testen, danach den Patienten und die Angehörigen schätzen zu lassen, wie viele Punkte der Angehörige erreichen müßte bzw. könnte? Mit dem Nachweis der Testsituation wird den Angehörigen klar, daß es sich um Symptome handelt und nicht um ein rein emotionelles Geschehen.

Problem	*Diagnose*
beginnende Primärdemenz	aufgrund der MMS-Impulse Durch die Erhebung der Normalität kann bei der reaktivierenden Pflege eine Überforderung bzw. Unterforderung vermieden werden.

Normalitätsprinzip heißt aber auch: Sich selbst zu verstehen, ist im täglichen Leben normal.

Um einem Menschen in seinem Leiden richtig helfen zu können, muß man versuchen, ihn dazu zu bringen, daß er sich wieder selbst versteht. Er hat nicht viel davon, wenn nur wir ihn begreifen. Wir müssen versuchen, sein Lebenskonzept und seine Daseinsbewältigungsmechanismen zu verstehen – ja, ich möchte fast sagen, zu den unseren zu machen. Dann müssen wir Methoden kreieren, die ihm helfen, sich wieder selbst verstehen zu lernen.

Ich-Identitätserhöhung durch Sprechen/Kommunikation (DESCARTES): „Die einzige Form, sich selbst zu verwirklichen, ist durch die anderen. Wenn diese nicht zuhören, ich mich nicht einbringen kann, bin ich niemand."

Was ist ein Lokführer ohne Lokomotive?
Was ein Schauspieler ohne Publikum?
Was ist ein Autor ohne Leser?

Das Bedürfnis nach mündlichem Verkehr, die Kunst der Beredsamkeit, erhöht eindeutig das Selbstwertgefühl und ist somit selbst bei liegenden Patienten ein Impuls, eine reaktivierende Maßnahme.

Impuls:
Die einzige Möglichkeit, sprechen zu lernen, ist eben das Sprechen.

Der Patient XY sollte zu Gesprächen in das Schwesternzimmer eingeladen werden, um ihm das Lampenfieber zu nehmen. Viele Betagte sind nach der ersten Anlaufzeit eifrige und interessante Sprecher.

Auch Liegende haben etwas zu erzählen!

Prägungsgeschichtliches:
Schon als Kind wird die Ich-Identität durch Aufsagen von Muttertagsgedichten u.ä. erhöht, der Sprecher und der Angesprochene positiv gestärkt. Es ist Sitte, etwas auswendig zu lernen und herunterzuleiern, egal ob man den Sinn versteht oder nicht.

Es ist daher auch bei dementiell veränderten Personen nicht unbedingt erforderlich, den Inhalt zu verstehen, sondern das dazugehörige Gefühl auszukosten (Walter SCOTT).

Die Normalität – der Helfer
Helfer neigen dazu, ihnen unverständliche Haltungen und Verhaltensweisen von Patienten ihren Vorstellungen von Normalität anzupassen und den Klienten ändern zu wollen.

Es ist normal, daß
– ein Alkoholiker trinkt,
– ein Schizophrener schizoid reagiert,
– ein Depressiver traurig ist,
– ein Soziopath auf der Station Wirbel erzeugt.

Es ist aber auch normal, daß man keinen Menschen ändern kann.

Versuchen Sie das bei Ihrem eigenen Partner, bei Ihren Kindern, etc. – es wird Ihnen kaum gelingen! Warum sollte es also bei einem Klienten funktionieren? Aus der Frustration, sich schon wieder nicht einbringen zu können, schon wieder versagt zu haben, beginnen wir, Leiden (Symptome) nicht wegzuheilen oder anzunehmen, sondern diese vorschnell wegzuorganisieren: „Klient unfolgsam gegenüber Heimhilfe, Stützpunkt, Reinigungsdienst..."

Wir sind aber dazu da, gerade Auffällige zu therapieren und nicht dem anderen, womöglich noch weniger Geschulten zu übergeben.

Alle Aktivitäten – Ausgänge, Exkursionen etc. – sind mit normalen Bürgern zu kombinieren. Der Pavillon sollte für Besucher Tag und Nacht geöffnet sein, um einem psychosozialen Defizit vorzubeugen.

Die Pflegepersonen haben dadurch eine geänderte, ungewohnte Verantwortung: Früher durfte nichts passieren, heute soll etwas passieren im Sinne der Normalität jedes einzelnen.

Wir tragen die Verantwortung für die psychosoziale Förderung.

Es ist normal, daß man bei einer Bewegungseinschränkung aggressiv wird.

Diffuse Impulse aus dem Normalitätsprinzip

Diese Seiten sollen anregen, über das Schicksal unserer Klienten etwas mehr nachzudenken, neue Feedbacks auf die Station einfließen zu lassen. Es soll versucht werden, Ideen zu kreieren, wie man das Stationsleben mit der Betagtenseele und ihren Wünschen in Verbindung bringen und daraus in der Folge gezielte Impulse (diffus für viele Patienten) machen könnte.

Nun wieder einige Erinnerungen an die Biographie:

Arbeiten aus der Biographie ergibt sich, da sehr alte Menschen in die Vergangenheit zurückkehren, um ...

- ... nicht ausgetragene Konflikte zu lösen und Gefühle, die in der Jugend verdrängt wurden, zu äußern;
- ... angenehme Dinge der Vergangenheit wieder zu erleben. Dabei wird der Intellekt durch Gefühle ersetzt;
- ... Langeweile und Stress durch das Stimulieren sinnlicher Erinnerungen zu mildern;
- ... sich von schmerzlichen Gefühlen, wie Nutzlosigkeit und Einsamkeit, zu distanzieren;
- ... ihre eigene Identität aus der Vergangenheit wiederzugewinnen;
- ... ihr Leben wenigstens emotional zu rechtfertigen;
- ... der Todesangst und der Multimorbidität zu entkommen;
- ... inneren Frieden zu finden (wenn man z.B. immer putzt);
- ... leben zu können, statt dahinzuvegetieren (Psychomotorik);
- ... mit den körperlichen Einbußen zurechtzukommen (besonders bei Sympathikotonen, die sich nie mit der Vergänglichkeit des Lebens auseinandergesetzt haben);

- ... die schlechten Augen zu kompensieren (Bilder der Erinnerung ersetzen das verminderte Sehvermögen);
- ... der Beeinträchtigung des Hörorgans zu entrinnen, hören sie auf ihre eigene innere Stimme;
- ... zu übersehen, daß man Menschen der Gegenwart übersieht, tröstet man sich mit Menschen aus der Vergangenheit (Vage Geräusche der Gegenwart werden zur Mutterstimme).

Aus sozialgeschichtlichen Prägungsphänomenen ergeben sich Fragen zu den jeweiligen, der Normalität entsprechenden Kultursituationen des Klienten. Arbeiten aus der Normalität ist daher ohne Geschichtsunterricht (wobei der beste Lehrer der Klient selbst ist) nicht möglich. Nur über den Zeitgeist ist unser Klient wieder erreichbar.

- Was war um 1900–1925 normal?
- Was beruhigte, was war schön (ist positiv gefärbt)?
- Dies wird für den jeweiligen Patienten eruiert, und daraus werden erreichbare Impulse geschaffen.
- Was gestern normal war, kann heute pathologisch erscheinen!
- Wir holen ihn dort ab, wo er gerade steht, aus seiner positiv oder negativ besetzten Gefühlswelt, und geben entweder Antrieb oder Beruhigung aus seinem Zeitgeist.
- Wir beachten das „Gute-alte-Zeit-Syndrom", die Schönfärberei der Erinnerung.

Tips zum Normalitätsprinzip – wird gemacht (Ja) – nicht gemacht (Nein)	Ja	Nein
Hat sich die Station bei der Aufnahme an den Bedürfnissen des Klienten zu orientieren?		
Dürfen oder sollten Korrekturen erst später stattfinden?		
Ist der Klient krank, aber dennoch mündig?		
Vermitteln Sie dem Klienten das Gefühl, daß er der Mittelpunkt sei (äußere Nähe bei innerer Distanz)?		
Sprechen Sie den Klienten mit Namen an?		
Beachten Sie die verlängerte Adaptionszeit?		
Vermitteln Sie Kompetenz?		
Halten Sie bei Angst die persönliche Distanz von 1,5 Meter ein?		
Verwenden Sie zur Orientierung Symbole aus der Zeit um 1900–1925?		
Lassen Sie keppeln?		
Ist die Pflegeperson der erste Ansprechpartner an der Station, und verhalten Sie sich daher auch so?		
Es ist zu bedenken, daß sich unser Klient an unseren Aussagen orientiert. Die ersten Sätze sind von besonderer Wichtigkeit. Bleibt man der erste Ansprechpartner, wenn man der Begrüßende ist?		

Tips zum Normalitätsprinzip – wird gemacht (Ja) – nicht gemacht (Nein)	*Ja*	*Nein*
Erregen Sie die Aufmerksamkeit („Vigilanz")?		
Verwenden Sie Kurrentschrift?		
Lassen Sie bei Gesprächen Redensarten und Sprichwörter einfließen?		
Werden die Alten als Lehrer eingesetzt und um Rat gefragt?		
Lassen Sie keine Langeweile aufkommen?		
Lassen Sie jeden Klienten fühlen, daß er wichtig ist? (Ich-Erhöhung)		
Wecken Sie Neugier? („Weg vom Fenster!")		
Wird das „Es-ist-nichts-los-Syndrom" verhindert?		
Werden die 70% der banalen Alltagsaktivitäten belassen?		
Wird die Tageszeitung besprochen („Wie sehen Sie das?")		
Wird erklärt, wie es weitergeht, was kommt? (Tagesprogramme!)		
Werden die Lebenssinne erhalten oder wiedergegeben?		
Werden soziale Aufgaben, ihre Wichtigkeit erfragt und wiedergegeben? z.B.: „Was kochen wir heute? Was putzen wir heute?"		
Werden, wenn keine persönlichen Briefe kommen, wenigstens Reklamezettel verteilt?		
Wird die Wichtigkeit nicht weggenommen? (Soziale Kompetenz – Gutes bewirken)		
Werden Kochrezepte erhoben? (Ich-Erhöhung)		
Werden Zutaten eingekauft? (Koch- und Backgruppe)		
Entscheidungstraining? („Wollen Sie Kaffee oder Tee?")		
Realitätstraining, Orientierungstraining im Sinne eines assoziativen Trainings?		
Wann haben Sie Geburtstag?		
Wird die eigene Wertschätzung gesteigert?		
Werden den Klienten auch Wertsachen und Schlüssel belassen?		
Respektieren wir die Zimmerhoheit?		
Führen wir keine Entmündigung durch, indem wir immer pflegen?		
Darf und soll Herr X, Frau Y nicht immer im Bett bleiben? (Soziale Isolation – „Im Bett sterben die Leute.")		
Ist Essen/Trinken gesund?		
Werden Vereinsaktivitäten gefördert?		
Gibt es „keinen Ruhestand"? (U. LEHR)		
Wird die Enkelkind-Funktion genützt?		

Tips zum Normalitätsprinzip – wird gemacht (Ja) – nicht gemacht (Nein)	Ja	Nein
Geben Sie Sicherheit durch „da sein"?		
Erkennen Sie die Sichtweise des Klienten als für ihn gültig an?		
Vermeiden Sie fruchtlose Diskussionen?		
Lenken Sie ab, statt zu konfrontieren?		
Erkennen und verstärken Sie die verbliebenen Fähigkeiten?		
Durchtrennt die Pflegeperson die Nabelschnur? (Keine Verzärtelung um jeden Preis!)		
Gibt es Normalität im Umgang mit anderen?		
Ist Ihre Toleranzgrenze zu Auffälligen erhöht?		
Lassen Sie den Leuten ihre Kompetenz?		
Lassen Sie ihn sein Leben leben?		
Ist die Frage „was *will* ich tun" und nicht „was *soll* ich tun" richtig?		
Zeigen Sie verstehende Reaktionen und nicht verständliche?		
Versuchen Sie *nicht* alles zu erledigen (forcieren Sie, daß er selbst was macht)?		
Kann man, wenn man den Klienten näher kennt, auch sagen, was man nicht will? (Auch, daß man ihn nicht will, nicht versteht, nicht mit ihm zurechtkommt, daß man sich über ihn ärgert?)		
Machen Sie einen Kindergarten aus dem Spital oder Heim?		
Wird „nicht überfordern, nicht unterfordern" betrieben?		
Ein psychisch müder Mensch ist auch ein körperlich müder Mensch. Er ist empfindlicher gegenüber allen Reizen. Soll sich die goldene Brücke – das Erstgespräch – entwickeln?		
Werden, wenn gar nichts geht, Psychopharmaka eingesetzt?		
Versuchen Sie ein guter Zuhörer zu sein?		
Soll es eine Entmündigung geben?		
Sie stehen nicht unter Erfolgszwang, Sie sind ja nicht der Patient?		
Setzen Sie das Nein im richtigen Augenblick ein?		
Ist die wesentlichste Hilfe die Krisenintervention?		
Ist das Ausrasten lassen von Auffälligen in einem geschützten Rahmen, z.B. auf der Aufnahme, effizient?		
Aufleben statt aufheben?		
Heißt Leben, es muß auch riechen, etwas verschmutzt sein dürfen, es muß nicht alles in Ordnung sein?		
Muß Individualität vor Funktionalität im Heim gewährleistet werden?		

Tips zum Normalitätsprinzip – wird gemacht (Ja) – nicht gemacht (Nein)	Ja	Nein
Ist der bei uns wohnende Mensch Patient, Klient oder Bewohner? (Er ist: ...)		
Ist die Einrichtung und der Bau bewohnerzentriert (1910)?		
Gibt es Maßnahmen z.B. gegen Monotonie im Tagesablauf?		
Gibt es nur wenige reglementierte Hausordungen?		
Erfolgt eine Aufnahmevorbereitung (in die Übergangspflege), um Dekompensation zu verhindern?		
Werden Kontakte durch Begrüßungsfeste für Neue installiert?		
Werden Animationen bezahlt (Arbeitstrieb)?		
Hirntraining ist immer etwas Neues, daher Tagesstruktur-kontraindiziert! Machen Sie den Patienten nützlich?		
Nehmen Sie ihm nur ab, was er wirklich nicht mehr kann? Bitten Sie den Klienten mitzutun?		
Messen Sie, was er noch kann? Kann er nicht mehr einkaufen, aber vielleicht das Eingekaufte einräumen, den Tisch decken? Tätigkeiten, die er konnte, sind aktivierbar: Brot streichen, Kaffee mischen (Milch, Zucker selbst nehmen)		
Werden Verwirrte und nicht Verwirrte gemischt?		
Loben Sie kleinste positive Veränderungen (positive Verstärkung)?		
Agieren Sie Psychopharmaka-einsparend?		
Benehmen Sie sich so normal wie möglich?		
Beherrschen Sie Stimme und Körpersprache?		
Ist Ihre Toleranzgrenze zu Auffälligen erhöht?		

Verhaltensvorschläge, um das Normalitätsprinzip übersetzen zu können

Prinzipiell kann man sagen, daß der Umgang mit sogenannten Seelengestörten dem mit normalen Menschen gleichzusetzen ist. Wir müssen allerdings das Anderssein dieser Menschen akzeptieren.

Der Umgang mit seelisch gestörten Menschen führt bei näherer Betrachtung immer zu Gefühlen des Mitleids, des Ärgers, der Angst, der Hilflosigkeit. Daher ist es notwendig, mehr Verständnis, Beherrschung aufzubringen und sich selbst kennenzulernen.

Das Anderssein löst in uns also Gefühle aus, aufgrund derer wir falsch reagieren.

Wir sollten uns benehmen wie CIOMPI es vorschlägt: Wie eine Mutter, deren Kind plötzlich einen Raptus bekommt und sie keine Medikamente bei sich hat:
– Will der Klient reden, dann reden wir.
– Will er seine Ruhe, dann lassen wir ihm seine Ruhe.

Wir sollten unsere Stimme und Körpersprache beherrschen, denn nur eine ruhige, sichere Stimme zeigt dem Klienten ein angstfreies Milieu.

Müssen wir ...? Sollen wir ...? Können wir ...?

Adaptionszeit und Impuls

Es ist nicht so, daß alle Symptome (Probleme, die der Patient hat) rein psychischer Natur sind. Vieles rührt von einer somatischen Grundstörung her. Trotzdem dürfen wir auch bei somatischen Störungen die seelische Beteiligung nicht vergessen.

Ich möchte hier nur auf die wichtigsten Störungen eingehen, wie z.B. die verlängerte Adaptionszeit, den Wasser- und Elektrolythaushalt. Alles weitere entnehmen Sie bitte meinen bereits erschienenen Publikationen unter dem Stichwort „Zerebrale Dekompensation".

Altern ist ein normaler Prozeß, der mit Veränderungen des psychischen und physischen Wohlbefindens einhergeht. Vor allem aber wird das Erleben – und daher die Reaktion – das Verhalten in Streßsituationen aus dem Altgedächtnis und nicht aus dem Frischgedächtnis genommen.

Erleben von heute ist Erlebtes von gestern, sodaß es ein individuelles, aus der Biographie stammendes Erleben darstellt. Erlebnisse und ihre Verarbeitung sind weitgehend vom psychophysischen Wohlbefinden, vor allem aber vom Verstehen des Reizes abhängig. Dieser wird gesteigert und richtiger beantwortet, wenn man sich selbst erkennt und erlebt, seine Umgebung erkennt und richtig verarbeitet, sowie Befürchtungen oder Erwartungen befriedigt werden.

Älteren Menschen spricht man die Einsicht und Lernfähigkeit sowie die Orientierungsfähigkeit ab (Disengagementtheorie). Deshalb wird sehr häufig die verlängerte Reaktions- und Adaptionszeit nicht beachtet. Pflegepersonal und Umgebung sprechen und agieren zu schnell, sie lassen dem Betagten keine Zeit, die richtige Antwort (Assoziation) zu suchen und bekommen dadurch entweder keine oder eine falsche Antwort. Dies verunsichert den Klienten, er zieht sich zurück.

Impulse:
- innere Nähe bei äußerer Distanz
- Vermehrung der nonverbalen Kommunikation
- langsames Sprechen (nicht schrill, mit Gefühl)
- Milieusprache (Dialekt) gibt Sicherheit
- Tagesinformationen langsam erteilen (Stundenpläne)
- einfache, kurze Sätze, wiederholen
- zum Gespräch anregen, denn reden allein ist schon zerebrales Jogging
- Ausnützen der Gewohnheiten (Milieu: Zu welcher Zeit hat er früher eher gesprochen? Morgenmuffel – Abendmensch?)

Der Mensch hat aufgrund seiner Biographie sein ihm zustehendes Verhaltensmuster in Krisensituationen, das er kaum bis überhaupt nicht verändern kann (Prägungen).

Das *Lebensmuster* kann sein, sich tot zu stellen oder in den Angriff überzugehen.

Bei der Forschung über die Adaptionszeit hat man in den neueren Forschungsarbeiten zwei Typen von verlängerter Adaptionszeit zu unterscheiden gelernt:

Typ 1: Dieser Typus ist langsam oder verlangsamter, da er alles schnell und hektisch machen will. Nach BÖHM sympathikotoner Typ. Da er aber alles schnell macht, macht er vieles falsch und ist daher verlangsamt.

Typ 2: Das ist jener Mensch, der langsam ist, weil er lange nach dem richtigen Weg sucht. Nach BÖHM parasympathikoton.

Aus unserer empirischen Forschung

Problem	*Diagnose*	*Impulse*
	Typ 1	
Adaptionszeit / Training	arbeitete ein Leben lang schnell, aber schlampig grobmotorische Tätigkeiten, Akkordarbeiter	Sprachweise aus der Biographie ist zu bevorzugen, Milieujargon
	Typ 2	
Adaptionszeit / Training	arbeitete ein Leben lang feinmotorisch, langsam und penibel, gut artikuliert Buchhalter, Bürgerlicher	Sprechen im Beamtenjargon

Adaptionszeit – Folklore:
Der Laie betrachtet die verlängerte Adaptionszeit etwas anders. Ich konnte einmal ein Gespräch belauschen, das in etwa wie folgt lautete: „Wenn man älter wird, wird man schon wesentlich langsamer. Ich würde sagen, ein 80jähriger hat eine Reaktionszeit beim Autofahren wie ein 40jähriger mit fünf Vierteln Wein intus."

Desorientiertheit auf der Station und Intervention

Bei Patienten mit akuten oder chronischen dementiellen Prozessen ist ein Gedächtnisverlust vorwiegend im Bereich des Neugedächtnisses zu erwarten. Sie können, da keinerlei Fix- und Orientierungspunkte vorhanden sind, räumliche, zeitliche oder persönliche Dimensionen erfassen. Je krasser der dementielle Prozeß ist, umso mehr sinken die Betroffenen in das Altzeit- und Tertiärgedächtnis mit all ihren Emotionen ab (existentielle Bedrohung).

Um das Los des Patienten zu erleichtern, ist als pflegerische Therapie das R.O.T. indiziert, wobei wir heute nur über Klo-Training und Altgedächtnisfixierung sprechen wollen.

Das R.O.T. kann verbal, aber auch nonverbal zur Anwendung gebracht werden. Es ist dies eine grundlegende Technik zur Orientierungsverbesserung auf der Abteilung, wobei in unserem konkreten Fall ein typisches „Häusl" als Symbol Verwendung findet. Dieses Häusl ist emotional im Altgedächtnis stark verankert.

Die typischen Symptome, die bei einer Desorientiertheit als Abwehrmechanismen dienen, müssen bei einem sinnvollen R.O.T. und der Beachtung einer verlängerten Adaptionszeit schwinden.

Intervention:
R.O.T. durch Orientierungshilfen – langsames Sprechen, dem Patienten immer wieder das Symbol zeigen!

Pflegediagnose	Problem	Impuls
örtliche Desorientiertheit	Aggression Regression starke Unruhe Aufgelöstsein Rückzugstendenz Verleugnung	Aufhängen eines „Häusls" als Symbol für das WC

Pflegeleitlinie:
Aufrechterhaltung des Copings durch einen „verbalen Pflegevertrag".

Bis etwa 1979 war rituelles, ethisch fundiertes „zu Tode pflegen", „Überpflegen" durch eine überprotektierende, sich in der Mutterrolle befindliche Pflegeperson alles (Irreversibilitätstheorie, Disengagementtheorie).

Seit 1979 ist die Reversibilitätstheorie als Vigilanzsteigerung wissenschaftlich akzeptiert. Dies erfordert ein absolutes Umdenken, eine Neuorientierung der Pflegepersonen.

Soll der Organismus sich im Sinne der Förderung seiner Funktionsfähigkeit verändern, dann muß er zunehmenden Belastungen ausgesetzt werden – zeitlich am besten vor einer Regression, vor einem „Sich-fallen-Lassen". Der verbal errichtete Pflegevertrag („Wenn Sie nach Hause wollen, dann müssen Sie ...") und die Erklärung des Warum wären die ersten Maßnahmen.

Es muß versucht werden, die täglichen Verrichtungen wieder an den Patienten zu übertragen (Coping behalten, USA), wobei dies durch persönliche Vorstellung („Ich bin Pfleger ..."), aber manchmal auch durch Anschaffen (siehe später) betrieben werden sollte.

Fördern durch Fordern von nicht eingebüßten Fähigkeiten – ohne Überforderung: Betten selbst machen lassen, „tägliche Verrichtungen", nicht ausspeisen, auch wenn sich der Klient ankleckert (aber erklären), Aufforderung, daß bessere Patienten den schlechteren helfen mögen, etc.

Interventionsgerontologische Pflege bei Exsikkose, Dehydration:

Die Regulierung des Wasserhaushalts erfolgt durch Nieren, Lunge und Haut, wobei die Nieren das wichtigste Regulationsorgan darstellen. Sie sind für die Aufrechterhaltung der Homöostase im gesamten Organismus verantwortlich und werden in ihrer Funktion durch hormonelle, zirkulatorische und metabolische Faktoren beeinflußt.

Normalerweise müßte der Mensch ca. 2–3 Liter hypotone Flüssigkeit (Speisen inkl.) zu sich nehmen. Gerade bei Betagten ist es aber so, daß sie kaum ein Durstgefühl haben und daher dehydrieren, exsikkieren und verwirrt, desorientiert, bzw. benommen werden können (akute somatische und zerebrale Dekompensation). Es handelt sich meist nicht um einen reinen Wasserverlust, der zur Dekompensation führt, sondern meist auch um einen Elektrolytmangel.

Bei älteren Personen kommt es trotz Substitution zu einer schlechteren Dehydrierung als bei jüngeren, sodaß eine deutliche Natriumkonzentration und Plasmaosmolalität beobachtet wird.

Pflege:
– Betagte vergessen, daß sie Durst haben
– bei Befragung konfabulieren sie
– Erbrechen, Diarrhoe; Lasix, Diamox verstärken die Ausscheidung
– Nahrungsaufnahme ist einseitig (Azidosen)
– Salondemenzen beachten

Pflegeleitlinie:
– Faustregel: zur Kontrolle Zunge zeigen lassen
– Laborkontrollen
– Hautzustand

Symptom	Maßnahmen	Ziel
Abgeschlagenheit Müdigkeit Unlust Desorientiertheit Benommenheit Bewußtseinsstörungen	Aufstellen von Behältern mündliche Erinnerung Symbol-Erinnerung bei jedem Essen trinken lassen Kurrentschrift-Erinnerung Lieblingsgetränk aus der Biographie	Besserung Punkt 1–5

- sich als Pflegeperson mit Namen vorstellen
- Kompetenz vermitteln
- Augenkontakt halten und signalisieren, daß man Zeit hat, Probleme ernst nimmt
- Patienten nach seiner Meinung fragen
- vor jeder pflegerischen Handlung darüber informieren

Reize vom Patienten selbst

Sammlung von positiven Reizen vom Patienten selbst!

Die Sammlung von positiven oder negativen Reizen unserer Klienten bringt uns auf unserem Weg (Was und wie reaktivieren wir?) ein ganzes Stück weiter. Wir können beim Zusammenzählen (Was möchten viele?) klar erkennen, welche Programme an einer Station günstiger oder ungünstiger sind.

So kann man eindeutig erkennen, daß
- gesellige Veranstaltungen im Sinne der Wiener Geselligkeit gut ankommen,
- Streicheltiere an diesen Stationen nicht viel Sinn ergeben,
- daß das Zusammenhalten und kleine, nicht geplante Überraschungen positiv besetzt sind etc.

Reize von biologisch Abgebauten:

Wenn ... totgepflegte Blumen wieder grüne Triebe hervorbringen,
 ... unser Hund mit mir die Kühe auf die Weide treibt,
 ... sich für meine Büchersammlung wieder ein Platz findet,
 ... mir meine Tochter im Haushalt hilft,
 ... meine Familie (13 Leute) komplett am Tisch sitzt,
 ... ich den Schmetterlingen bei ihrem Flug zusehen kann,
 ... ich meine 124 Gläser eingekochter Marmelade sehe
 ... ich nach getaner Arbeit ein Kreuzworträtsel lösen kann,
 ... mein Enkel sagt: „Omi, komm einmal wieder",
 ... ich meinem Enkel bei seinen ersten Schritten helfen kann.

Reize von pathologisch Abgebauten:

... Geselligkeit
... Telefonate
... Leute reinlegen, kleine Spitzbüberein
... jede kleinste Zuneigung
... Fluggeräte (Zeppelin)
... schönes Wetter
... zusammenhalten
... schöne Frauen (85 a)
... Baden gehen
... Geburtstag
... lustige Runde
... freudige Überraschungen
... Aufmerksamkeit
... Zeit für mich
... Aussprache
... Geselligkeit
... gutes Essen
... Klubnachmittage
... Anerkennung, Lob
... wenn Kinder für mich Zeit haben

. . . arbeiten
. . . Kinderzeit
. . . Partys, Feste
. . . Oper
. . . Zuneigung
. . . Frauen mit kokettem Verhalten
. . . Arbeit
. . . Wiener Gemütlichkeit
. . . Freundschaft
. . . in der Natur wandern
. . . sein Garten
. . . meine Ordnung
. . . meine Familie
. . . meine Wohnung
. . . Frauen, Bier
. . . Zusammenkunft mit 35 Enkelkindern
. . . besondere Zuwendung durch Lehrer, Chef
. . . Arbeitspensum erreicht
. . . Arbeit und Besuch
. . . finanziell überlegen sein
. . . exklusive Kleidung
. . . Umgang mit Menschen
. . . füreinander dasein
. . . Überraschungen
. . . Ausgang
. . . kleine Naschereien
. . . Unterhaltung
. . . höhere Gesellschaft
. . . Geselligkeit
. . . Familie um mich
. . . Frau, Gattin
. . . weiß nicht
. . . nichts
. . . wenn Ordnung vorhanden ist
. . . Geschenke
. . . mit Freunden Feste feiern
. . . wenn Blumen blühen
. . . gemeinsame Anlässe
. . . Erzählungen von daheim
. . . Kirschenbaum
. . . Besuch
. . . Familienfeiern
. . . Garten
. . . Haustiere
. . . etwas Gutes tun

... Kinder, Familie
... in Erinnerungen schwelgen und Zuhörer haben
... daß ich lebe
... alles Schöne
... Kartenspielen und gewinnen
... Briefe von Ehemann aus Russland
... Gespräche über Neffen
... Vermögen
... das weibliche Geschlecht
... Tiere
... Lebenswille trotz meiner Erkrankung
... wenn jemand Blumen bringt
... über den Beruf sprechen
... Erinnerungen an zu Hause
... Hund usw.

Das Verhalten von früher in die Pflege involvieren

Coping/tägliche Banalitäten – das normale Verhalten um 1900

Prinzipiell kann man sagen, daß der Umgang mit seelisch Auffälligen dem mit normalen Menschen gleichzusetzen ist. Wir müssen allerdings das Anderssein dieser Menschen akzeptieren lernen, indem wir die Normalität des Alltags von 1920 in die Pflege einfließen lassen.

- **Die Normalität des Alltags**

Problem:

Die täglichen Probleme wurden um 1920 wie folgt beschrieben:

Die täglichen Kleinigkeiten (sie machen 70% unseres Daseins aus) quälen uns so, weil wir sie schlecht behandeln – sie werden unerträglich wie verrittene Gäule oder verwahrloste Kinder. Viele Aktivitäten unseres täglichen Lebens sind störend und unerquicklich – ich weiß von einem Angelsachsen, der sich erschoß, weil er die Routine der täglichen Toilette nicht mehr ertragen konnte.

Diagnose:

Viele unserer Klienten haben nie gelernt, die täglichen Kleinigkeiten in ihrem Leben mit Sorgfalt oder mit einem Gefühl der Befriedigung zu erledigen. Eine 60 m^2 große Wohnung, in der mehrere Untermieter hausen, führte ganz sicherlich nicht zu einem Genuß beim Baden oder Zähneputzen.

Unsere heute betagten Außerbürgerlichen haben nie gelernt, die morgendliche Toilette, die Trivialitäten des Lebens als Genuß zu betrachten. Sie entwickelten beim Waschen ihres eigenen Körpers oder ihrer Teller nicht den gleichen Ernst und die gleiche Sorgfalt wie ein Bürgerlicher. Das Gefühl der Befriedigung wurde nie erlangt. Man weigerte sich, den Waschlappen zu verwenden, man weigerte sich zu akzeptieren, daß selbst das Waschen ein

Genießen des eigenen Körpers darstellen kann. Man war gewöhnt zu hetzen, seine Intimpflege so schnell wie möglich (noch bevor wieder der Nächste bei der Türe hereinkommt) zu erledigen. Man behandelte seinen eigenen Körper ohne Ehrfurcht und empfand das Waschen als lästige Mühe.

Impuls:

Man soll Weltpreise für das erfreulichste Zähneputzen, das genialste Waschen der Genitalien schaffen, sodaß das Putzverhalten im Alltag seinen Stachel der Wertlosigkeit verliert und zu einem Sport, zu einer Freude wird. Man muß umlernen, daß nicht die Technik im Trivialen die Gefährlichkeit des Unbedeutenden in sich birgt. Man muß umlernen, Zähneputzen oder Körperpflege als lästige Mühe zu empfinden. Dienen liegt auch im Kleinsten, im sogenannten Trivialen des Lebens.

Das Genießen von Reinlichkeit hängt davon ab, in welcher Gemütsverfassung ich dies durchführen bzw. über mich ergehen lassen muß. Wenn ich mich in Hast durchschrubbe, mir dabei den Schmutz ins Gemüt reibend aus Ärger und Haß – wer wäscht mir dann die Laune wieder blank? Oder werde ich beim Putzen meines Körpers den gleichen Ernst und die gleiche Sorgfalt walten lassen wie in meinem Beruf?

Das Gefühl der Befriedigung bei der Körperpflege muß – da es unsere Patienten nicht von Haus aus besitzen – für Klienten, die im Heim bleiben, wieder neu gefunden werden. Sie sind es nicht gewohnt, sich selbst anzugreifen und schon gar nicht, sich angreifen zu lassen. Die Trainings können darin bestehen, sich wenigstens 3 mal 10 Minuten täglich von einem anderen angreifen zu lassen (siehe Urkommunikation). Sehr wertvolle Unterstützungen könnte uns dabei die Kosmetikerin geben. Es ist nicht einfach für einen normal Betagten, zur Kosmetikerin zu gehen. Genuß der täglichen Waschprozedur ist zu erlernen.

- **Es ist normal, daß jeder seine eigene Tagesstruktur hat**

Die heute Betagten sind aufgrund ihrer Prägungen gewohnt, daß ihnen eine Linie, eine Struktur vorgegeben ist – Strukturen, Zeiten, Angabe von Chefs und deren Namen geben Sicherheit.

Man erlernte, daß um 12 Uhr die Gattin mit den Menagereindl an die Baustelle gekommen ist, dann war es mittag. Wenn aber, wie jetzt im Spital, die Gattin nicht um 12 Uhr kommt, muß der Patient wenigstens wissen, daß um 12 Uhr eine Klappe aufgeht und aus dieser das Essen herausfällt. Der Klient muß sich mit der Struktur auskennen. Pünktlichkeit und Übersichtlichkeit befriedigen das Sicherheitsbedürfnis.

Aber auch eine ganz andere Reaktion ist biographisch gesehen möglich, nämlich bei Klienten, die in Findelhäusern oder Volkskindergärten aufwuchsen und entsprechend geprägt wurden. Um 1900 wurde man in Kinderbewahranstalten, in Volkskindergärten und in der Familie auf eine Tagesstruktur gedrillt – Zeitstruktur zur Einübung einer Fabriksdisziplin!

Diese Menschen werden, solange sie noch Abwehrreaktionen setzen können (dies ist ungefähr bis Abbaustufe 2 möglich) mit einer besonderen Allergie auf Zeit und Struktur reagieren. Das heißt, die Diskussionen um eine Stationsstruktur sind unterschiedlichst, je nach Abbauzustand des Klientels zu betrachten. Erforderlich ist daher die Erstellung einer Tagesstruktur bei allen Klienten ab der Abbaustufe 3. Meistens werden die Tagesstrukturen an den Abteilungen durch den Zu- und Ablieferungsdienst erstellt.

Eine Tagesstruktur muß so aufgebaut sein, daß immer eine sogenannte Basisaktivierung, eine seelische Grundpflege vorhanden ist. Dabei ist es erforderlich, jeden einzelnen zu kennen, um für jeden Klienten das optimale Aktivierungsniveau zu finden (sympathikoton/parasympathikoton – überfordert/unterfordert).

Es kann nicht so sein, daß der Tageszeitbegriff ausschließlich darin besteht, daß der Patient meint, es sei Tag, nur weil es draußen hell ist und Nacht, weil es dunkel ist. Es kann nicht sein, daß von 6 Uhr bis 8 Uhr die Aufforderung zum Baden der Liegenden, von 8 Uhr bis 22 Uhr zum Baden für Gehende stattfindet, sondern daß der Tagesrhythmus dem biographischen Rhythmus angepaßt werden muß!

Diese Strukturen sind eher auf die Institution als auf das Altgedächnis unseres Klienten zugeschnitten, sodaß eine Erhebung seiner Zeiten als individuelles Programm eine Pflegequalitätserhöhung und eine Erhöhung der Fachlichkeit darstellt. Tagesstrukturen sind individuell nach Station zu erstellen, ebenso ein individueller Stundenplan.

Den individuellen Stundenplan, der vom Patienten gestaltet wird, werden wir später noch genauer bearbeiten. Hier soll nur Erwähnung finden, daß man bei Konzepten auf den Tagesrhythmus der Klienten eingehen sollte, daß man das sogenannte Normalitätsprinzip beachten und sich für die 1920 üblichen Situationen interessieren sollte.

Problem:
Denken Sie nur an das Schlafengehen: Biographisch lernt man als Kind, sich ins elterliche Bett einzuquartieren, man lernt, daß der behütete Schlaf der Schlaf des Gerechten ist. Schlafen bei den Eltern ist somit eine Entwicklungsstörung, aus der im Alter eine Schlafstörung entstehen kann. Bei unseren Betagten waren es nicht immer die Eltern, die neben uns schliefen, sondern auch sogenannte Bettgeher oder die Großeltern.

Hat man sich einmal daran gewöhnt, daß jemand neben einem schläft, kann man sich dies fast nie mehr abgewöhnen. Man ist auf einen zweiten im Bett fixiert, und der Schritt ins eigene Bett ist der erste Schritt ins eigene Leben. Es ist der erste Loslösungsakt, der durch verschiedene Hilfsmittel erleichtert wird: Übergangspuppen und Übergangsteddys sind die wichtigsten Begleiter auf dem Weg ins Bett.

Unsere Klienten mit Schlaf/Wach-Rhythmusstörungen sind wieder in der Übergangsphase zwischen selbständig Sein und unselbständig Werden.

Impulse:
Jede Nacht ist wie ein Abschied – Gespräche oder Geschichten erleichtern das Abschiednehmen!

Man liebt Rituale – Erlebtes vom Tag zeichnen lassen, erzählen lassen!

Aufs WC gehen, Abendgebet, kleines Nachtlicht, viel Zeit auch während des Tages im Schlafzimmer verbingen (denn oft bleibt der Raum fremd), ins Schlafzimmer Lieblingsgegenstände legen ...

- **Normal ist, daß man sich wundern kann**

Als Kind besitzt man die lebensgebende Begabung, sich zu wundern. Alles, was das junge Auge noch nie gesehen hat, verwundert. Man starrt hin und will nicht weiter gehen. Scheu und andächtig bestaunt man einen Sonnenuntergang. Man spürt noch etwas, ist beseelt.

Im Alter wird alles gewöhnlich, man wundert sich nicht mehr. Man ist abgeklärt oder eine Erfahrung reicher und eine Hoffnung ärmer geworden, man wird gefühlskälter.

Ältere Menschen benötigen daher ein Mehr an Stimulation. Viele meiner jugendlichen Zuhörer haben sich immer über mein Mundwerk gewundert bis geärgert – wie der spricht! Nun, ich wollte immer wieder demonstrieren, daß ich bei Alten eine höhere Dosis an Reizanflutung benötige als bei Jungen. Der junge Mensch ist bei jeder Kleinigkeit schon aus dem Häuschen, bei Älteren dauert es eben länger.

Daher sollte man sein kindliches Gemüt beibehalten oder neu üben. Man sollte wieder staunen lernen, sehen lernen, fühlen lernen. Damit sich unsere Patienten und auch wir uns wieder wundern können, sollten wir versuchen, wieder sinnlicher zu werden.

- **Normal ist Besitzdenken**

Problem:
Menschen wollen daheim sein, ihre Bürde, ihr Bündel ablegen.

Diagnose:
Für viele betagte Menschen ist die Frage des Besitzes im Alter dieselbe wie jene der Jungen. Viele Alte erkennen, daß der Besitz im Grunde genommen nur eine Bürde, ein Bündel von Mechanismen darstellt.

Story aus dem Buch „Der Unfug des Lebens" von P. MULFORD, 1913:

„Unlängst sah ich eine Frau mit sechs Paketen vom Einkaufen heimkommen. Ich sah die Sorge in ihrem Gesicht und das Mühsal in ihren Armen. In die Straßenbahn einzusteigen geschah voller Angst, ein Paket könnte zu Boden fallen. Sie setzte sich und verteilte ihre Pakete, um zu zählen, ob keines fehlte. Verfiel sie während der Fahrt einen Augenblick in Unbekümmertheit und Wohlbefinden, kam gleich darauf das quälende Aufschrecken über die Bürde ihrer Bündel.

Sind noch alle da und wo, keines gestohlen, keines unter die Bank gefallen? Oder was eben sonst den Lebensinhalt eines Bündels bildet. Beim Aussteigen, Überqueren der Straßen – die Pein der Bündel blieb, der Inhalt aber waren lauter Gelegenheitseinkäufe. Quelle so vieler Ungelegenheiten erstarrten unter dem Banne des Kurzwarenmagiers. Kaum hatte sie diese verdächtigen Dinge gekauft und – wie sie meinte – Besitz von ihnen genommen, ergriffen sie schon Besitz von ihr, begannen sie zu tyrannisieren und zu versklaven."

Impulse:

Es ist daher nicht verwunderlich, daß einige alte Menschen ihre Bündel abwerfen, die Last und Ärgernisse in ihrer Wohnung zu Hause lassen und in ein Heim ziehen. Wenn sich unsere Klienten selbst und aus freiem Willen für die Aufgabe der Bürde einer Wohnung entscheiden, ist die Heimaufnahme gerechtfertigt. Ihre bleibende Spannkraft und Restvitalität kann zu etwas anderem verwendet werden als zum Aufpassen auf ihr Hab und Gut.

- **Normal ist, Feste zu feiern – aber welche?**

Die Freude ist ein Affekt, der die Wirkungskraft des Körpers vermehrt oder fördert; die Trauer dagegen ist ein Affekt, der die Wirkungskraft des Körpers vermindert oder hemmt. Folglich ist die Freude unmittelbar gut.

Jede Gesellschaft und jeder Mensch hat an einem anderen Fest Freude. Daher gibt es für jeden sein eignes Fest. Dieses eigene Fest entzieht uns dem Alltag, verbrüdert aber gleichzeitig mit anderen Menschen, die ebenso wie wir durch Feste verdrängen oder kompensieren wollen.

Diese kompensatorische Funktion beim Feste-Feiern ist früher oft über das Ziel geschossen, man hat sich dabei auch mit Gewalt abreagiert. Prügeleien waren ein weithin beliebtes Festelement, vor allem bei Volksfesten, wo es zum Bruch der Alltagstabus mit ekstatischen Bewegungserlebnissen (Gemeinschaftsbezug) kommen durfte.

So hat jedes Fest seine eigenen Wertsetzungen und somit eigenen Anlässe. Feiern ist somit biographisch gesehen eine Überlegung wert. Für jeden gibt es ein eigenes Grundmotiv, Feste zu feiern. Fest steht, daß es ein angeborenes Menschenrecht auf Fröhlichkeit gibt, das man bei verschiedenen Festen beachten soll. Jeder unserer heute Betagten ist gewohnt, Feste zu feiern, allerdings als Selbstunterhalter; früher brauchte man noch keine Animateure, man konnte ohne Geld und ohne eigens engagierte Komiker feiern.

Heute ist es anders: Sehr viele Jugendliche sind passive Unterhalter, sie konsumieren die Fröhlichkeit. Gibt es keinen Witzereißer auf der Bühne, schlafen sie ein. Demnach ein guter Rat: Lassen Sie die Betagten feiern, lassen Sie sie selbst entscheiden, wie – Sie werden viel von ihnen lernen, wie man feiert. Es müssen nur dieselben Feste und demnach Festgrundmotive sein. Feste soll man feiern, wie sie fallen, es müssen nicht immer große Anlässe sein. Es genügt das Gefühl an der Station, daß Spannung herrscht. Dann ist ein

Fest indiziert. Es muß nicht immer Silvester sein, um dann per Datum lustig sein zu müssen. Jeder „gewöhnliche" Tag eignet sich für ein Fest.

F: *„Glücklich ist, wer vergißt, was doch nicht zu ändern ist."*

Dies ist wohl eines der häufigsten Grundmotive für ein Fest. Es kommt eine gewisse Art von Massenverdrängung auf. Der Kollektivgeist wird erregt, die Lebensfreude gesteigert. Beim Fest wird gesucht, was im Alltag zu kurz kommt, was all das, was stets gegenwärtig ist, übersteigert. Beides ist Kompensation, Zielsetzungen, die im täglichen Leben nicht möglich sind, werden gefordert. Alte Zeiten leben auf.

Das Fest hat immer eine überschreitende Sinngebung, es deutet darauf hin, was gefeiert (überkompensiert) werden soll, wobei gerade in Krisen besonders viel gefeiert wird. Auch der Heimaufenthalt ist eine Krise – dies sollte immer bedacht werden.

Zielgerichtete Feiern sind daher nicht so einfach, wie es scheint. Man muß schauen, wer was warum gefeiert hat. So gibt es außer den rein kirchlichen Festtagen auch die

– Feste der Gemeinschaft
– Feste der Besinnung
– Feste der Liebe
– Feste zu Lebensdaten
– Feste zum familiären Waffenstillstand (Weihnachten)
– Feste des Volkes (volkstümliche Feste)
– religiöse Feste
– politische Feste
– Naturereignisse
– Kampftage
– Frauentage
– Gedenktage
– Mutter-/Vatertag
– Kindertag
– Hochzeitstag
– Festtage einer Vereinigung (alle Tischler, alle Sozialisten)

Sehr häufig wird bei Stationsfesten vergessen, daß Bürgerliche schon immer anders feierten als Arbeiter, obwohl diese geschichtlichen Eigenarten großen emotionalen Wert haben.

Bürgerliche Feste	**Arbeiterfeste**
meistens auf höhere Triebe ausgerichtet	Arbeiterkampftage
Orgelkonzerte, Lesungen	1. Mai, Frauentag
z.B.: Bildungsstelle des Volksbundes der Katholiken Österreichs – Einladung zu einem Vortrag über Beethoven	z.B.: Sozialdemokratische Bezirksorganisation Mariahilf – Einladung zum Bezirksball beim Weigl, Schutzbundkapelle D. Org. Sieveringer

Wesentlich ist es, bei Festen daran zu denken, daß es eben auch typische politische Feste gibt und daß diese sehr emotional prägend bei unseren Betagten sind und daher mehr Beachtung im Stationsleben haben müßten.

Es ist normal, daß man bei einer Bewegungseinschränkung aggressiv wird

Menschen (vor allem sympathikotone), die bewegungseingeschränkt werden, müssen zu Ersatzhandlungen ihrer beraubten Bewegung greifen. So kennt man die Tatsache, daß Sportler, sobald man ihnen den Sport wegnimmt, teilweise vermehrt essen oder sonstige Ersatzhandlungen durchführen.

Problem	Diagnose	Impulse
Patienten, die bewegungseingeschränkt sind, z.B. durch Gips oder auch Windelhosen	Die Ruhigstellung eines bestimmten Körperteils führt zur Ruhigstellung auch anderer Körperteile, die primär nicht betroffen sind (neurotische Hemmung). Man agiert mit Ruhelosigkeit, gesteigerter Reizbarkeit und vermehrtem Gebrauch von Schimpfwörtern.	Es soll versucht werden, eine Überkompensation von Fähigkeiten auf ein anderes Gebiet zu erreichen: – Senkrechtschach – Geschichten erzählen – Verantwortung übertragen – Tupfer legen etc.

- **Normales zur Hygiene**

Früher nahm man an, daß Staub Krankheiten erzeuge. Daraus entwickelte sich eine Art Bakteriophobie. Nun hängen Staub, Verwesung und Tod sehr stark mit dem Grundmuster „rein" als Abwehrmechanismus zusammen. Man liebte daher den Geruch von Desinfektionsmitteln, das Weiß der Spitäler. Es bedeutete Reinwaschen im Sinne der Symbolik, alles Unsaubere wegzubekommen.

Nun, die meisten Wiener akzeptieren den Tod als zum Leben gehörig (Lieber Augustin, ...), sodaß sich Putz- und Reinlichkeitsrituale in Grenzen halten.

Lässige Schlamperei

Das heißt, Schmutz ist nicht von Haus aus als gefährlich zu betrachten, sondern eine Frage der eigenen Identität zu Leben und Tod.

Das Baden in den Vorschriften der Hebammen

Beim Baden beginnt das eigentliche Versorgen. Das Baden muß pünktlich und gewissenhaft erfolgen, täglich vor der zweiten Mahlzeit. Fenster und Türen sind zu schließen. Die Handlung erfolgt vom Scheitel bis zur Sohle. Das Bad hat nicht länger zu dauern als unbedingt notwendig.

Zum Einpudern wurde früher Kartoffel- und Reismehl verwendet.

Baden oder nicht Baden, das ist hier die Frage

In dem Buch „Wasser und Seife, Puder und Parfum" beschreibt Georges VIGARELLE die Geschichte der Körperhygiene: *„Wenn wir von jemandem* *behaupten, daß er nicht ganz sauber sei, so bezieht sich dieses Urteil keineswegs nur auf seine Reinlichkeit, sondern auch auf seinen Geisteszustand. Dreckige, stinkende Typen, wie sie uns in den aseptischen, sauberen Fußgeherzonen moderner Städte begegnen, lassen uns nicht nur die Nase rümpfen, sondern wir trauen ihnen auch allerlei kriminelle Aktivitäten zu."*

Das heißt, daß sich das Reinlichkeitsritual mit der Zeit sehr gewandelt hat. Die Geschichte der Körperkultur spiegelt gleichzeitig Ansichten und Ideologien wider.

So war es in der Geschichte stets ein großer Werdegang, wie man Sauberkeit und Reinlichkeitsempfinden auslegte: Im 16. Jahrhundert wechselte man die Hemden, auch ohne sich zu waschen, da man den Reinlichkeitsgrad eines Menschen nach dem Zustand seines Hemdes maß. Arbeiter hatten natürlich keine reinen Hemden.

Im 18. Jahrhundert wird von den Medizinern plötzlich die heilende Bedeutung des Wassers wiederentdeckt. Kaltes Wasser diente der Stärkung (daher für Bürger), warmes Wasser der Entspannung (daher für schwächliche Aristokraten).

Ende 19./Anfang 20. Jahrhundert setzte sich allgemein bei den Bürgern das Badezimmer durch. Unterständler hingegen mußten die öffentlichen Badeanstalten (das in Wien berühmt gewordene Tröpferlbad) benutzen.

In dieser Zeit setzte auch die Rationalisierung des Badevorgangs in Kasernen und Pflegeheimen ein. Der Bürgerliche bediente sich des Badezimmers, der Arbeiter begnügte sich mit der Brause.

Ich glaube, daß selbst bei dieser kurzen Beschreibung eine Ghettoisierung des Badevorgangs deutlich wird. Noch heute ist es ja wohl so, daß wir mit dem Baden „fertig" werden müssen. Fragen Sie sich, welche Bedeutung dies wirklich in sich trägt?

- **Normal ist, daß man schön sein will**

Sehr günstig ist es auch, bei Betagten den Sinn für das Schöne – egal, ob es das Naturschöne oder das Kunstschöne ist – zu wecken.

Sehr viel Freude macht das Einrichten einer „Schönheitsecke", wo die Klienten durch zum Beispiel jüngere Patienten wieder schminken oder frisieren lernen und die Freude an schöner Kleidung wieder geweckt wird. Günstig ist es auch, den Raum selbst als Schönheitsraum zu gestalten, um den Sinn für etwas Schönes überhaupt aufkommen zu lassen.

Unsere Schönheitsecke in der Aufnahmestation besteht aus einem Spiegel vor dem Ausgang der Station, also ein ganz banaler Anfang. Vor dem Spiegel kann man mit den Patienten, die das Haus verlassen, über ihr derzeitiges Aussehen sprechen oder die eventuell nicht mehr ganz adäquate Kleidung umtauschen. Wir haben dafür ein großes Lager mit diverser geschenkter Wäsche und Kleidung. So können wir unsere Klienten des öfteren „verschönern" und ihnen im Sinne von „Kleider machen Leute" helfen, auch ihr Ich zu verändern bzw. zu verschönern.

Bringe jeden Tag ein kleines Stück Schönheit in den grauen Alltag des Klienten – es macht den Alltag an einer Station lichter!

Es kann auch ein Trainingsprogramm sein, die Schönheit eines Sonnenuntergangs sehen zu lernen oder jedes schöne Gesicht zu bewundern. Erst, wer das Schöne liebt, wird sich als Künstler und demnach in der Beschäftigungstherapie begeistern lassen.

Normale Kleidung

Problem:

Wechsel von alten Kleidern und Farben zu neuen

Diagnose:

Normalerweise tragen alte Leute ihre Kleidung Jahrzehnte lang, weil sie an ihnen hängen.

Impulse:

Wir sollten versuchen, den Mief der alten Kleider und demnach den Mief des alten Ichs gegen neue, bunte Kleider zu tauschen. Denn nicht einmal die Schlange kriecht aus ökologischer Rücksicht in ihre alte Haut zurück. Die Natur trägt keine alten Kleider. Die Natur spart nie nach Menschenart an Gefieder, Fell und Farben. Sonst würde ihre herrschende Farbe bald wie alte Hosen aussehen.

Es ist heilsam, sich mit farbigen Dingen zu umgeben, denn was das Auge erfreut, erfrischt den Geist, und was den Geist erfrischt, erfrischt den Körper. Alltagsgewand ist auch Alltagsgedanke, und so schleichen sich auch an Sonn- und Feiertagen die Alltagsgedanken ein.

F: Früher wurden absichtlich Sonn- und Feiertagskleider getragen, um die Stimmung zu heben.

Dies ist als Impuls auf der Station wieder einzuführen, um die Stimmung der Trägheit abzulegen. Auch die Patienten stecken sich durch das Tragen der gleichen Kleider an: So fühlen wir mit den Lumpen des Bettlers (Patient) gewiß etwas von seiner bangen, lauen Demut in uns strömen oder haben vielleicht mit den Kleidern eines bedeutenden Mannes Einfälle, die uns sonst fremd wären. Kleider sind auf gewisse Weise die mentale Hülle, Farben sind der Ausdruck psychischer Zustände wie Unfreiheit, Hoffnungslosigkeit usw.

Symbolisch für unsere Rasse ist auch, daß Menschen, die das „gesetzte" Alter erreicht haben, fast nur mehr dunkel gekleidet sind, weil sie sich bereits im Niedergang befinden und glauben, in jene Gegenden des Lebens zu versinken, wo alle Freude, Lust und Hoffnung nach und nach ausgesperrt scheinen, weil sie mit gebundenen Händen gleich Märtyrern erwarten, in wenigen Jahren Greise zu sein. Sie alle tragen schon im Vorhinein, um sich selbst trauernd, einen grauen Anzug. Diesem folgt der schwarze und diesem dann der Sarg. Nachlässigkeit in der Kleidung bedeutet eigentlich Rückzugstrieb.

F: Der feine Rock wird auf dem Amt höflicher behandelt als der Kittel.
Im allgemeinen kann man sagen, wer sauber angezogen ist, der ist auch sauber im Charakter.

Nicht die oft unvermeidliche Ärmlichkeit, sondern die Schlampigkeit erregt Anstoß. „Wenn du so angezogen bist, wie eine vernünftige Einteilung deiner Mittel es dir erlaubt, dann bist du anständig angezogen", hieß es 1910 als Merksatz. Das Gefühl, gut angezogen zu sein (auch geflickte Kleidung), verleiht Sicherheit und ein gewisses Selbstwertgefühl. „Es hilft eben für den ersten Eindruck", so schrieb man weiter, „in der Abschätzung des anderen, welche innere Vorzüge man hat."

Dieser Text veranlaßte mich, auch bei meinem Personal zu sagen: Wir müssen bei Betagten Anzug und Krawatte als Uniform tragen, denn für die heute Betagten ist ein Herr dann ein Herr, wenn er wie einer aussieht. Es hat keine Bedeutung, wer der Bravere oder Zuverlässigere ist, aber wie wir wissen, entscheidet eben der erste Eindruck.

P. MULFORD (1913) sieht das Kleidungsproblem noch tiefer und hintergründiger:

Ein Teil unserer Gedanken wird von den Kleidern absorbiert. Wenn Kleider lange Zeit getragen werden, erscheinen sie förmlich gesättigt mit solchen Elementen. Jeder Gedanke ist ein Teil unseres Selbst und unser letzter Gedanke ein Teil unseres neuesten, frischesten Selbst.

Wer alte Kleider trägt, resorbiert in das frische Ich all jene Gedanken, die er längst schon überlegt und abgehakt hat. So dringen aus den alten Kleidern Reste alter Launen und Kümmernisse, Sorgen und Ärger, die einst von ihm in jene Kleider strömten, in das Selbst zurück. Er belastet also sein neues Ich mit dem alten, toten Ich der vergangenen Jahre. Dieses launenhafte, psychische Verhalten ist es, das alte Kleider so widerlich macht.

- **Normal lebte man in einer Kaluppe**

Daheim war früher eine alte Kaluppe – verschiedenste Gerüche, kein Platz, keine Sauberkeit, fünf Menschen in einem Raum. Da man diesem Zuhause entkommen mußte, waren diese Menschen immer unterwegs, und die diversen Jugendorganisationen blühten auf.

Heute organisiert man die Räumlichkeiten nach den Wünschen der Pflegepersonen, man schmückt sie und putzt sie auf. Damit erreicht man aber nur, daß man den Kunden zum Bleiben animiert, und dies führt zu Reaktionen wie: Ich gehe nicht! Ich möchte nichts verändert wissen! Ich möchte hier betreut werden (inaktiv werden).

Vor allem dann, wenn die eigene Wohnung alt, kälter oder gar verwahrlost ist, gibt es kein Motiv mehr für den Klienten sich zu erheben, nach Hause zu gehen oder gar Eigenverantwortung zu übernehmen. Daher kann auch vom therapeutischen Gesichtspunkt aus die Inneneinrichtung hospitalisierend oder aktivierend sein.

Problem	*Diagnose*	*Impulse*
Hospitalisierung	Das Heim ist zu schön. Ein Motiv von seiten des Klienten, das Haus zu verlassen, ist nicht gegeben.	baulich und räumlich schlecht ausgestattete Häuser

- **Normalitätsprinzip Essen (P. MULFORD, 1913)**

Problem:
Patient will nicht essen

Diagnose:
Dyspepsie kommt weniger von der Nahrung selbst als von der Stimmung, in der wir die Nahrung zu uns nehmen. Zu beachten ist dabei die Biographie – das Tischgespräch, die Sitzordung und daher die Prägung.
Stellen Sie sich die folgende Situation vor: Alle Familienmitglieder sitzen zum Essen um den Tisch herum, und jeder scheint mit resignierter und gezwungener Miene zu sich selbst zu sagen: „Na, das muß auch wieder überstanden werden." Der Vater vergräbt sich in Geschäftssorgen oder in seine Zeitung, wo er alle Morde und Selbstmorde, Einbrüche, Diebstähle und Skandale der letzten vierundzwanzig Stunden in sich hineinschlingt, während die Herrin des Hauses verdrossen vor sich hinbrütet.
Wenn alle mit derartigen Gedanken schweigend um den Familientisch sitzen, wird an diesem Tisch zugleich mit den Speisen ein Element von Ärger, Trübsal und Morbidität in jeden einzelnen Organismus hineinprojiziert, und dies wird sich in der Folge in irgendeiner Form von Dyspepsie äußern. Das Essen wirkt somit wie Gift auf das Blut.

Impuls:
Während des Essens sollte man besonders passiv sein. Wer Nahrung, also Material zum Aufbau seines Körpers zu sich nimmt, darf dies nur in ruhiger, ausgeglichener, freudiger Stimmung tun. Essen und nörgeln (sympathikoton und parasympathikoton zugleich), mit anderen diskutieren oder über Geschäfte nachdenken, heißt aber, gerade diese schöne Zeit des oralen Lustgewinns (Urkommunikation) zu vergeuden. Ob dieses Nörgeln und Diskutieren nur in Gedanken geschieht oder sich laut äußert, ist dabei gleichgültig.
Nur Menschen, die in reinster Sympathie miteinander leben, sollten Tischgenossen sein!

- **Normale Anspannung und Entspannung**

Normalerweise ist der ganze Tag von einer gewissen Spannung und Entspannung geprägt. Viele psychotische Menschen schaffen diesen normalen Biorhythmus nicht. Sie werden aus ihrem biologischen Zyklus durch Symptome wie Schlaflosigkeit, Schlafumkehr, Bedrohung, Angst herausgerissen.

Es ist daher notwendig, sie sobald wie möglich und wodurch auch immer zu der wohlverdienten und lebensnotwendigen Entspannung zu bringen. Es ist dabei völlig egal, wo und wie Sie dies durchführen. Hauptsache, es wird zunächst einmal ohne Medikation versucht.

Ich kenne Patienten, die entspannen sich herrlich neben der Zentralheizung, am Gang oder im Stiegenhaus, auf dem Fußboden, der Bettbank etc. Wesentlich ist nur, den Stress abzubauen, das Schlafdefizit zu bekämpfen und nicht, was die Besucher sagen könnten.

- **Normal ist, sich nicht zu rühren**

Ruhe oder nicht – das ist hier die Frage!

Die heute älteren Menschen haben aufgrund ihrer Sozialisation nicht gelernt zu schimpfen, um ihr Recht zu kämpfen, sondern sie flüchten mit einem Lächeln in den Stillstand. Der Chef schafft an. Dies nutzen wir meistens aus, indem wir harte Hausordungen schaffen und dabei annehmen, daß ja alle so glücklich seien.

Individualität kommt vor der Hausordnung.

Problem	Diagnose	Impulse
Rückzug Abwehr Hospitalisation	wird durch die Beobachtung der subjektiven singulären Gewohnheiten eruiert	Training zu Eigenständigkeit
Flucht aus der Welt durch Feiertagskleidung, ...	Beachtung der Eigentümlichkeiten, Eß-, Schlaf- und Freizeitgewohnheiten	mehr würzen Bäcker

Probleme gibt es bei Verlust des sozialen Kontaktes

Klienten, die keine sozialen Kontakte mehr haben, die auch an ihrem eigenen Spiel von früher keinen Gefallen mehr finden, verlieren die Worte. Man muß ihnen die Worte wiedergeben. Vergangenheit bringt eine Stütze für die Zukunft mit sich, auch wenn dies die Zukuft des Todes sein sollte. Die Vergangenheit wird so ein Hilfsmittel für einen erneuten Schritt in die Gegenwart.

Klienten sind, wenn sie längere Zeit in einem Heim leben, verstummt, sobald die Rückzugsphase einsetzt.

Problem	Diagnose	Impuls
Ihr Inneres kann nicht nach außen geäußert werden.	Rückzug	Es ist notwendig, ihnen die Worte wiederzugeben, indem man sie auf ihr inneres Erleben anspricht und sie ermutigt, sich mitzuteilen.

Problem	Diagnose	Impuls
Sie verstummen.	Da geht einem viel durch den Kopf, was einmal Bedeutung hatte.	„Herr XY, wenn Sie den ganzen Tag hier liegen, kommt Ihnen sicher einiges in den Sinn. Mir jedenfalls geht es immer so, wenn ich einmal krank bin. Vielleicht möchten Sie ein wenig erzählen, woran Sie so denken?" Dies zu erforschen, gilt es.
Jemand ist ans Bett gefesselt.	Fühlt sich ans Bett gekettet.	Muß behoben werden.

Die soziale Kompetenz wird im Alter immer weniger

Der Tod eines nahestehenden Menschen, der Verlust des Jobs oder der Rolle, die man eingenommen hat, beraubt alte Menschen ihres Stimulans, ein „soziales Lebewesen" zu sein. Es ist kein Wunder, daß sie sich von der Außenwelt zurückziehen, nichts mehr wissen wollen und sich nur mehr mit sich selbst (und teilweise mit ihren Spinnereien) beschäftigen.

Ohne äußere Stimulantien vegetieren Menschen dahin oder sterben. Der Verlust der Stimulation durch andere führt dazu, daß man seine eigene Identität verliert. Immerhin brauchen wir von der Geburt bis zum Tod andere Lebewesen (Du – kommunikatives Lebewesen). Alleine im Rollstuhl, in der Wohnung oder gar im Heim gefangen zu sein – und das gibt es öfter, als man denkt – haben alte Leute nur wenige Kommunikationsmöglichkeiten. Sie kehren zurück in die Zeit, wo sie noch jemand waren.

Probleme und Assoziationen:
– verkennen den Pfleger als Sohn, die Schwester als Bedienerin,
– schaffen wieder an wie früher,
– rufen den verstorbenen Mann oder Sohn,
– Erinnerungen werden lebendig – sie werden wieder nützlich,
– putzen alles ab (auch zum Schein),
– nesteln an den Decken herum,
– kommen und fragen immer, wie es weiter geht,
– spielen wieder die Geliebten, die noch zählen.

Sie erleben ihre Vergangenheit wieder, um die Integrität zu wahren oder wiederherzustellen. Mangels äußer Stimulantien stimulieren sie sich selbst, indem sie sich einen Film von damals vorspielen – sie selbst sind die Hauptfigur. Oder noch schlimmer: sie verstummen.

Der Mann wurde von der Ehefrau versorgt und verwöhnt. Jetzt lehnt er das Essen ab, weil dies nicht mehr der Fall ist. Der Mann schaffte an, und das gab der Frau Sicherheit.

- **Es ist normal, daß man der Wichtigste ist**

Banale Impulse, die durch das Coping der Klienten selbst quasi Selbstheilungstendenzen haben:

Jeder Mensch muß und soll zumindest eine Stunde pro Tag in der Alphaposition, also „der Wichtigste" sein.

Unsere Klienten zeigen uns von selbst, durch welche Copingmethoden sie früher wichtig waren und heute wieder sind, wenn wir ihnen diese Eigentherapie wieder zukommen lassen.

Nach der Individualpsychologie gibt es vier *Reaktionstypen* im Alter:
1. aktiv (sympathikoton)
2. passiv (parasympathikoton)
3. verweichlicht
4. verhärtet

- **Normal ist, daß man kompetent ist**

Ein kompetenter Mensch ist man dann, wenn man sich selbst wäscht (Eltern hatten keine Zeit zum Waschen). Kompetent sein heißt, sich selbst zu pflegen. Wenn jemand auf Besuch kommt, muß man ihm etwas aufwarten können.

Geben Sie Ihren Klienten eine alte Kaffeeemühle: Die Mutter/Großmutter soll den Kaffee selbst zubereiten, dann ist sie wieder wichtig und kompetent. Kompetent ist man als Frau als Brotherrin oder beste Köchin.

- **Normal ist es, von der Lust zu leben**

Lust ist eine spontane Empfindung, die wir schon frühmorgens verspüren, oder eine affektive Reaktion auf eine geglückte Leistung. Auch ein gutes Essen, Sex und ein Orgasmus wirken lusterzeugend. Diese erlebte Lust motiviert uns zu einer Leistungssteigerung (mehr davon zu leisten).

So tanzten die Wienerinnen früher so gerne, daß sie auch in der Schwangerschaft nicht auf diese Lust verzichten wollten. Um 1920 hatte man aus diesem Grunde in den Tanzschulen sogenannte Niederkunftsräume eingerichtet.

- **Normal für einfache Leute sind einfache Bedürfnisse**

Z.B.:
- die Sorge, für sich selbst aufzukommen,
- ein Dach über dem Kopf zu haben,
- etwas noch einmal erleben zu wollen (eine Vorstellung),
- Arbeit als Lebenssinn,
- Hauptsache, es wird nicht schlechter!

- **Normal waren für Bürgerliche die drei „K" – Kirche, Küche, Kinder**

Logotherapeutisch gesehen ist Leben der Wunsch zu verändern:
- durch Reformen
- Wohnung tapezieren
- Haus bauen
- etwas für die Welt tun
- aufbauen
- etwas Soziales durchführen
- verbessern
- für andere da sein
- etwas für sich selbst tun
- Kosmetik
- Ausflüge
- neue Kleider kaufen
- Friseur

- **Normal ist sogar in typisch männlich/typisch weiblich unterscheidbar**

Problem:

Frauen sind für die Lebensführung, Lebenserwartung und Lebensqualität der Männer „zuständig" – Männer haben kein dekoratives und ästhetisches Bedürfnis.

Diagnose:

Es ist daher nicht verwunderlich, daß die Männerstationen auch wie Männerstationen aussehen. Es ist nicht unser Bedürfnis (Ausnahmen bestätigen die Regel), überall Vorhänge, Blümchen und Staubfänger aufzustellen oder sie gar zu erhalten. Daher sind Männerstationen einfärbig, Mobiliar ist in die Ecken geschoben und ohne Funktion, auch die private Wäsche wird uniformell eingekauft, massive Halbschuhe sind zu Pantoffeln zertrampelt, etc.

Ganz anders auf reinen Frauenstationen: Frauen haben das Bedürfnis – mag das nun per Prägung oder erblich sein –, ihre persönliche Umwelt dekorativ und ästhetisch zu gestalten. Blumentöpfe, freundliche Stoffe bei den Kleidern und natürlich Watteengel und Lichterketten zu Weihnachten.

Impulse:

Es ist unbedingt eine Mischung der Stationen anzustreben. So wie früher (in der Ehe) führt das Vorhandensein von Frauen zu einer Reizanflutung der Männer und damit an sich schon zu einer Verschönerung der Stationen. Außerdem wird wieder einmal dem Normalitätsprinzip (die Frauen ziehen ihre Männer an, auch in Geschmack und Richtung) entsprochen.

Umgekehrt können sich die Frauen durch diese Details wieder ihrer Sorgfaltspflicht widmen und haben somit das Gefühl: „Ich bin wichtig"!

- **Normal ist, daß man sich als Mensch ändern möchte**

Man muß dem Klienten das Gefühl vermitteln, daß das Leben im Heim durch ihn selbst veränderbar ist. Unsere differentialdiagnostischen Ausgänge in die Wohnung sind ein typisches Beispiel für eine Reizanflutung in diesem Sinne. Der Klient kommt wieder auf die Idee, daß es ein Leben geben kann und gibt – ein Leben außerhalb des Heimes, wenn er nur selbst die Initiative ergreift.

- **Normal ist, hie und da einen Raptus zu bekommen**

Man sollte mit Klienten, die sich im Raptuszustand befinden, so umgehen wie eine Mutter, die keine Medikamente bei sich hat, mit ihrem Kind.

L. CIOMPI schlägt vor: Will sich ein Mensch unterhalten, dann unterhalten wir uns auch mit ihm. Will er seine Ruhe, dann gehen wir ihm aus dem Weg. Wir sollten nicht durch Gesten und Benehmen zeigen, daß wir Angst haben oder selbst überfordert sind – nur ein sicheres Auftreten läßt den anderen erkennen, daß er sich an uns anlehnen kann.

- **Es war normal, nicht zu baden**

Es ist eben normal, daß man 1920 nur einmal in drei Wochen gebadet hat.

Beachten Sie also die Bade-, Essens-, Schlaf- und Sexualgewohnheiten aus dem Jahr 1900.

- **Normal ist, daß es wehtut, nicht mehr Chef zu sein**

Der Klient soll und muß zum Mitarbeiter werden. Dies ist aber nur dann möglich, wenn er die Tagesabläufe praktisch mitbestimmen kann und wenn Sie das „Fertig-werden"-Prinzip einstellen.

- **Normal ist, daß man die Zeit strukturiert**

(aber nach den Klienten und nicht nach uns)

Kinder müssen den ganzen Tag herumlaufen dürfen, sonst werden sie unausstehlich – unsere Betagten auch. Wenn nicht der ganze Tag strukturiert ist, dann wird die Zeit „fühlbar". Es kommt zu Ersatzhandlungen, Rückzug, ritualem Fressen, Aggressionen etc.

- **Normal ist, daß alle zusammenleben**

Im Normalfall leben Mann und Frau zusammen – Kranke und Gesunde, Schöne und Häßliche. Warum wollen wir auf einmal die Verwirrten von den nicht Verwirrten trennen? Ist das Normal?

Aktivitäten mit sogenannten normalen Bürgern müssen forciert werden: Tag der offenen Tür, Exkursionen, Praktikanten usw.

- **Es ist normal, daß Menschen Menschen nicht aushalten**

Viele Leute sind nicht so sozial, wie man gerne hätte. Sie haben Nähe nie (kennen-)gelernt, sie sind immer auf Distanz.

Der frühere Aufenthaltsraum, in dem man lebte, war die Küche. Daher soll der Aufenthaltsraum auch wie eine Küche von damals gestaltet sein.

- **Es ist normal, daß man sein Ich braucht**

Persönliche Orientierung bedeutet Wissen um die eigene Identität. Sie setzt Bewußtsein, Wachsein, Dasein voraus. Daher ist das Aufwecken der Seele das Non plus ultra, sonst wird der Mensch orientierungslos. Die aktuelle Situation muß vom Patienten oder durch Sie in einen Sinnzusammenhang gebracht werden.

Feedback:
„Aufwecken vor dem Training"

Dekompensationsverhinderung:
Gewohnheiten kompensieren die Ausfälle. Was war man 1920 gewohnt?

Eher keine Heimaufnahme bei Menschen, die länger als 30 Jahre in einer Wohnung gelebt haben.

Kein Ortswechsel, keine Transferierung, kein neues Heim, wenn ein Mensch schon dekompensiert ist.

Ich-Erhöhung:
Eruieren Sie, was Herrn/Frau XY einmal wichtig gemacht hat!
- Geldtasche, Schlüssel belassen (man braucht sie unbedingt zum . . .)
- Zahnprothesen geben (machen lassen)
- Frisur von früher (das bin ich)
- Fotos
- Würfelspiel mit Gesichtern des Klienten
- Gespräche aus der Berufswelt
- soziale Kompetenz wiedergeben
- etwas aus der Heimat anbieten (Gerüche, Möbel . . .)
- Gemeinschaftsgefühl stärken (er war bei den Pfadfindern oder Roten Falken?)
- Ausstrahlung der Pflegeperson

Sicherheit durch „Eselsbrücken":
An welche Eselsbrücken können Sie sich noch erinnern?
- Knoten im Taschentuch
- Spickzettel
- Namen der Personen auf Bildern (Visitenkarten)

- **Es ist nicht normal, sich frei zu bewegen**

Bürgerliche Kinder wurden früher nicht dazu ermutigt, frei zu leben. Ihre Lebensräume waren eingeschränkt, Entdeckungsreisen konnten nur unter großem Einsatz von Mut unternommen werden.

Man muß Betagte ermutigen, ihnen eine „Leitung" in die Freiheit geben, ihren Freiraum vergrößern, da sie sonst aggressiv werden.

„Du lebst, solange du entdeckst", sagte MORGENSTERN. Man muß die Klienten leben lassen. Laßt sie laut sein, austoben, sich freuen. Laßt sie aus. Die Worte „laß dies, laß das" aus der Prügelsprache sind zu vermeiden.

Betreten der Wiese verboten . . .

Lärmen verboten . . .

Radfahren verboten . . .

. . . ist eine Erziehung zur Depression (E. RINGEL).

- **Es ist normal, daß man sich erpressen ließ – und daher läßt**

„Du gehörst mir!" Wenn schon der Vater fort ist . . . Das Kind hörte diese Worte täglich . . .

Du gehörst mir – auch die Krankenpflegeperson verhält sich oft so (Prügel negativ).

- **Die Flucht ist normal**

Der Gatte konnte immer entfliehen, der Sohn nie – er mußte hierbleiben . . .

Auch unser Klient flieht wieder, wenn er dieses Coping gewohnt ist (z.B. wenn der Staubsauger aufgedreht wurde, ging er ins Gasthaus).

**Diffuse Impulse zur Normalität:
Coping-Ideen von verschiedenen Patienten**

Geben Sie oder lassen Sie ihren Klienten:
- grobe Ausdrücke (die immer bei Angst vorkommen und eine Entlastung darstellen)
- andere eifersüchtig machen, um wichtig zu sein
- die Chance, neidig zu sein
- Mutters Liebling/Vaters Stolz sein
- sich beliebt machen
- klebrig sein
- bluffen
- berechnend sein
- beten
- jammern
- wenigstens das Gespräch über einen schlechten oder guten Stuhlgang
- zu spät kommen, um aufzufallen
- viel schlafen (sich dem Leben entziehen)

- schimpfen und schreien (das macht den anderen Angst und ich habe meine Ruhe)
- Mitleid haschen
- immer etwas zu tun suchen
- einmal auch nichts essen, weil er eben beleidigt ist
- bauernschlau sein
- liebenswürdig sein
- trösten, trösten lassen
- Trost suchen
- auffallen
- zu spät kommen
- hysteriforme Verhaltensmuster
- schnell reden
- läppisch/euphorisch sein
- nach Luft ringen
- Leiden als Lebenselixier
- hoffen
- bangen
- alles umsonst wollen
- man fordert und fordert, aber wenn man etwas bekommt, will man es nicht mehr
- mehr Medikamente (Nachteil: dann bin ich gesund – was mache ich dann?)
- Angst als Ich-Identität (Leben als Gruselfilm, Bettdecke über den Kopf ziehen, Licht aufdrehen, pfeifen, singen)
- selbst ist der Mann (nur nicht helfen lassen)
- ich kann alles, seht her (genieren sich bei Hilfe)

Vergessen Sie nicht: Man lebt sich selbst, man stirbt sich selbst!

Aus dem Normalitätsprinzip um 1900:
Reaktivierungsideen für die Arbeiterklasse

Problem	*Zeitgeist*	*Impulse*
Kann nicht schlafen	Bettgeher bis 1930	Sucht Schnarcher etc.
Fühlt sich im nassen Bett wohl	Wäsche wurde im Zimmer getrocknet	Feuchtes Zelt tut gut
Kein Geld – kein Ich	Straßenmusikant	Mehr singen lassen
Geringer Selbstwert	kein Zu-Brot (Pfusch)	Verdienen lassen – Arbeitstherapie
„Alle haben es besser als ich!"	(Neid)	Schlechtere Beispiele zeigen
„Alle bekommen Besuch, nur ich nicht!"	(Neid)	Logotherapie: „Sie waren auch zu etwas gut!"

Problem	Zeitgeist	Impulse
„Die Welt ist schlecht!"	Negative Erfahrung	Was wurde ihm genommen? (erste Liebe, etc.)
Verbal aggressiv	Ordinär ist man bei Angst	Angst bekämpfen – da sein
Geniert sich	Aggression	Möglichkeit bedenken
Sucht Trost	Trost-Sprüche	Gibt der Herr ...
Sorgt sich	Ist Aufgabe, gibt Wichtigkeit	Sinn belassen
Ablehnung einer Pflegeperson	Orientierung	Arbeiter-Zeitung, Die Fackel
Braucht Chef	Wer das Geld bringt ...	Aufträge erteilen (will Chef)
Braucht Belohnung	Nachholbedürfnis	Heiße Milch, Schmalzbrot am Abend
Essen	Was übrig blieb ...	Am Abend aufwärmen
Regression	Brauchtum, Unterhaltung,	Heurigen-Ecke installieren
Feiert nicht mit	SPÖ-Prägung	1. Mai besser als Weihnachten
Will auch etwas haben	Futterneid	Kleider aus der Sammlung, immer etwas Neues geben, in Farben leben
Regression	Kontakt zu Kindern fördern (Kinderfreunde)	Kindergarten-Austauschprogramme
Geht nicht in die Wanne	Tröpferlbad	Von der SPÖ eingeführt
Lehnt Unterhosen ab	Es gab keine Unterhosen.	Eher keine Unterhosen anziehen lassen
Will tüchtig sein	Man braucht sie	Wenigstens schwitzen, tüchtig sein, Pflichtbewußtsein
Schreit, zornig, keppelt	Bewegungsmangel oder Einschränkung (wie ruhiggestelltes Kind)	Grobmotorisch abreagieren lassen
Bettflüchtig	Es fehlt der Bettgeher	Mehrbettzimmer
Mädchen weinen eben	Dann kommt schnell Hilfe	Verhaltenstherapie
Angst vorm Alter	Sitzt im Wintermantel in kalter Wohnung	Da war man wenigstens noch jung
Geistert in der Nacht herum	War Bäcker	Um 2 Uhr früh aus dem Bett
Verwendet ordinäre Worte	Abwehrreaktion der Straßenkinder	Zulassen

Problem	Zeitgeist	Impulse
Zorn auf „Rote"	War Widerstandskämpfer	Gleichgesinnte suchen
Tiere in der Wohnung	War Knecht – einziger Bezugspunkt	In den Zoo gehen
Will kein neues Kleid anziehen	Man stiehlt nicht dem Herrgott den Tag	Kittelschürze geben
Geld-fixiert	Geld ist Symbol für Liebe, Tauschwert (anale Gleichung)	Taschengeld auszahlen

Aus dem Normalitätsprinzip um 1900: Reaktivierungsideen für Bürgerliche

Problem	Zeitgeist	Impulse
Ich-Identität gleich 0	Vaterländisch sein	Trachten, Heimatliebe
Das Heim ist wichtig	Refugium abkapseln	Fühlt sich daheim
Lebensspiel	Rationalität statt Gefühl, große Distanz zu anderen	Liebes-, bindungsunfähig
Falschheit	Kuschel-Verbot	Würde, Tiere
Körperlichkeit	Wurde abgelehnt	Enorme Probleme beim Baden
Verbal sexuell-aggressiv	An Dienstmädchen durfte man Sex ausüben	Heute an Schwester
Stiller Leider	Spontaneität war nicht erwünscht	Leiden lassen (ist daran gewöhnt)
Teilnahmslos, parasympathikoton	Kreativität war nicht erwünscht	Reizanfluten
Leiden als Lebenselixier	Wenigstens depressiv sein, sich selbst bestrafen dürfen	Paradox begegnen
Mutters Liebling	Liebesbettelei	Zeitweise erfüllen, nicht diffus
Umtriebig	Meine Religion ist die Natur!	Ausflüge fördern
Gegenstände sammeln	Waren unemotional	Bedürfnistausch
Kranksein war interessant	Beschränkung – der Arzt	Besuche bei Gewinn
Regression	Hohe humanistische Sprache	Gedichte vorlesen (Schiller), Schundhefte heimlich geben
Will niemanden kennenlernen	„Holzauge, sei wachsam"	Team mit Bürgerlichen

Problem	Zeitgeist	Impulse
Will Glocke für Diener	war Personal gewöhnt	Spital auch
Will Bettruhe	Bei allen Leiden wurde Bettruhe/Isolierung als positiv betrachtet	Paradoxe Gesprächsführung
Zu spät kommen, um aufzufallen	Akademische Viertelstunde	Etwas anderes anbieten oder belassen
Verstecken unter der Decke	Das Leben ist ein Gruselfilm, pfeifen aus Angst	Licht aufdrehen

Diffuse Impulse für Damen:
Normalitätsprinzip der Interaktionsstufe 3

Problem	Zeitgeist	Impulse
Spielt liebenswürdig	War üblich	Wir auch
Hysteriforme Reaktionen	Prinzessin auf der Erbse	Dame spielen lassen, Handschuhe oder Taschenspiegel geben
Regression	Will schön sein	Wieder einsetzen, Zahnprothese geben, Kamm, Spiegel
Schnell sprechen, nach Luft ringen	Hysteriformes Coping	Verhaltenstherapie
Jammern	Coping	Nicht beachten (fixiert sich sonst)
Ist beleidigt	Coping	Entschuldigen
Ist sprachlos	Coping	Worte wiedergeben
Einkaufssucht	Coping	Befriedigen
Schönheitsideal	Coping	Immer lächeln
Ist kultiviert	Coping	Kultivierte Pflegepersonen, klassische Musik, Kulturviertel installieren, Essenskultur beachten
Ist streng katholisch	Coping	Abendgebete, Messe
„Eine Dame arbeitet nicht!"	Coping	Dienerin suchen, Herren zum Motivieren nehmen
Männer müssen mich beschützen und erhalten!	Coping	Schutz gewähren vor …
Niemand liebt mich so wie ich	Narzißmus fördern	Creme, Puder, Spray

Diffuse Impulse (eher für Frauen)

Problem	Zeitgeist	Impulse
Nur nicht auffallen	Bescheiden sein	Einfache Pflegepersonen aus dem Milieu geben
Bedürfnis, geliebt zu werden	Weil sie tüchtig, eine brave Mutter, die beste Köchin der Welt ist	Wieder einsetzen
Macht alle abhängig	Weihnachtsritual durch Geschenke	Geschenkrituale einführen
Keppelt über alles	Coping	Beschwerdestelle einrichten
War Vaters Liebling	Coping	Belohnen, Komplimente machen
Keppelt	Coping	Keppeln lassen

Impulse für Männer:
Normalitätsprinzip der Interaktionsstufe 3

Problem	Zeitgeist	Impuls
Will gefürchtet sein	Dann kommt keiner an mich heran	Angst vor Nähe – 1,5 Meter Abstand einhalten
Aggressiv bei Hilfe	Selbst ist der Mann	Leidet bei Hilfe
Liebesbettler	Coping	Ansichtskarten sammeln lassen, Flohmarktbesuche
alle sind wir bisexuell	Coping	Kosenamen unter Männern erlaubt
Männer leben gefährlich	Coping	Über Gefährliches reden lassen
Spieltrieb	Coping	Spiele von damals (Schnapsen, Tarokkieren, Anmäuerln, Schützenkompanie, Fitschigogerln, Plastikflieger mit Gummi, U-Hakerl schießen, Kittröhrln, ...)
Wer geschlagen wurde ...	... schlägt wieder	Soldatenbiographie (als Soldat war man wer, antreten lassen zur Essensausgabe, Spindkontrolle, Betten bauen lassen, ...)
Regression	Herrensöhne mußten studieren	Kultivierte Pflegepersonen erforderlich (sonst ist man „die Frau Anni")

Problem	Zeitgeist	Impuls
War Alpha	Coping	Als Chef fühlen lassen, Krawatten und Mascherl geben (Sonntagskleidung), viel aus ihrem Wissen erfragen, Bücher und intellektuelle Veranstaltungen zulassen (auch wenn sie nicht ganz verstanden werden oder das Buch verkehrt herum gehalten wird)
Brüllt herum	Vater brüllte	Sohn (Pfleger) auch, Stammtisch für Männer einrichten, Listen führen lassen, Fixpunkte am Tag, abschreiben lassen

Folkloresprüche zur Reaktivierung (Interaktionsstufe 3)
(Therapiesprüche bei Sturzangst und Mobilisationsaufforderung)

Wer zur Tür hinaus ist, hat schon die Hälfte der Reise getan.
Der erste Schritt ist der schwerste.
Durch Fallen lernt man gehen.
Einmal Fallen ist nicht immer ein Beinbruch.
Es fällt nicht alles, was wackelt.
Fallen ist keine Schande, nicht wieder aufstehen aber schon.
Stolpern ist besser als fallen.
Wer hastig klettert, wird eilig fallen.
Wo nichts fällt, kann nichts aufstehen.
Erst sehen, dann gehen.
Es geht, wie es mag und nicht, wie es will.
In alten Schuhen geht man am bequemsten.
Schritt für Schritt geht man meilenweit.
Selber gehen erspart den Botenlohn.
Was gut geht, tut der Bauer selbst.
Was nicht gehen will, dem muß man Beine machen.
Wer das Reiten gewohnt ist, dem wird das Gehen sauer.
Wer gehen kann, lernt auch springen.
Wer langsam geht, geht auch sicher.
Wer nicht gehen kann, muß kriechen.
Wer nicht gehen will, ist schwer zu führen.
Wer selbst geht, den betrügt der Bote nicht.

PSYCHISCH-REHABILITATIVE PFLEGEQUALITÄTSERHEBUNG
Test 2   Station .... am ....

Wurde das Normalitätsprinzip um 1900–1925 erreicht?	*Ja*	*Nein*
Entsprechen Umgangsart und -ton vigilanzsteigernden Maßnahmen?		
Entspricht die Ideologie der Reversibilitätstheorie?		
Wurde die Toleranzgrenze durch verstehende Pflege erreicht?		
Wird das Normalitätsprinzip aus dem Zeitgeist um 1900–1925 eingehalten?		
Wird das „Es ist nichts los-Syndrom" verhindert?		
Lassen Sie den Bewohnern Kompetenz?		
Geben Sie Ihren Klienten „Ich-Wichtigkeit"?		
Werden Entscheidungstrainings durchgeführt?		
Werden Alltagsaktivitäten (wie die Bewohner sie kennen) belassen?		
Lassen Sie den Klienten für sich mit sich leben?		
Wird „keppeln lassen" als Impuls verwendet?		
Kennen Sie normale Copings der Arbeiter aus der früheren Generation?		
Wird das Setting danach ausgerichtet?		
Wissen Sie etwas über die singuläre Biographie Ihrer Klienten?		
Wird das Setting danach ausgerichtet?		
Kennen Sie normale Copings der Bürgerlichen aus der früheren Generation?		
Wird das Setting danach ausgerichtet?		
Werden den Klienten Wertsachen belassen?		
Durchtrennt die Pflegeperson die Nabelschnur?		
Wird durch Impulse „nicht überfordern, nicht unterfordern" versucht?		
Wo stehen die meisten Ihrer Klienten nach der Interaktionsskala?		
Werden psychisch Auffällige zu sogenannten Normalen gesetzt?		
Erinnern Fotos, Plakate an den Zeitgeist?		
Wird das Daheim-Gefühl eruiert?		
Fragen Sie sich, was um 1900 normal war?		
Fragen Sie sich, welche Pflegetaktiken Sie persönlich nicht wollten?		
Erfolgt auch psychogene Patientenbeobachtung?		

4. Umsetzungshöhe 3 – Impulse für Klienten mit mittelschweren Verhaltensstörungen
(Interaktionstufe 4–5)

Ziele:
1. Erweiterung der regressionsverhindernden Impulse
2. Vigilanzsteigerung (bei Minus-Symptomatik)
3. Vigilanzbremsung (bei Plus-Symptomatik)

Klassisches Erscheinungbild
(zweites Stadium im Sinne der ALZHEIMER-Qualifizierung)

Die Symptome sind so stark ausgeprägt, daß die selbständige Lebensführung nur noch mit erheblichen Einschränkungen und mit Unterstützung durch andere Menschen möglich ist. Sie betreffen die Bereiche:
- Gedächtnis: z.B. Vergessen von Namen vertrauter Personen
- Alltagsfunktionen: z.B. Schwierigkeiten beim Ankleiden, im Bad, bei der Einnahme der Mahlzeiten, bei der Benutzung der Toilette
- Örtliche Desorientierung: z.B. Probleme, in der Wohnung die Zimmer zu finden, Verirren außerhalb des Hauses
- Wahrnehmung in Form von Sinnestäuschungen oder illusionärer Verkennungen: z.B. Sehen nicht vorhandener Personen
- Antrieb: oft ausgeprägte Unruhe, Patienten wandern ziellos umher und drängen aus der Wohnung oder dem Heim; oft auch genau das Gegenteil – weitgehende Untätigkeit
- Verlorenes Zeitgefühl: Patient kann Vergangenheit und Gegenwart nicht mehr unterscheiden

Biographischer Erklärungsversuch

Wenn man älter wird, stirbt man eines Tages im Sinne der Nostalgie (als Erkrankung). Ich nenne diese Erkrankungsform Regression, wobei beide Reaktionsarten, A – sympathikotone Muster, B – parasympathikotone Muster, möglich sind.

Am häufigsten sehen wir allerdings das sich Totstellen als Reaktion, das Immer-stiller-Werden, das schließlich und endlich zum sozialen Exitus führt. Aber auch die Pflege an sich kann Klienten durch biographische Pflegefehler z.B. von der Stufe 1 oder 2 in 3 bringen.[28]

Physischer Tod

Dieser ist ganz leicht, man macht einen Schnaufer, und aus ist's! Man erlebt ihn nicht wirklich. Viel schwieriger, schlimmer ist der soziale Exitus, der auch in Heimen vorkommen kann.

---

[28] Dies passiert heute oft durch die Einführung der Pflegestufen automatisch. Nur der liegende, multimorbide Klient ist ein guter Klient. Rehabilitation wird durch geringere Geldleistungen bestraft.

Sozialer Tod

Diesen erlebt und fühlt man! Es wird alles langsamer, grauer, weniger reizvoll, das Telefon läutet auf einmal nicht mehr, man wird für die Umwelt uninteressant, keiner kümmert sich, die Ich-Situation wird egal, man ist kein Ich mehr, die Postsendungen werden weniger, keiner schreibt, selbst die gesammelten Fotos und Dias braucht man nicht mehr (wem sollte man das alte Zeug schon zeigen), Sportfreunde kommen nicht mehr (es gibt nichts zu sporteln mit einer Multimorbidität), Einladungen fallen weg – man hat gelebt! Und das war's!

Aber soll das schon alles gewesen sein?

An diesem Punkt sind wir bei der Beschreibung des „Es ist nichts los-Syndrom" in Heimen angelangt. Dieses „Es ist nicht los-Syndrom" in Heimen (aber auch zu Hause, nur seltener) ist progredient verlaufend und geht über die Stufen:

1. Aufnahmestress im Heim
2. Hospitalisation
3. Regression
4. Rückzug zum
5. Destruktionstrieb

Problem	*Zeitgeist*	*Impuls*
Regression	sich zurückziehen, Flucht aus der Welt, desorientiert, nicht erreichbar	Reize
Rückzug	sich einsperren, Apathie, sozialer Exitus	Reize
Destruktion	orale, anale Phase, Embryostellung	Reize

Impuls, noch bevor der Klient den Interaktionsstatus eines Säuglings bekommt!

Symptom	*Ursache / Auslöser*	*Impuls diffus*
Regression	Heim ist zu farblos, zu reizlos	Häufig wechselnde Bilder, gleichzeitig als R.O.T. verwenden, Sommer-Winterbilder
Kein Appetit	Geschmacksnerven atrophisch	Mehr würzen als bei Jungen, Schonkost bringt die Menschen um
Apathisch	Keine Stimuli	Dias aus Biographie, an den Plafond projizieren
Wollen nicht hören	Flüchten vor der Welt	Radio u.ä. 3 × 10 Minuten

Regressionsauslöses Feedback

Symptomerzeugende, regressionsauslösende Pflege verhindern!

Symptom	Ursache / Auslöser	Impuls
Einige Copings wurden durch Wiederholung konditioniert	Konditionierung	Es ist symptomlindernd, die Konditionierung zu desensibilisieren

- immer schon flüchten müssen
- wieder in Gefangenschaft sein
- die Zonengrenzen wieder beachten müssen
- beschweren (Paranoia querulans)
- Bestrafung anderer durch Depressivität (die werden schon schauen, wenn ich traurig bin)
- banale Selbstbestrafung (ich bin auf mich selbst böse und daher traurig)
- alles zusperren – man weiß ja nie, wer kommt
- zusperren ist auch aussperren
- Ordnung ist das halbe Leben
- Wohnungsordnung erfragen und belassen
- Bezugspflegeperson suchen
- Tagesfahrplan
- Wochenfahrplan je Programm

Erweiterung der regressionsverhindernden Impulse

„Es ist nichts los-Syndrom"

Problem:

Wenn man als Mensch den Eindruck der Unveränderbarkeit hat, kommt es zum „Es ist nichts los-Syndrom". Dies geschieht vorwiegend dann, wenn im Leben oder auch an einer Abteilung, in einem Heim usw. nichts los ist, wenn Langeweile und Monotonie vorherrschen.

Diagnose:

Die Menschen und Klienten beantworten ihre aussichtslose Situation mit den Symptomen Zynismus, Verzweiflung, Vandalismus, Aggression, Rückzugs- und Todestrieb.

Impulse:

Man muß dem Klienten das Gefühl vermitteln, daß das Leben im Heim durch ihn selbst veränderbar ist. Unsere differentialdiagnostischen Ausgänge in die Wohnung sind ein typisches Beispiel für eine Reizanflutung in diesem Sinne. Der Klient kommt wieder auf die Idee, daß es ein Leben geben kann und gibt – ein Leben außerhalb des Heimes, wenn er nur selbst die Initiative ergreift.

Er muß erkennen können, daß es vielleicht noch eine Lebensaufgabe für ihn gibt, und sei es nur das Niederschreiben seiner Lebensgeschichte. Er soll allein durch den Reiz schon wieder versuchen wollen, sein Leben selbst in die Hand zu nehmen.

Eine Abteilung, in der Patienten nicht entlassen werden können, sollte wenigstens so gestaltet sein, daß die Klienten bei der Gestaltung des Heims oder dessen Ausbau oder Umbau mitarbeiten können; daß sie eigentlich das Team selbst führen, denn jeder Klient weiß am besten, was für ihn gut ist – wir können dies maximal erahnen.

Das Wohnumfeld sollte für die Bewohner gestaltbar, veränderbar sein, damit es zu einem erweiterten Zuhause (Daheim-ähnlicher Zustand, siehe Einleitung) der Bewohner kommen kann. Die Phantasie als Reizanflutung jedes einzelnen ist dabei der wesentliche Reanimationsfaktor.

Patienten, die aufgrund ihrer psychischen Ausgangsleistung nicht fähig sind mitzumachen, sollte man wenigstens das Gefühl geben, daß wir und auch sie noch leben, daß die Abteilung nicht tot ist und daß man, solange man lebt, Bewegung, Lärm, Gerüche, aber auch Absonderliches – eben Leben mitmacht. Dies ist möglich, indem man die Retikularformation reizt. (Ich werde daher in der Folge nicht von der Stimulierung des Mandelkerns – Nucleus amygdale – sprechen, sondern das allgemeinere Wort „Reizanflutung" verwenden.)

Auslöser:
Für dieses „Es-ist-nichts-los-Syndrom" kann zum Teil die Pflege verantwortlich gemacht werden.

Studieren Sie bei den praktischen Beispielen der Vigilanzsteigerung, wieviel oder wie wenig sie für das Aufleben Ihrer Klienten unternehmen. Ich darf Sie nochmals daran erinnern, daß ganz normale, von uns aus falsch verstandene Liebe, ja sogar Ethik in Pflegehandlungen zum Todestrieb führen können.

Das falsche Setting-Angebot
Viele alte Menschen dekompensieren, weil sie Angebote bekommen, die sie nicht brauchen können, die sie nie gefreut haben, denen der Sinn fehlt.

Stellen Sie sich vor, ein alter Bauer soll plötzlich basteln, ein Werkzeugmacher singen, ein Techniker tanzen ...

Pflegefehler als Regressionsauslöser – Tips zur Verhinderung

Verhinderungstips gegen Regressionsauslöser	*Ja*	*Nein*
Betreiben Sie Umklammerung?		
Geben Sie zu schnell Windeln?		
Überlegen Sie bei jedem Setting, ob es zu dieser Generation paßt?		
Versuchen Sie Emotionen zu wecken?		

Verhinderungstips gegen Regressionsauslöser	Ja	Nein
Erhöhen Sie Ihre Risikobereitschaft?		
Verhindern Sie Langeweile?		
Wecken Sie Ihre Klienten auf?		
Äußern Sie Ihre Meinung (auch Streiten ist Therapie)?		
Stimmen Sie überall zu?		
Suchen Sie Augenkontakt beim Reden?		
Wecken Sie Neugier?		
Wecken Sie das Bedürfnis nach …		
– Prestige und Anerkennung?		
– Sicherheit (für Bürgerliche)?		
– Ordnung und Genauigkeit (für Bürgerliche)?		
– Vertrautheit?		
– Unabhängigkeit?		
Erfüllen Sie das Bedürfnis nach …		
– Reizen?		
– Familisierung (bei Bürgerlichen)?		
– Geltung?		
– Gefallenwollen?		
– Nachahmung?		
– Orientierung?		
– Mitteilung?		
– Macht?		
– Verteidigung?		
– Gerechtigkeit?		
– Neid und Schadenfreude?		
– Abwechslung?		
Fördern Sie Willen und Wollen nach Unterwerfung?		
Braucht ein geselliger Klient einen Gesellen?		
Braucht ein zurückgezogener Klient einen sympathikotonen Nachbarn?		
Braucht ein mitteilungsbedürftiger Klient einen neugierigen Nachbarn?		
Wird eigenes Inventar belassen, auch an der internen Station?		
Belassen Sie Geldbörse (auch ohne Inhalt) und Schlüssel?		

Verhinderungstips gegen Regressionsauslöser	*Ja*	*Nein*
Werden Betten mit Klienten, die gehen könnten, aber nicht wollen, auf den Gang gestellt? (Dies ist ein Versuch, daß sie sich genieren und aufstehen. Damit kann dem Syndrom bei Langzeitpatienten, bei denen das Besuchsinteresse zurückgeht, entgegengewirkt werden.)		
Werden an den Türen vergrößerte Paßfotos von früher (je nach Abbaustufe) angebracht?		
Werden Reklamezettel an die Klienten weitergegeben (man schreibt ihnen)?		
Wird per Namen angesprochen?		
Wird schon bei der Aufnahme ein Terminkalender über die Geburtstage, Namenstage, etc. der Familienangehörigen anlegt? (Diesen kann man dann auch mit Hilfe des Klienten schreiben und dadurch seine Wichtigkeit erhöhen.)		

Therapieziel Emotion

Die Gegenmaßnahme zum Sterben kann nur in der Pflege des Lebens bestehen. Leben, aufleben statt aufheben lautet somit die Devise!

Emotion ist Leben. Egal, welche Emotion Sie auslösen – Hauptsache, es ist wenigstens irgendeine Emotion. So bedeutet auch weinen, neugierig sein, streiten, aggressiv sein Leben. Wir sollten dies nicht nur zulassen, sondern sogar fördern.

Welche Emotionen sollte man wecken? Jedes Gefühl ist besser als gar keines!

Positiv-Emotionen

Wenn man mit einer Pflegeperson über Emotionen spricht, steht für fast alle fest, daß unsere Hauptaufgabe darin zu sehen sei, positive Emotionen erzeugen zu müssen.

Negativ-Emotionen

Früher glaubte man, daß man einen Menschen nur mit Liebe und positiven Gefühlen zu einer Persönlichkeit heranziehen könne. Heute vertritt man die Meinung, daß oft negative Gefühle, so z.B. auch Feinde, dem Leben mehr Sinn geben als Freunde, daß negative Gefühle (oder deren Erzeugung als Impuls) mehr Reiz und Reizcharakter in sich tragen als positive. Dies deckt sich mit der Ansicht Fromms, daß man Menschen auch „zu Tode lieben", mit Liebe ersticken, ja unselbständig und abhängig von Pflege machen kann.

Impulse:

Negative Reizanflutung erzeugt Tränen und mehr Tränenflüssigkeit. Diese wiederum sind zur Abreaktion geeignet, danach fühlt man sich besser.

„Ich habe von meinen Gegnern gelernt."

1. erhöhte Risikobereitschaft
2. positive Bewertung von Fehlschlägen
3. Kraft durch Niederlagen (jetzt erst recht)
4. Chancen erkennen (nicht mehr Glück)

Wie für die Medizin gilt auch für die Gefühle der Satz: „Auf die Dosis kommt es an, was Therapie und was Gift ist."

Vigilanzsteigerung (bei Minus-Symptomatik)

a) Was erregt Emotionen (in der heutigen Betagtengeneration)?

Der Streit als Therapie

Ich möchte vorausschicken, daß in der Höflichkeit Gleichgültigkeit, Schonung und Entlastung stecken. Höflichkeit bedeutet also nicht unbedingt Sympathie, sondern an sich schon Ausgrenzung.

Heute bin ich davon überzeugt, daß Streit eine Form des Lebens sein kann. Ich bewege meine Betagten dazu, daß sie streiten, denn solange man „keppelt", lebt man. Und immerhin ist ja das Keppeln an sich schon wieder eine Möglichkeit, sich motorisch abzureagieren.

Viele Betagte sind geprägt, negative Gefühle gar nicht zuzulassen, sondern sie sofort mit Ersatzhandlungen (Vergessen) zu bewerkstelligen. So sagte eine alte Dame, die jahrzehntelang immer wieder Adoptionskinder aufgenommen und aufgezogen hat (dzt. 11), folgendes: „Ich habe negative Gefühle nie zugelassen. Wenn es mir schlecht gegangen ist, habe ich sofort wieder ein neues Kind adoptiert. Ich habe sozusagen auf einen anderen Gang geschaltet."

Bei diesem Beispiel möchte ich Sie an die ersten Seiten dieses Buches erinnern, wo gesagt wurde, daß man einerseits geprägt ist, andererseits aber die gefühlsmäßige Reaktion noch interessanter erscheint.

Prägung	*Coping*
geprägt, negative Gefühle nicht zuzulassen (Erziehung in Prügelsprache)	Mehr Arbeit ist mehr Verdrängen. Gefühl, daß Arbeit ablenkt und es ihr gut geht

Problem:

„Es kann der Frömmste nicht in Frieden leben, wenn es dem bösen Nachbarn nicht gefällt." Heute scheint die Zahl der bösen Nachbarn dramatisch zuzunehmen. Nachbarschaft wird immer häufiger zum Kleinkrieg. Geduld und Toleranz dem Nachbarn gegenüber nimmt ab, es kommt zunehmend zu Streitigkeiten, zum Kampf um das persönliche Recht auf Ruhe, Ungestörtheit und so weiter, obwohl uns im Sozialgeschäft immer mehr die Nachbarschaftshilfe als das Nonplusultra der Versorgung aufgeschwätzt wird.

Biographische Diagnose
Prägung:
Die traditionelle Nachbarschaft baute nicht auf reiner Freude am Umgang mit anderen Mitmenschen auf, sondern hatte vor allem funktionalen Charakter. Tauschen und mitbenutzen sind heute jedoch weitgehend überflüssig geworden, andere Funktionen wie Kinder-Alten-Gesundheitsfürsorge haben staatliche Institutionen übernommen. In dem Maße, in dem die Zweckgebundenheit nachbarschaftlicher Verhältnisse zurückgeht, verschwinden auch die allgemeingültigen Normen dafür, wie diese zu gestalten sei.

Heute:
Für das Gros der Haushalte ist eine gewisse Autokratie festes Ziel: das eigene Auto, der eigene Fernseher etc. Entsprechend den veränderten Lebensbedingungen ist auch hier das Verhalten und Erlebnisrepertoir unter Nachbarn Veränderungen unterworfen.

Wie kompliziert die psychologischen Verhältnisse zwischen Nachbarn sind, wird am Zaun oder an der Hecke besonders deutlich. Hier wird etwas geteilt, das zugleich trennt. Nicht Grundstücke begrenzen einander, sondern die Eigentümer oder Bewohner setzten diese Grenzen.

Das Problem der Trennung ist im städtischen anonymen Milieu mit seinen Umgangsfomen noch ausgeprägter oder sollte man besser sagen, schon gelöst?

Impulse:
Das In-Ruhe-gelassen-Werden als starkes Motiv der Abgrenzung und Selbstisolation befriedigt das Bedürfnis nach Entspannung am Ende eines harten Arbeitstages nur bei den Jungen.

Bei den Alten müssen wir versuchen, ihre alten Copings aufrechtzuerhalten. Diese bestehen darin, Neugier beim Nachbarn, Streit mit dem Nachbarn (wer keppelt, lebt) herzustellen.[29]

Reizanflutung mittels Neugier
Wenn man durch das Burgenland fährt, wird einem auffallen, daß die Bauformation der Dörfer von einem ganz bestimmten Baustil geprägt ist: Haus – Fensterbankerl – Haus – Fensterbankerl, ...

Vor jedem Haus sitzen schwarz gekleidete, ältere Menschen auf dem Bankerl und schauen auf die Straße, und es hat den Anschein, als wäre diesen Menschen langweilig. Aber so ist das nicht, denn die Straße ist belebt. Da kommt ein Auto, da ein Bekannter, dort fällt einer hin, der Nachbarbub hat ein neues Moped, der Nachbar eine neue Freundin, der Herr Müller einen neuen Mantel. Interessantes tut sich auf der Straße, die Neugier wird geweckt, Dabeisein ist alles.

---
[29] S. Stenchly/G. Rauch, 1989

Auch unser Spitalsgang ist eine Straße: einer kommt, einer geht, die Schwestern und Ärzte laufen hin und her, es wird etwas geliefert, einer kollabiert. Der Spitalsgang bringt Leben und somit Neugier und einen besonderen Reiz. Besondere Ehrenplätze sind vor dem Sozialraum und dem Stationsschwesternzimmer.

Wir haben immer den Eindruck, als wollten uns unsere Patienten beobachten, ob wir schon wieder Kaffee trinken, schon wieder sitzen und machen daher die Tür zum Schwesternzimmer zu. Therapeutisch hingegen wäre es, die Tür offen zu lassen, die Neugier der Klienten zu wecken, den Logenplatz besonderen Klienten anzubieten (oder zu belassen), nämlich jenen, denen es psychisch schlechter geht.

Problem	*Diagnose*	*Impuls*
Patienten sitzen vor unserer Tür und beobachten uns. Wir schicken sie fort.	Falsche Einschätzung der Situation von unserer Seite	Der Platz vor dem Stationszimmer bei offener Tür ist – Logenplatz – Vigilanz – Neugier – Leben – Therapie.

b) Vigilanzsteigerung durch primäres Coping

Motive von A bis Z je nach Möglichkeit tauschen!

Jeder Mensch ist unzufrieden und strebt nach Veränderung seiner gegenwärtigen Situation. Sobald er sein Ziel erreicht hat, beginnt sich ein neues Motiv zu entwickeln und als Bedürfnis in den Vordergrund zu drängen (W. MATTHES, 1989).

c) Gefühls- oder Regressionserzeugung durch Bedürfnisse

Bedürfnisse sind Gleichgewichtsverhältnisse zwischen Soll und Ist. Habe ich von etwas zuwenig, dann geben mir mein Körper oder meine Gefühle ein deutliches Signal, um das Gleichgewicht wiederherzustellen – ich habe ein Verlangen. Bedürfnisstillung ist der Wunsch, das Defizit des Unbefriedigtseins zu stillen.

Einige Bedürfnisse, nämlich jene, die von der Gesellschaft geduldet werden, wollen wir genauer betrachten und – wie bereits erwähnt – *Strebungen* nennen.

Die Behinderung von Bedürfnissen, das nicht Zulassen von Bedürfnissen (welches sich der Klient natürlich selbst erfüllen sollte) kann die Möglichkeiten einer Regression in sich bergen. Unsere Aufgabe muß es sein, die Bedürfnisse (von damals) zu suchen und als Therapie mittels Schlüsselreizen zu wecken.

Grundbedürfnisse

Um 1900 bis 1925 wurden die wichtigsten Grundbedürfnisse somatischer wie seelischer Natur nicht gestillt. Dies führte zu einem Motiv, zu einer Bewegung. Erst als Erwachsener und weil vor allem die Zeit besser wurde, versucht gerade dieser Mensch, aus einem Nachholbedarf heraus zu überkompensieren. Werden seine Grundbedürfnisse im Spital erfüllt, nimmt man ihm das Motiv der Bewegung in seelischer und körperlicher Form und er regrediert. Sobald ein Mensch tätig werden soll, benötigt er ein Motiv. Das heißt, etwas Unlustbetontes soll in etwas Lustbetontes umgewandelt werden.

Wer etwas will, muß arbeiten oder sonst irgendwie Geld auftreiben, um seine Grundbedürfnisse stillen zu können. Die Stillung selbst und somit auch die Arbeit, die ihm zur Erreichung seines Ziels dient, wird dadurch emotional positiv besetzt. Er weiß, warum er arbeitet – dadurch gewinnt der Mensch aber auch eine gewissen Form der Selbstverwirklichung sowie einen Lebenssinn und Inhalt (siehe „Verwirrt nicht die Verwirrten – Generationskonflikt").

Wenn wir nun (und so meinte es V. HENDERSON) die Grundbedürfnisse und Wünsche unserer Klienten primär stillen, nehmen wir ihnen jegliches Motiv, selbständig bzw. selbsttätig zu werden oder zu bleiben. Nicht nur, daß wir sie in die Kindheit (Allmächtigkeitsgefühl) zurückversetzen (Regression), nehmen wir ihnen auch den Lustgewinn Lebenssinn. Das heißt, daß falsches Verwöhnen, falsch verstandene Nächstenliebe aus noch psychisch Lebensfähigen psychische Rehabilitationsleichen (K. DÖRNER) schafft.

Unsere Aufgabe muß es sein, verschiedene Grundbedürfnisse an der Abteilung nicht zu stillen, um einen Selbstanimationsprozeß einzuleiten (Gutes bewirken): „Das möchte ich erleben ... das muß ich regeln ... ich brauche noch ... ich möchte haben ..."

Es ist keine Frage, daß bei moribunden liegenden Klienten die Notwendigkeit auftritt, teilweise und kurzzeitig Grundbedürfnisse stillen zu müssen, aber nur dann, wenn sie von vitaler Indikation getragen werden. Ich würde aber gerade an dieser Stelle darauf hinweisen, daß man sich um eine differentialdiagnostische Diagnose zwischen Lebenstrieb und Todestrieb kömmern sollte.

Problem	*Diagnose*	*Impuls*
Wunsch, ein Grundbedürfnis, z.B. Hunger, zu stillen	Ich muß Arbeiten gehen. Es gibt Geld, danach etwas zu Essen.	Das Stillen des Hungers ist lustbetont, daher auch die Arbeit als Sinn des Lebens.

- **Bedürfnis nach Prestige und Anerkennung**

Prestige wird nur von anderen zugebilligt.
– Verwendung von Fremdwörtern
– Besuch von teuren Restaurants
– volles Bücherregal

F: „Der Mensch fängt erst beim Baron an."
  „Lieber hier der erste, als in Rom der zweite Caesar."
  „Wer spielt schon gern die zweite Geige."

1. SOZIALISATION
- hat erlernt, daß man Anerkenung nur von anderen Menschen bekommen kann, nicht von sich selbst
- ist auf Eigenleistung alleine nicht stolz/ nicht zufrieden, benötigt Applaus von anderen
- meistens Einzelkind/Wechselkind

2. MUTTERWITZ
- blödelt über die anderen „Einidrahrer"

3. GRUNDBEDÜRFNISSE
- Ansehen, Prestige
- wenigstens bester/ruhigster Patient
- teure Pyjamas notwendig
- Blumen und Bücher am Nachtkästchen
- tragbares Telefon im Zimmer
- nur Sonderklasse befriedigt
- Pseudologica phantastica

4. PRÄGUNGEN

Ansehen durch „wer war ich", welches Auto hatte ich, in welcher Gegend wohnte ich

5. ANTRIEB
- Schauspielen ist alles
- Verwendung von Fremdwörtern
- Konfabulation
- Salondemenz

6. INTUITION
- große Hunde vor dem Haus
- Wappen
- Stempel
- in Kirche eigenes Grab

7. URKOMMUNIKATION

• **Bedürfnis nach Sicherheit**

Ist vorwiegend unsere Gewißheit, zu wissen wer wir sind, daß wir Brot in der Lade haben, unsere Arbeit behalten, dem Schicksal ein Schnippchen schlagen (Intuition), unbehelligt durchs Leben gehen, Liebe erkaufen, Garantien, Versichern von ewiger Treue und Liebe.

Die Ungewißheit wirkt wie eine Metastase im Hirn, sobald ich nicht weiß, ob alle meine Sicherheiten sicher sind. Es kehrt keine Ruhe mehr ein, der Schutz ist vorbei, quälende Gedanken stellen sich ein, man ist von allem abgelenkt, keiner Tätigkeit fähig.

Sicherheit ist Schutz vor quälenden Gendanken. Menschen mit Zwangsgedanken, Zwangshandlungen sind besetzt von der Ungewissehit in ihrem Hirn.
F: Man läßt sich gern beschützen, aber zahlt nicht gern.
F: Ein Unglück kommt selten allein.

1. SOZIALISATION
– Einhalt der Forderungen ist Befriedigung
– Zuwiderhandeln oder Nichterfüllung bereitet Angst und Unsicherheit

2. MUTTERWITZ
macht Witze über Verletzte oder über Leute, die sich aus Unvorsichtigkeit umgebracht haben

3. GRUNDBEDÜRFNISSE
– erzogen zu Wissen um einen Vorrat
– Wissen um mehr psychologische oder somatische Grundbedürfnisse
– Vater und Mutter geben durch Sicherheitsregeln Sicherheit
– Daraus wurde Coping, heiratet einen Versorger o.ä.

F: Besser den Spatz in der Hand als die Taube auf dem Dach.

4. PRÄGUNGEN
– Betteln um Liebesschwüre beim Partner
– Hast mich gern?
– Versichere mir ewige Treue und Liebe!
– Unterschrift auf Verträgen
– Garantieschein geben

5. ANTRIEB
– Ungewißheit macht Angst
– sobald man nicht weiß, daß man in Sicherheit ist, agiert man je nach Charakter
– es kehrt keine Ruhe mehr ein, quälende Gedanken, zu keiner Tätigkeit mehr fähig
– Zwangsdenken, Zwangshandeln

6. INTUITION
– Es darf uns nicht wie Paulinchen im „Struwwelpeter" gehen!
– daher Angst vor Messer, Gabel, Scher und Licht
– unbehelligt durchs Leben kommen
– vermehrte Talismänner
– Horoskope lesen
– dem Schicksal ein Schnippchen schlagen

7. URKOMMUNIKATION
gehen in Embryostellung, in Tunnel, in Burgen

- **Sicherheitsbedürfnis und Impuls**

Den heute biologisch oder pathologisch abgebauten Klienten geben Anordnungen, richtungweisende Gesetze und strikte Richtlinien Sicherheit.

Sicherheit ist ein Gefühl, das von verschiedenen Faktoren abhängig ist. Nach A. H. MASLOW (1954) dominiert dieses Gefühl gleich nach der Befriedigung der biologischen Bedürfnisse.

Das Kind lernt daher aufbauend:
1. Befriedigung der biologischen Grundbedürfnisse
2. Sicherheit
3. Liebe und Geborgenheit
4. Geltungsbedürfnis
5. Selbstverwirklichung

Das heißt, daß gleich nach der Stillung der biologischen Grundbedürfnisse (Essen, Schlaf, Durst) die Befriedigung der Sicherheitsbedürfnisse zu erfolgen hat.

Sicherheitsbedürfnisse haben einen subjektiven und einen objektiven Aussagewert.

Bei starker psychischer Belastung kann es dazu kommen, daß das Streben nach Sicherheit so stark wird, daß sich der Mensch nur mehr darauf fixiert und sogar handlungsunfähig werden kann.

Je höher das Sicherheitsbedürfnis eines Menschen ist, umso höher ist auch sein Bestrafungsbedürfnis. Menschen mit einem hohem Sicherheitsbedürfnis fühlen sich z.B. im Recht zu sagen: „Die Todesstrafe muß wieder her."

Beachtenswert erscheint die Tatsache, daß sehr viele Pflegepersonen ein hohes Sicherheitsbedürfnis haben und dadurch in diesem Stil auch den Patienten betreuen:
- Sie betreuen ihn, als würden sie selbst hier liegen.
- Sie billigen ihm nichts zu und entmündigen ihn damit.
- Sie freuen sich über die Hausordnung, denn diese ist ein Ordnungsinstrument.

- **Bedürfnis nach Ordnung und Genauigkeit**

Aufgeräumter Mensch, der ungefähre Angaben haßt und alles genau wissen will. Es ist genau neun Minuten vor Zwölf – das stellt ihn zufrieden. Manche wollen genau wissen, wie etwas geht, welcher Autor was gesagt hat. Wissenschaftlicher Kausaldenker:
- warum ... weil
- Ordnung muß sein
- Ordnung ist das halbe Leben

F: Früh übt sich wer ein Meister werden will – Sich am Riemen reißen – Morgenstund hat Gold im Mund.

1. SOZIALISATION
- Einhalt der Forderung ist Befriedigung
- Zuwiderhandeln bereitet Angst und Unwohlsein
- Dosis ist immer eine Frage von Soll und Ist

2. MUTTERWITZ
- Witze über Unpünktliche, Schlampige
- man lacht über Verwahrloste

3. GRUNDBEDÜRFNISSE
- benötigt klare, präzise Angaben
- gibt klare Anordnungen
- Wer ist der Autor?
- Wo haben Sie die Idee her?
- Wer haftet für Schäden?
- Chef-fixiert

4. PRÄGUNGEN
- Ordnung muß sein
- Ordnung ist das halbe Leben
- Wann kommen Sie? Immer so ein Saftladen!
- Wie Sie angezogen sind, das stört direkt!

5. ANTRIEB
- auch in jeder Triebhandlung genau und ordentlich
- nicht schmutzig machen beim Essen
- Lätzchen umhängen

6. INTUITION
- viele Waschmöglichkeiten aufstellen
- nur der Himmel ist rein

7. URKOMMUNIKATION

- **Bedürfnis nach Vertrautheit**

Jeder von uns hat in seinem Bekanntenkreis wenigstes eine Person, zu der er eine besondere Beziehung hat. Mit dieser Person werden Dinge besprochen, die man mit einer anderen nie besprechen würde – Angst vor Mißbrauch scheint gegeben.
F: „Geteiltes Leid ist halbes Leid."
„Es ist nicht alles Gold, was glänzt."
„Ein gebranntes Kind scheut das Feuer."

1. S O Z I A L I S A T I O N
- Einhalt der Forderung ist Befriedigung
- Zuwiderhandeln bereitet Angst und Unwohlsein
- Glücksgefühl wird nicht erreicht
- Dosis ist immer eine Frage von Soll und Ist

2. M U T T E R W I T Z

3. G R U N D B E D Ü R F N I S S E
- eine einzelne Bezugsperson, die seiner eigenen am ähnlichsten sieht und auch so agiert
- spricht über intime Sachen nur mit einem Menschen (alle anderen scheiden demnach selbst für biographische Fragen aus)

4. P R Ä G U N G E N
mangelnde Bezugsfähigkeit, nur ein Vertrauter, von dem man nicht enttäuscht werden darf, sonst Angst vor neuerlichem Mißbrauch

5. A N T R I E B
- nichts ändern
- was ein Bauer nicht kennt, frißt er nicht (auch in der sexuellen Liebe)
- schimpft mit denselben Leuten, mit denen er immer schimpft

6. I N T U I T I O N
Kirche, Heiligenfiguren, eigener Schutzpatron

7. U R K O M M U N I K A T I O N

- **Bedürfnis nach Unabhängigkeit**

Braucht einen Partner, der hin und wieder Nein sagt und die Bedürfnisse somit interessant macht. Sagt der Partner zu allem Ja, wird das Bedürfnis nach Unabhängigkeit uninteressant. Nur Gegenreden macht Entscheidungen interessant.
Die „Egal-Haltung" ist wie Tennisspielen mit einem Blinden.
F: Allein ist ein goldener Stein – selbst ist der Mann – gegen den Strom schwimmen
F: Die Axt im Hause ersetzt den Zimmermann

1. S O Z I A L I S A T I O N
- Einhalt der Forderung ist Befriedigung
- Zuwiderhandeln bereitet Angst und Unwohlsein
- Glücksgefühl wird nicht erreicht
- Dosis ist immer eine Frage von Soll und Ist

2. M U T T E R W I T Z

3. GRUNDBEDÜRFNISSE

Möchte unabhängig sein, aber keinen Partner, dem alles egal ist; möchte ausprobieren, was geht und was nicht – sonst ist es wie Tennisspielen mit einem Blinden.

4. PRÄGUNGEN

Kampf gegen die Vorgesetzten, Mutter, Lehrer etc. (in der Prägung geübt)

5. ANTRIEB
- möchte um Freiheit kämpfen
- Partner muß hie und da nein sagen
- keine gleichgültige Haltung einnehmen

6. INTUITION

7. URKOMMUNIKATION

- **Bedürfnis nach Reiz**

Die Reizschwelle unseres Gehirns kann man mittels EEG messen. Intensive Reize steigern den Aktivierungsgrad. Der Mensch fühlt sich bei einer Steigerung des Aktivationsgrades wohler. Ein zu niedriger Aktivierungsgrad ergibt Unwohlsein (Hospitalismus von Pflegenden und Gepflegten).

Das Gehirn hat ein Bedürfnis nach äußeren Reizen – beim einen mehr, beim anderen weniger. Stellt man diese Reize ein, kommt es zur sensorischen Deprivation, man denkt über alles nach, wird konzentrationsgestört, affektlabil, verwirrt mit visuellen Halluzinationen. Da von außen nichts kommt, produziert das Hirn selbst Bilder und Reize.

Sympathikotone brauchen viel: Sofort nach Betreten der Wohnung wird alles aufgedreht, was man hat (TV, Radio, Toaster, alle Lampen). Es wird lesend gegessen und dazwischen telefoniert.

Parasympathikotonen genügt es, nach Hause zu kommen, sich die Zeitung zu nehmen und zu hoffen, daß sie die Welt in Ruhe läßt.

Wenn A und B zusammenleben, ist dies furchtbar – einer ist unterfordert, einer überfordert.

- **Bedürfnis nach äußeren Reizen**

1. SOZIALISATION
- Einhalt und Erfüllung geben Befriedigung
- Nichterfüllung bereitet Angst und Unsicherheit
- Glücksgefühl ist nicht erfüllt

2. MUTTERWITZ
- lacht über Berner Witze

3. GRUNDBEDÜRFNISSE
- psychomotorische Bewegung
- risikofreudig
- Beruf, der ihn bewegt, keine Ruhe zuläßt

4. PRÄGUNGEN
- Unterforderung in Heim und Spital führt zum Nachdenken über das eigene Schicksal „nun liegend"
- Konzentrationsstörungen
- wurde geprägt, ein Getriebener zu sein
- Stiehl nicht dem Herrgott den Tag!
- Bewegung macht frei

5. ANTRIEB
- Vital-Elan-reduziert
- Verwirrtheit
- visuelle Halluzinationen

6. INTUITION
- es geht bergauf, wenn ich flüchte
- nur weg von hier
- die bringen mich um

7. URKOMMUNIKATION
- Nesteln an der Bettdecke

- **Bedürfnis nach Familie**

Ab dem Jahre 1950 wurde die Familie mehr oder weniger als neues Bedürfnis eingeführt. Vorwiegend in der bürgerlichen Familie wurden neue Werte, *Strebungen* gesucht und gefunden.

- **Bedürfnisse nach der Familienmythologie**

F: Wer sich in Familien begibt, kommt darin um.

1. SOZIALISATION
- Geborgenheit, Gespräche, gemeinsame Mahlzeiten, gemütliche Weihnachten und Geburtstage
- Schutz vor der Umwelt
- erster Übungsspielplatz für Kinder
- erster Wissensvermittler, Werte, Einstellungen
- Stabilisator für Ich-Identität

2. MUTTERWITZ
- siehe Schwiegermütter
- Familienidylle
- Werbespotfamilie mit Kätzchen und Oma

3. GRUNDBEDÜRFNIS
- Paradies auf Erden

4. PRÄGUNG
- ist nicht so glücklich, sondern generationsverschieden
- traditionale Familienstruktur (Großfamilie)

Im 18. Jahrhundert durften die meisten nicht heiraten – keine Knechte, Mägde, Vagabunden.

Im 19. Jahrhundert standen Wohl und Ansehen des Hofes im Vordergrund (Mitgiftjäger!). Es zählte der Wert und nicht das Ego. Bürgerliche Familie unter METTERNICH.

In den 50er Jahren wurden die Werte der Bügerlichen zu den Werten der breiten Masse – Nachholbedarfsgeneration!

5. ANTRIEB
- Bremse
- Unzufriedenheit (Warum sind alle glücklich, nur ich nicht? Was habe ich falsch gemacht?)

6. INTUITION
- glücklich

7. URKOMMUNIKATION
- Der Traum der Idealfamilie (Ursula NUBER, 1993)

• **Bedürfnis nach Geltung**

Heute steht mehr das Streben nach Geltung als nach Familie im Vordergrund. Etwas zu gelten heißt, über mehr Sicherheit zu verfügen. Geltungsstreben wird heute auf dem sportlichen Sektor (tollkühner Bergsteiger, Segelflieger, etc.) oder auf geistigem Gebiet ausgelebt.

1. SOZIALISATION
Ein Revier in Besitz nehmen kennen wir alle von unserem Lieblingsplatz, den kein anderer einnehmen darf.

2. MUTTERWITZ
- Witze über Schotten erregen Lachsalven
- Lachen über Geschäftsleute, die Bankrott gemacht haben

3. GRUNDBEDÜRFNIS
- Sammeltrieb (egal, ob Bierdeckel, Briefmarken oder Pilze)
- Angst vor schlechten Zukunftsaussichten

4. PRÄGUNG
- Verteidigen seines Besitzes
- schönes Haus, größerer Garten
- bei ärmeren Leuten: Putzsucht, Vorzeigen der schönen Wohnung

5. ANTRIEB
- positives Lustgefühl durch Vergrößerung des Besitzes (z.B. reiche Leute sammeln Picassos)
- Ersatzhandlung: Sammeln von irgendwelchen Gegenständen
- Ämter oder als Gegenteil Verachtung von Besitz!

6. INTUITION
- Geiz, Neid
- Pochen auf Rechte, Kampf um Privilegien, Kompetenzstreitigkeiten
- Einschätzen der Menschen nach materiellen Werten

7. URKOMMUNIKATION

- **Bedürfnis des Gefallenwollens**

Einige Strebungen sind eng miteinander verwandt. So muß man natürlich dem anderen gefallen, wenn man dem sexuellen Trieb nachkommen will. Der Wunsch, gefallen zu wollen, ist demnach biologisch. Wer nimmt sich schon einen nicht schönen, schwächlichen Partner, um Nachkommen zu zeugen?

1. SOZIALISATION
- Unsere Ehre ist, was andere von uns halten und denken, die Meinung der anderen ist wichtig.
- Nestliebe: man geht zu Seinesgleichen

2. MUTTERWITZ
- Witze erzählen, weil man so lustig ist
- Grimassen schneiden, weil alle lachen

3. GRUNDBEDÜRFNIS
- Ich bin einer von Euch!
- Liebe das Nächste
- Unterstützung und Förderung
- Fürsorgetrieb

4. PRÄGUNG
- Jemand, der gefällt, besitzt eine Art Rückversicherung.
- Wer den Mächtigen gefällt, erhält bald Privilegien.
- Geselligkeitstrieb, Teamarbeit

5. ANTRIEB
- Sexualität, Fortpflanzung als Sinn, Erhaltung der Art
- Zuneigung, Herdenzugehörigkeit

6. INTUITION
Ersatzbefriedigung: Aktivitäten in humanistischen Gesellschaften, für politische Außenseiter

7. URKOMMUNIKATION
Der Traum der Idealfamilie (Ursula NUBER, 1993)

- **Bedürfnis nach Nachahmung**

In zu sein, bedeutet Lust – out zu sein, bedeutet Unlust.

1. SOZIALISATION
- Übermittlung der Gruppenerfahrung zum Schutze des einzelnen
- Verhalten, was normal ist, von Umgebung erlernt

2. MUTTERWITZ

3. GRUNDBEDÜRFNIS
- Nachahmung ist der Zeigefinger der Natur
- so wird vermehrt
- so wird ernährt
- so schützt man sich vor Hitze und Kälte

4. PRÄGUNG
- Vermeidung von „aus der Art schlagen"
- angepaßtes Verhalten, um akzeptiert zu werden

5. ANTRIEB

6. INTUITION
- Angst, anders zu sein, fremd zu sein und daher ausgestoßen zu werden
- Suchen von Vorbildern
- Identifikationsfiguren

7. URKOMMUNIKATION

- **Bedürfnis nach Orientierung**

Der Mensch will wissen, was um ihn herum vorgeht. Selbst Tierherden stellen Beobachter auf, um zu wissen, worum es geht und was los ist.

1. S O Z I A L I S A T I O N
- von Neugier bis Forscherdrang
- nicht anerzogen ergibt dies Ersatzbefriedigung
- Sensationssucht, Gruppensex
- Kinokrankheit, alles sehen müssen

2. M U T T E R W I T Z

3. G R U N D B E D Ü R F N I S
Etwas Neues zu erfahren, bedeutet Lustgewinn; von einer Information ausgeschlossen zu sein, bedeutet Peinigung des anderen.

4. P R Ä G U N G
Im Dunkeln zu tappen, ist furchtbar, man ist ausgeschlossen.

5. A N T R I E B
- Schutz vor Überraschungsangriffen
- Nachholbedarf, überall herumschnüffeln
- Papierkorbentleerer, jeden Brief sehen müssen

6. I N T U I T I O N
Intuitiv kommt unser Desorientierter in unseren Sozialraum und stöbert sogar in unseren Kaffeetassen herum.

7. U R K O M M U N I K A T I O N

- **Bedürfnis nach Mitteilung**

Es bereitet uns Genuß, etwas zu wissen, was die anderen noch nicht wissen, Geheimnisträger zu sein, schafft Befriedigung.

1. S O Z I A L I S A T I O N
Warnschreie an Angehörige einer Gruppe

2. M U T T E R W I T Z
Ersatzbefriedigung: Tag und Nacht Witze und Klatsch erzählen

3. G R U N D B E D Ü R F N I S
informiert die eigene Gruppe über eine persönliche Krisensituation

4. PRÄGUNG
Wurde einem in der Kinderzeit das Reden verboten, kann dieses Schweigen-Müssen zu Angeberei, neurotischem Lügen oder Telefonitis führen.

5. ANTRIEB
Geheimnisträger zu sein, etwas zu wissen, was die anderen nicht wissen (selbst wenn man konfabuliert)

6. INTUITION
Intuitiv vertraut man dem Freund etwas an, spielt Geheimpolizei.

7. URKOMMUNIKATION

- **Bedürfnis nach Macht**

Äußert sich in einer Hackordnung wie am Hühnerhof: Wer ist der Chef, der Alpha-Typ und wer der Omega-Typ?

1. SOZIALISATION
Meistens ist man schon im Kindergarten der Alpha oder akzeptiert ein größeres Risiko (z.B. entdeckt zu werden) mit dem Genuß, der Chef zu sein.

2. MUTTERWITZ

3. GRUNDBEDÜRFNIS
Macht zu genießen, anerkannt und respektiert zu werden

4. PRÄGUNG
Kinder oder Menschen, die besonders schlaues oder aggressives Verhalten zeigen

5. ANTRIEB
zu starker Machttrieb ist Größenwahn, Machtrausch, Tyrannisierung der Schwachen

6. INTUITION
Entbehrung führt zur eigenen Geringschätzung und Mißachtung

7. URKOMMUNIKATION
überschießend, Ekstase wird zu Hingabe, Selbstaufgabe, Märtyrertum

- **Bedürfnis nach Verteidigungsstreben**

1. SOZIALISATION

2. MUTTERWITZ
Dankbarkeit, noch einmal gut davongekommen zu sein

3. GRUNDBEDÜRFNIS
Fluchtstreben, Schmerzvermeidung, Angst

4. PRÄGUNG
Fluchtreaktion

5. ANTRIEB

6. INTUITION
sympathikotoner oder parasympathikotoner Typ

7. URKOMMUNIKATION

- **Bedürfnis nach Bewegung**

1. SOZIALISATION
„Sich bewegen bringt Segen"

2. MUTTERWITZ

3. GRUNDBEDÜRFNIS
– Bewegungsdrang durch Lebenstrieb
– unterstützt verschiedene Körperfunktionen

4. PRÄGUNG
– dem Herrgott nicht den Tag stehlen
– solange man sich bewegt, lebt man

5. ANTRIEB
– grobmotorische Tätigkeit kann als Mittel der Abreaktion betrachtet werden, bei Liegenden genügt keppeln
– Ersatzhandlung: kritzeln, hin- und herrutschen nach längerem Sitzen
– Aggressionen
– Wut als Folge von Triebstauung vorwiegend bei liegenden Sympathikotonen

6. INTUITION
– freudvolles Erleben des Lebens
– Zappelphilipp

7. URKOMMUNIKATION
– strampeln

- **Bedürfnis nach Gerechtigkeit**

Recht und Rache sind etymologisch verwandt. Das heißt, wer recht hat, hat auch das Recht auf Rache. Dieser Menschentyp ist oft in der Pflege zu finden. Er fordert das Recht, die Hausordnung usw. einzuhalten; hält sich der Klient nicht daran, wird er „verurteilt", bekommt die Diagnose „verwirrt" und damit eine Medikation.

1. SOZIALISATION
Die Rechtsempfindung wird in unserer Sozialisation anerzogen. Es ist ein Unterschied, ob man einen Juristen oder einen Penner zum Vater hat.

2. MUTTERWITZ

3. GRUNDBEDÜRFNIS
– Hauptsache, mir ist das nicht passiert!
– Alles muß seine Ordnung haben!

4. PRÄGUNG
Hört man von einer Untat, die einen selbst nicht betrifft, hat man Rachegelüste oder freut sich darüber, was dem anderen passiert ist.

5. ANTRIEB
übertriebene Haarspalterei, Rechtbehalten um jeden Preis, den großen Mann herbeiwünschen, der Gerechtigkeit schafft

6. INTUITION
Trostsprüche als Folge (Den anderen geht es nicht besser, auch die müssen . . .)

7. URKOMMUNIKATION

- **Bedürfnis nach Neid und Schadenfreude**

1. SOZIALISATION
Man schaut auf das, was der Nachbar hat.

2. MUTTERWITZ
Mensch, ärgere dich nicht-Spiel

3. GRUNDBEDÜRFNIS
– Ich will auch, was der andere hat.
– Ehrgeiz und auch Eifersucht sind eine Form des Neides.

4. PRÄGUNG
– Ich habe mein Ziel erreicht – falle ich zurück?
– Durch Prägungen kann man lernen, den Gegner zu überholen, ohne sich anzustrengen, indem man Schadenfeude entwickelt.

5. ANTRIEB

Der Sinn des Neides liegt im Kräftemessen. Hat der andere mehr, wird es zur Ehre, den Lebenskampf zu gewinnen, rege zu werden, sich anzustrengen, genauso viel zu haben.

6. INTUITION

Man versteht nicht, warum der andere mehr hat (eine schönere Frau, ein besseres Auto . . .)

7. URKOMMUNIKATION

- **Bedürfnis nach Abwechslung**

Ob nun Essen, Trinken, Bewegung usw. die Aktivitäten sind – eines Tages haben wir die Nase voll und wollen entweder nichts mehr oder eine Änderung, eine Abwechslung.

1. SOZIALISATION

nur ja keine Langeweile aufkommen lassen

2. MUTTERWITZ

3. GRUNDBEDÜRFNIS
– Nach einiger Zeit des Ruhens müssen wir wieder etwas tun.
– Tätigkeitsstreben führt zu Leistung.

4. PRÄGUNG
– Nähe und Distanz
– Arbeit und Ruhe
– Spielen mit dem Bleistift
– Es gibt Menschen, die Tagträume statt Bewegungen haben.

5. ANTRIEB

6. INTUITION

Abwechslung macht Freude

7. URKOMMUNIKATION

- **Bedürfnis nach Willen und Wollen**

1. SOZIALISATION

Wie man Unbehagen zu Behagen machen, lernt man als Coping von seiner Umgebung; man schaut ab.

2. MUTTERWITZ

3. GRUNDBEDÜRFNIS
Schon das Kleinkind will Behagen erlangen und Unbehagen vermeiden. Es wird lernen, dies zu wollen bzw. ändern zu wollen.

4. PRÄGUNG
Wenn ich etwas tue, geht etwas weiter und ich erreiche mein Ziel.

5. ANTRIEB
Werden Triebreize nicht erfüllt, bereitet dies ein unangenehmes Gefühl. Man muß lernen, durch Wollen diesen unangenehmen Zustand zu ändern.

6. INTUITION
Man fühlt, das etwas passieren muß.

7. URKOMMUNIKATION
Alle diese Bedürfnisse und Regungen gehören nicht nur zur Einzelreaktivierung je Coping, sondern auch zur Überlegung, wen man zu wem setzen soll. Das Zusammenlegen oder -setzen von Patienten zur gemeinsamen Therapie kann ein durch ein Bedürfnisprofil ermittelt werden:
- Ein geselliger Patient braucht einen Gesellen,
- ein zurückgezogener Patient braucht einen sympathikotonen,
- ein Mitteilungsbedürftiger braucht einen Neugierigen.
- Ein kontroverses Profil macht meistens Wind,
- eine gleiche Ausrichtung bringt eine baldige Besserung.

d) Vigilanzsteigerung durch Prägungen

Prägungen	*Impulse / Tips*	Ja	Nein
Wie wir schon sagten, geht man im Alter gerne in seine Heimat zurück. Man sucht das Gestern.	Stellen Sie eine Wiege oder eine Gehschule in den Aufenthaltsraum?		
Heimat ist Eigentum, Grund und Boden, besonders bei Bauern.	Reden Sie wenigstens über die Scholle?		
Man wuchs mit Bezugstieren auf.	Ist es da verwunderlich, wenn der Klient heute 20 Tauben in der Wohnung hat oder im Heim haben will?		
Man wuchs mit Dreck auf – ein Heim ist kein aseptischer Operationssaal.	Verwahrlosung tut gut, erinnert an den ersten Spielplatz (z.B. Misthaufen). Gehen Sie bis zur maximalen Toleranzgrenze?		
Milieusprache (er versteht Sie nicht)	Wählen Sie harte Worte für Metallarbeiter – weiche für Blumenbinder und Kindergärtner?		

Prägungen	Impulse / Tips	Ja	Nein
Gruppen, Gleichgesinnte	Bilden Sie Gruppen für Akademiker/Fremdarbeiter/die immerwährenden Gauner?		
Politische Prägungen	Auch die Pflegeperson strahlt aus, wie sie politisch geprägt ist. Beachten sie das?		
Viele betagte Bürgerliche wurden im Sinne von Reinheit und Tugend erzogen.	Beachten Sie das bei Gesprächen mit diesen Personen?		
Soziale Kontakte	Lassen Sie Briefe schreiben, wenn diese vermindert sind?		
Kinder zu haben gibt Lebenssinn für Frauen.	Lassen Sie die Frauen andere Patienten betreuen?		
Viele Damen lebten vom „Schönsein".	Geben Sie ihnen das „Schönsein" zurück? Sorgen Sie für Zahnprothesen etc.?		
Viele haben Erinnerungen daran, daß man die Kinder prägte, ruhig zu spielen. So lernten diese, still zu sein.	Ist Ruhe erholsam?		
Viele Menschen finden den Umgang mit anderen Menschen nicht sinnvoll (angstmachend).	Knigge: Um angenehm zu leben, muß man fast immer ein Fremder unter den Leuten bleiben – der beste Umgang mit Menschen ist keiner! Stimmt das?		
Einsamkeit ist somit für viele eine positive Prägung	Lassen Sie manche Klienten (wo dies biographisch stimmt) in Ruhe?		
Jeder wollte anständig sein oder besser gesagt, wenigstens „anständig gewesen sein", aber die anderen natürlich für „nicht anständig" halten.	Lenken Sie das Gespräch auf die Anständigkeit ihres Klienten?		
Jede ordentliche Kinderstube hat ihren „Lachonkel". Wenn die Kinder erwachsen werden, muß er „sterben". Meistens weiß man gar nicht, wie er ausgesehen hat oder ob er ein eigenes Leben hatte – man weiß nur, daß man über ihn gelacht hat.	Es gibt auch heute noch Pflegepersonen, die „die reinsten Lachonkel" sind. Diese müßten wir mehr in die Pflege involvieren. Tun Sie das?		
Viele Menschen erregt ein Parkbesuch. Er hat eine symbolische Wirkung.	Kennen Sie diese symbolische Wirkung? (Es ist ein Garten, in den man vor und nach dem Leben kommt. Er ist ein Schauplatz der Dämmerung. Die Kleinen wissen noch nichts, die Alten wollen nichts mehr wissen. Hier ist es so schön ruhig und ereignislos, sagten früher die Literaten.)		

Prägungen	Impulse / Tips	Ja	Nein
Der Anblick einer Wiege erregt viele Frauen positiv, denn ihre Kinder haben darin gezappelt.	Verwenden Sie dieses Wissen?		
Auch Gehschulen erregen die mütterliche Erinnerung, ihren Lebenssinn. „Da haben sie alle gehen und stehen gelernt!"	Nützen Sie dieses Feedback?		
Für viele Frauen ist der Tod des Gatten positiv besetzt!	Bedenken Sie diese Tatsache bei Gesprächen? (Man hat geheiratet, um versorgt zu sein – der Mohr hat seine Schuldigkeit getan!)		
Positiv besetzt ist auch die sonntägliche Waschung im Lavoir (Pöttchen).	Lassen Sie den Klienten im Pöttchen waschen? (Badewanne und Brause sind nicht positiv besetzt!)		
„Man hatte nichts! Für ein paar Groschen Brause, das war alles!"	Geben Sie Ihren Klienten Kracherl oder Brause? (Darüber freuen sie sich genauso wie über Malzkaffee oder Kaffee-Ersatzmittel.)		
Wie waren früher die Tischsitten? „Bei uns zu Hause war das immer so . . .", sagen viele.	Wurde am Tisch wirklich bedient? (Eruieren Sie die Essgewohnheiten, die Essenszeiten, etc.)		
Die Vorräte wurden in Kisten verwahrt.	Lassen Sie den Leuten ein Schatzkästchen?		
Vielen Leuten gibt eine Art „strafende Gottesfurcht" Sicherheit.	Geben Sie Ihren Klienten Sicherheit?		
Holz bedeutet immer Gemütlichkeit.	Die Einrichtung der Heime deckt sich oft nicht mit der Realität des Wohlfühlens. Haben oder werden Sie wenigstens ein biographisches Zimmer einrichten (für stark Verhaltensauffällige)?		
Man hat Gästen immer gerne etwas angeboten. Wenn Besuch kam, war man Chef!	Lassen Sie es zu, daß die alte Mutter ihrem Sohn, der sie besucht, den Kaffee selbst kocht?		
Wer Schulden machte, zeigte der Umgebung, daß er nichts hatte, daß bei ihm nichts zu holen ist.	Lassen Sie Ihre Klienten Schulden machen?		
Holzspielzeug gab/gibt Wärme.	Bieten Sie Animationsgeräte aus Holz an?		

Prägungen	Impulse / Tips	Ja	Nein
„Es war der schönste Moment, wenn am Freitag der Mann nach Hause kam und mir das Kostgeld gab."	Zahlen Sie am Freitag das Taschengeld aus?		
Wenn die Frau in die Kirche ging, hatte sie eine Stunde Ruhe.	Reaktivieren Sie Kirchenbesuche?		
Etwas ausborgen zu dürfen ist Kommunikation.	Fördern Sie das gegenseitige Ausborgen?		
Schmalz zu haben bedeutet Reichtum.	Geben sie als Spätmahlzeit, um ca. 22 Uhr, noch ein Schmalzbrot? (Das fördert die Nachtruhe.)		
Kinder dürfen fragen.	Forcieren Sie eine Fragestunde?		
Arbeit zu haben ist wichtig!	Lassen Sie die Leute arbeiten? (nicht beschäftigen!)		

Wie stark die jeweilige Biographie im Sinne der richtigen Impulse beachtet werden muß, sollen die hier angegebenen Beispiele deutlich machen – sie sollen als Feedback dienen.

Diverse Schlüsselreize		Ja	Nein
Ansichtskarten	Zeigen Sie Ihren Klienten welche?		
Fotos	Lassen Sie Fotoalben aus der Wohnung bringen?		
Alte Bücher	Lassen Sie wieder daraus lesen?		
Heimatfilme	Lassen Sie Heimatfilme ansehen?		
Museen	Gehen Sie mit dem Klienten in Museen? (Er wird zum Lehrer.)		
Politische Veranstaltungen	Veranlassen Sie Besuche je Klientenprägung?		
Neugier	Wecken Sie wenigstens hin und wieder die Neugier? (Etwas fallen lassen, Lärm machen, Dias an die Decke projizieren, Reklamezettel verteilen – wenn man schon keine Briefe bekommt, dann wenigstens Reklamezettel. Betten bunt überziehen, Witze aufhängen – hie und da liest sie schon jemand und erzählt sie weiter.)		

Diverse Schlüsselreize		*Ja*	*Nein*
Verlängerte Adaptionszeit	Sind Schattenspiele besser als TV? (Reizanflutung mit Discoleuchten, wie beim Kuscheln möglich. Zettel aufhängen, drum herum lernen, wobei die Information in Kurrentschrift etwa bis Jahrgang 1935 sinnvoll ist.)		
Gerüche	Setzen Sie erregende Gerüche ein? (Aber die von früher, nicht exotische Stinker!)		
Leute ausrichten	Tragen Sie zum Tratschen bei? (Leute ausrichten ist Leben.)		
Entlastungsreden	Stellen Sie Fragen?		
Belastungsreden	Setzen Sie schrille Töne ein?		
Reizsätze	Verwenden Sie Reizsätze?		
Brotherrin	Lassen Sie Kochrezepte schreiben?		
Gewürze	Sorgen Sie dafür, daß mehr gewürzt wird als bei Jungen? (Geschmacksnerven atrophisch – Schonkost bringt Menschen um.)		
Alte Küchengeräte	Üben Sie mit alten Küchengeräten? (z.B. Kaffeemühle etc.)		

e) Negative Reize – von Patienten (normal Betagten) selbst gesammelt

An negativen Reizen stehen wohl
* Ungerechtigkeit
* füreinander keine Zeit haben
* die Abrechnung mit den Kindern
* die zu hohe Reinlichkeit (Arbeiterschicht)
* die zu geringe Reinlichkeit (Bürgerliche)

an vorderster Stelle.

Es verärgert mich, wenn
... Leute zu spät ins Kino kommen
... es regnet, nachdem ich die Fenster geputzt habe
... meine Frau stundenlang telefoniert
... der Gespritzte warm serviert wird
... im Apfel ein Wurm ist
... jemand in letzter Minute einen Besuch absagt
... mein Auto nicht anspringt
... mir jemand seine Operationsnarbe zeigt
... im Radio nur englische Lieder gespielt werden

... ich in meiner Ruhe gestört werde
... am Gehsteig dauernd Hundekot liegt
... man älteren Menschen keinen Respekt mehr zeigt
... das Alleinsein
... ich Besuch bekomme und plaudern muß
... kleine Hänselein
... man mich nicht ernst nimmt
... jemand etwas Unangebrachtes sagt
... ich Handlungen von Mitpatienten nicht verstehe
... der Neffe um Geld bitten kommt
... keine intakte Familie vorhanden ist
... jemand keine Achtung vor dem Alter hat
... die Kinder keine Zeit für mich haben
... mir etwas nicht gelingt
... jemand mit mir schimpft
... mein Essen reduziert wird
... ich von anderen ausgelacht werde
... die Kinder zu weit entfernt leben
... ich etwas nicht bekomme
... ich meinen Standpunkt nicht durchsetzen kann
... jemand zeitweise freudlich, zeitweise aggressiv ist
... man Polizisten „Bullen" schimpft
... Vater mit Mutter geschimpft hat
... jemand etwas tut, was ich nicht will
... jemand schlecht über Hunde redet
... das Licht zu lange brennt
... ein Kosename als Schimpfwort benutzt wird usw.

Ich ärgere mich über
... meine Teufelwahnvorstellungen
... den Selbstmord meines Bruders
... meine zwei Frauen
... weil ich nicht nach Hause gehen kann
... Ungerechtigkeiten
... die übersoziale Zeit, jedem geht es gut
... meine Mitpatienten
... Unanständigkeiten
... jede Ordnung
... die Dummheit der anderen
... die Unzufriedenheit der Menschen
... Politik
... Fernsehen außer Sport
... sehr viel
... Schmerzen
... scheinbare Ungerechtigkeit

... Diät und Körperpflege
... Psychiatrie
... große Armut – großer Reichtum (Ungerechtigkeit)
... körperliches Ungepflegtsein
... Überheblichkeit
... Falschheit
... Unpünktlichkeit
... Widerspruch
... daß ich meine Gewohnheiten nicht leben kann
... daß mein Mann säuft
... daß ich nichts geerbt habe
... wenig Essen, Diät
... Sauberkeit, Waschzwang der Schwestern
... unordentliche Mitpatienten
... Reinlichkeitsfimmel
... Belehrungen, auch gutgemeinte
... freizügige Gespräche über Sexualität
... Faulheit
... Rauschgiftkranke
... Gewalt
... Distanzlosigkeit
... Ungehorsam
... Abhängigkeit durch Krankheit
... Mißtrauen
... Unordnung
... Unpünktlichkeit
... Vorwürfe der Eltern
... Vergewaltigung als Jungfrau
... Wirtshäuser, Kartenspielen
... Glühwürmchen
... TV-Krimis (war Polizist, alles ist unglaubwürdig)
... Neugier der Nachbarin
... Streit
... Distanzierung von Verwandten nach der Einlieferung
... Schimpfwörter
... Kindesmißhandlung
... suchen und nicht finden
... Unehrlichkeit
... Männer und Kinder usw.

Vigilanzbremsung (bei Plus-Symptomatik)

Im Leben geht es immer um Anspannung und Entspannung. Diese Klienten kommen aber nie zu ihrer Entspannung, sodaß alles versucht werden sollte, um eine Entspannung zu ermöglichen.

Prägungssituation – Refugiumssuche	Tips	Ja	Nein
Daheim-Gefühl	Bemühen Sie sich um das Daheim-Gefühl?		
Was fehlt ihm/ihr?	Wissen Sie, was Ihr Klient vermißt?		
Fehlen die Wohnungsgerüche von früher?	Kennen Sie den Unterschied? (Strohsack, Gewürzstrauß, angebrannte Milch, morsches Holz, Stuhl und Harn – diese Gerüche gehörten bei vielen zum Leben. Wenn es einem schlecht ging, zog man sich z.B. in den Stall, in den Wald, aufs WC zurück. Das Klo wurde der Rückzugsraum.)		
Wird der Klient eingeengt? (Einengung schafft Aggressionen)	Lassen Sie oft die Windel weg?		
Sicherheit	Hat Ihr Klient Befürchtungen? (Angst, zum Pflegefall zu werden, daß es noch schlechter wird, kein Dach über dem Kopf zu haben, ...)		
Triebe	Kann Ihr Klient seine Triebe nicht mehr leben? (Arbeitstrieb, Freßtrieb, Machttrieb, ...)		
	Tauschen Sie den Aggressionstrieb gegen einen anderen, für das Heim tolerierbaren?		
Überforderung	Sind Ihre Klienten oft überfordert, wenn mehrere Leute da sind? (Einzelzimmer; Pflegender soll nur da sein – nicht reden, nicht überfordern!)		
Fehlende Rituale	Verwenden Sie Glücksbringer, Gruß von Früher, Kreuz auf die Stirn, um Sicherheit zu geben, Essen wie früher (Aufgewärmtes, Einfaches, Banales)?		
Ermüdung	Ist der Klient nicht müde genug? (grobmotorisch abreagieren lassen, „rechtschaffen müde machen")		
Beruhigung	Kennen Sie diese Beruhigungsmittel? (Was tat die Mutter zur Beruhigung: warmen Ziegelstein ins Bett, Birnen unter den Kopfpolster, Gute-Nacht-Geschichte, Betthupferl, Licht anlassen ...)		

Prägungssituation – Refugiumssuche	Tips	Ja	Nein
Reizabschirmung allgemein	Geben Sie Rückzugsraum?		
Männer hatten oft ihr Refugium bei den Wirtshausfreunden.	Ist es „typisch männlich", viele oberflächliche Freunde zu haben?		
Besitz	Ist das Besitzdenken stärker geworden? (Es tut gut, Besitz zu haben, es zu etwas gebracht zu haben – Logotherapie.)		

Handlungsimpuls:
Das Bett um 1900 gibt Nestwärme.
- Matratzen aufstellen
- Birne unter den Kopfpolster
- alle drei Wochen Wäsche wechseln
- Lavendelgeruch
- Bett an die Wand stellen
- Kirschenkerne
- warme Decken
- Schnarcher
- Wer machte das Bett?
- Baumwolldruck
- buntes Leintuch aus Flanell
- Abendgebet

Heute:
täglicher Leintuchwechsel (gilt als Pflegequalität!)

Vigilanz-Beispiele von der Kollegenschaft

Einige Kolleginnen oder Kollegen versuchen nicht nur, mein System zu erlernen, sondern setzen darüber hinaus auf Ihre Klinik zugeschnittene Impulse ein. Ich möchte hier einige Beispiele anführen, die von unserer Kollegenschaft erforscht bzw. selbst gefunden wurden.

Schwester Erika im Heim Leonberg, Ostertaggasse 44, Pflegeleitung Markus Rudolf:
Schwester Erika hat gute Erfahrungen damit gemacht, wenn man Betagte wichtig nimmt und ihre Erfahrungen aufgreift.
So konnte sie liegende Patientinnen wieder zu gehenden machen, indem sie ihnen erklärte, daß die von ihr eingekochte Marmelade immer schimmelig würde. Die betagten Damen wollten sie aus ihrer Dummheit retten und erklärten ihr, was man machen müsse, damit die Marmelade nicht schimmelt. Dabei lebten die Damen auf.

Eine noch bessere Idee bestand darin, bei liegenden Klienten ein Mobile am Bettgalgen aufzuhängen. So formte Schwester Erika ein Mobile für einen Schlosser, bestehend aus einzelnen Werkzeugen. Der Patient mußte nun nicht mehr an die leere Decke starren und lebte auf.

Das Kochen fällt Schwester Erika angeblich ebenfalls schwer, und auch hier stellte sie sich dumm. Die Antwort der Patientinnen war eine Spontanhilfe, begleitet von den Worten: „Bevor ihre Ehe draufgeht, sagen wir ihr lieber, wie es geht!" Und sie lebten auf.

PSYCHISCH-REHABILITATIVE PFLEGEQUALITÄTSERHEBUNG

Test 3 Station .... am ....

Wird an der Station die Plus/Minus-Symptomatik beherrscht? Werden Regressionsauslöser verhindert?	*Ja*	*Nein*
Vigilanzsteigerung durch Prägungen 1		
Vigilanzsteigerung durch Aphorismen 2		
Vigilanzsteigerung durch Musik 3		
Vigilanzsteigerung durch Neugier 4		
Vigilanzsteigerung durch Dias 5		
Vigilanzstiegrung durch Streit/Reizsprüche 6		
Vigilanzsteigerung durch Gerüche von damals 7		
Lebenssinn durch Triebe (Elan vital 1–7) 8		
Vigilanzsteigerung durch Gegenstände (Biographie-Zimmer) 9		
Forcierung der Fragen 10		
Arbeit zu haben, ist wichtig 11		
Alte Fotos, Ansichtskarten werden verwendet 12		
Refugiumssuche wird gewährt 13		
Überforderung beim Patienten verhindert 14		

Wird an der Station die Plus/Minus-Symptomatik beherrscht? *Werden Regressionsauslöser verhindert?*	*Ja*	*Nein*
Reizabschirmung in der Agitation betrieben 15		
Heimatgefühl mittels Heimatfilme, Brauchtum, Bezugstiere forciert 16		
Sicherheit durch die ATLs gewährt 17		
Politische Prägungen und deren Feste beachtet 18		
Ich-Identität erhöht (Dame, schön sein etc.) 19		
Milieusprache eingeführt 20		

5. Umsetzungshöhe 4 – Impulse für Klienten mit schweren Verhaltensstörungen
(Interaktionsstufe 6–7, 1.–3. Lebensjahr fixiert)

Ziele:

Symptomlinderndes Verhalten

Impulse:

Streng singuläre Impulse je nach Interaktionshöhe und Biographie!

Die Impulse in der Umsetzungshöhe 4 sind eine Zusammenfassung der in der Literatur als Kardinalsyndrome beschriebenen Probleme des organischen Psychosyndroms.

Ich vertrete dabei die Ansicht, daß trotz vorliegender Organschäden oder Minderwertigkeiten mit der psychobiographischen Pflege eine Befindensverbesserung des psychogenen Zustandes erzielt werden kann (Angstlinderung etc.). Klar soll dabei sein, das auch eine pathologische Biographie (ein Leben lang schizophren, ein Leben lang Alkoholiker etc.) eine Biographie und somit eine eigene Prägung (meist Anstaltsprägung) darstellt.

In der Literatur sind die Syndrome
1. Desorientiertheit
2. Paranoia im Senium und
3. Depression im Senium

als Kardinalsymptome bezeichnet.

Aus praxisrelevanten Gründen möchte ich eine Unterteilung in der Form ihrer Auftretenshäufigkeit vornehmen. In diesem Sinne unterscheide ich nach der Häufigkeit der Symptome:

1. Desorientiertheit
1.1 Desorientiertheit und Angst
1.2 Desorientiertheit und Aggression
1.3 Desorientiertheit und Agitiertheit
1.4 Desorientiertheit und Aufnahmestress
1.5 Trainingsprogramme
2. Paranoia im Senium
3. Depression im Senium
4. Destruktionstrieb (Regression progredient verlaufend)
5. Verwahrlosung

Klassisches Erscheinungsbild
(im dritten Stadium der ALZHEIMER-Beschreibung)

Bei diesen Klienten ist die selbständige Lebensführung aufgehoben. Die Patienten sind vollständig von ihren Betreuern abhängig. Das Gedächtnis ist nicht mehr in der Lage, neue Informationen zu speichern. Die Sprache beschränkt sich auf wenige Wörter. Die Betreuer werden häufig nicht mehr erkannt. Zu den hochgradigen Störungen der geistigen Leistungen kommen

jetzt körperliche Symptome hinzu. Folgende Krankheitsanzeichen können auftreten:
- Probleme beim Essen, auch mit Hilfe
- Unfähigkeit, andere Leute zu erkennen
- vornübergeneigter, schleppender und kleinschrittiger Gang
- Gefahr von Stürzen
- Verlust der Kontrolle über Blase und Darm
- verändertes sexuelles Verhalten
- zerebrale Krampfanfälle
- Schluckstörungen

5.1 Desorientiertheit

Noopsychisch: Orientierungs- und Bewußtseinsstörung

Thymopsychisch: Verwirrtheit – Delir

Pathophysiologie:

Wir werden uns und unserer Umgebung bewußt, wir kümmern uns um unser Dasein.

Bewußtseinsstörung mit Verkennung und Mischung der Erreichbarkeitsstufen.

Das Gefüge der Wahrnehmung

Wahrnehmung ist:

Feststellen und Erkennen eines gegenwärtigen und wirklichen Sachverhaltes. Das, was wir Zeit nennen, veranschaulichen die Begriffe „jetzt" und „vorbei".

Zeitordnung ist:

Miteinander oder nacheinander des Erlebtwerdens von Vergangenheit – Gegenwart – Zukunft.

Das *Bewußtsein der Zeitdauer* kommt dazu: Bei Schmerz, Langeweile, Unlustbetontem vergeht die Zeit nicht, bei Spannendem vergeht sie schnell. Leere Zeit erlebt man nur zwischen zwei erfüllten Zeitstrecken (Pausen in Musikstücken, Reden, Zwischenräume).

Formen

Desorientiertheit:	örtlich – persönlich – zeitlich
Verwirrtheit:	Delir mit vegetativen Zeichen
Triviale Verwirrtheit:	Patient glaubt, er befände sich dort, wo er immer war (abgedroschen)
Phantastische Verwirrtheit:	religiöse Erlebnisse
Passagere Verwirrtheit (meistens T.I.A.):	wechselt die 7 Stufen stündlich (bin in der Schule – in der Schule – bin im Krieg – in der Schule)

Delirante Verwirrtheit:	situativ nicht angepaßt
Auffassungsstörung:	verstehen nicht, Eindrücke können nicht verarbeitet werden; die Folgen sind Angst und psychomotorische Unruhe
Nächtliche Verwirrtheit:	Nachtlicht bei Handlungen aufdrehen (RR?), abends Kaffee statt Neuroleptika. Sucht er Bettgenossen? Gerüche? Schnarchen?

Die Desorientiertheit aus der Sicht der Thymopsychobiographie
„Ich verstehe die Welt nicht mehr!"
Eigentlich sind sich in der heutigen Zeit Pflegende und Gepflegte sehr ähnlich; eine Unterscheidung kann nur mittels Dienstkleidung erreicht werden.

Warum diese Anpassungsrituale? Ganz einfach: Keiner weiß, wo es langgeht – der Patient nicht, wir nicht, die Regierung nicht, die Heimleitung nicht – trotzdem muß etwas passieren.

Es ist eben ein menschliches Grundbedürfnis, sein Leben in der Hand haben zu wollen. Der Mensch möchte wissen, wo es langgeht, er möchte Markierungen, Wegzeichen und Himmelsrichtungen erkennen können. Zumindest möchte er den Eindruck (oder wenigstens die Vorstellung) haben, daß er alles im Griff hat – koste es, was es wolle.

Es ist somit sehr schwirig für den einzelnen (wenn er sich nicht mehr auskennt), in Stille zu verharren (dies kann nur ein Parasympathikotoner). Auf die ungute Stille des Nicht-wissens *wo* (örtliche Desorientiertheit) und *wie* (zeitliche und persönliche Desorientiertheit) muß eine Reaktion erfolgen: Man bewegt sich, läuft herum und ist der Meinung, daß es besser ist, herumzulaufen als passives Opfer zu sein. (In der Pflege wird dieses Tun als sinnloser Aktivismus bezeichnet.)

Es ist jedoch kein Wunder, daß Betagte eines Tages abschalten, nicht mehr Herr der Lage sind und aus dieser oft unverständlich wirkenden Welt, in der sie sich nicht mehr zurechtfinden, flüchten.

Die Jugendlichen sagen: mega, cool, affengeil, superstark, anstatt zu Grüßen. Kaffee bekommt man aus dem Automaten anstatt aus dem Häferl. Das Gefühl, nicht mehr der Herr der Lage zu sein, nimmt zu.

Der Patient agitiert, räumt die Kästen aus, wird verbal aggressiv.	Die Pflegenden reden und reden und wissen nie, was sie eigentlich reden oder woher ihre Meinung eigentlich kommt.
Er läuft auf die Straße, nur weg von hier ...	... wir nehmen uns Bankstunden.
Er uriniert in eine Ecke ...	... wir pfeifen auf die Arbeit.

Der Pfleger und der Gepflegte organisieren einen Entlastungsaktivismus als Eigentherapie.

Dieses Verhaltensmuster liegt in unserem Kollektivgedächtnis vergraben (gespeichert), denn selbst Kain erschlug Abel aus Aktivismus. Er wußte nicht, was er in seiner Lage tun sollte, und so dachte er, es sei besser, seinen Bruder zu erschlagen als in tiefer Ohmacht und Hilflosigkeit zu verharren. Der Preis einer bösen Tat, inklusive einer Schuldübernahme, war Kain lieber als nichts tun zu können – er kompensierte mit Totschlag: „Lieber mörderisch zuschlagen als tatenlos zusehen!"

Scheinbar machen wir Menschen noch immer lieber etwas Böses (wenn uns nichts Gescheites einfällt) – Hauptsache ist, nicht hilflos sein zu müssen.

Aus dieser Lage heraus kommt es zu Fehlleistungen und Fehlhandlungen, die ihrerseits wiederum das Symptom verstärken und zusätzlich Angst machen.

Fehlleistungen:
– Vergessen als Fehlleistung
– unbewußt („Ich vergesse, wer ich bin.")

„Was für eine Zeit ist jetzt?"
Ich verdränge mein Alter, meine jetzige unkorrigierbare Situation.

Versprechen
Eine herrschsüchtige Ehefrau hat sich um die Diät des Gatten zu kümmern. Der Arzt hat gesagt, es sei nichts Besonderes: „Mein Mann kann alles trinken, was *ich* will."

Verlegen
Welchen Vorteil hat es, müssen wir uns fragen. Wollen wir Unannehmlichkeiten ausweichen? (z.B. Schulbuch vergessen bei Schularbeit)

Für mich stellt sich die Frage, ob denn nicht die Desorientiertheit an sich eine Flucht aus dem nicht mehr gewollten, nicht mehr verstandenen Leben darstellt. Es handelt sich dabei oft um Menschen, die als Coping ein Leben lang die Flucht, das Nicht-zuhören-Können und -Wollen gelebt haben und nun im Alter am Leben nicht mehr teilnehmen wollen. Sie heben – wie man sagt – den Telefonhörer zur Welt nicht mehr ab und scheinen dadurch nicht erreichbar zu sein.

In der Impulsgebung muß daher die Suche nach dem Auslöser, dem „Warum will oder kann dieser Mensch nicht mehr am Leben teilnehmen" im Vordergrund stehen. Sehr oft wird man dabei die Feststellung machen, daß Menschen, die „aus dem Felde gehen" und dies als ihr Coping wählen, immer in erster Linie das vergessen, worauf sie nie emotional fixiert waren. Dies kann einmal die Wohung, ein andermal die (jetzige) Gattin oder gar ein Kind der Familie sein.

5.1.1 Desorientiertheit und Angst
Angstbekämpfung – Angst und Bewältigungshilfe[30]

Angst ist ein unlustbetontes Gefühl, das in uns ohne unser Zutun erzeugt wird. Angst steigt ohne Grund auf. Ein allgemeiner Mißmut wird über ein verstärktes Unbehagen und einen quälenden Pessimismus zur Angst. Angst ist ein Urphänomen des Lebens und somit eine Unbedingtheit unserer Existenz. Sie gehört zum Grunddasein des Menschen, zur Ursituation einer existentiellen Ungesichertheit (Heinrich SCHIPPERGES).

Es gibt eine Normalangst (Realangst), die sehr häufig in Grenzsituationen entsteht. Gleichzeitig stellt aber wieder die Angst an sich eine Grenzsituation dar, die ein Mensch nicht leicht aushält (Karl JASPERS). In solchen Grenzsituationen werden alle Kleinigkeiten und Banalitäten der Welt in den Hintergrund rücken, die Alltagssorgen nicht mehr wirklich sein, und man wird sich auf die Angst konzentrieren. Eine Handlungsunfähigkeit entsteht. Angst gehört unvermeidlich zu unserem Leben, sie begleitet uns von der Geburt bis zum Tode.

Normale Menschen könne Gegenkräfte gegen die Angst entwickeln: Mut, Erkenntnis, Macht, Hoffnung, Glaube, Liebe – sie ist somit auch ein Lebensmotiv. Meistens wird sie aber verdrängt, verleugnet.

Zu den normalen Ängsten zählen:

a) Signalangst – soll das eigene Leben schützen (bei einer roten Ampel geht man nicht über die Kreuzung);

b) Lebensangst – ist z.B. bei körperlichen Erkrankungen normal.

Pathologische, behandlungsbedürftige Angst (diffuse „flottierende" Angst)

Die pathologischen Angstzustände können nicht mehr kompensiert werden; es entsteht ein Vermeidensverhalten und damit eine Einschränkung des eigenen Verhaltensspielraums der Bewegungs- und Handlungsmöglichkeiten. Der Ängstliche neigt zu Panikreaktionen und Extremlösungen, die die Lage nur noch verschlimmern. Die unbestimmte Angst kommt zu einen großen Teil aus dem Gefühl der Unsicherheit, Ungeborgenheit und des schutzlosen Preisgegebens der Wehrlosigkeit.

Pflege kann man somit als Kompensierungshilfe im Akutfall als Casework im chronischen Fall je nach Angstform gesehen werden:

a) Umschriebene Angst (Phobien)
Leitsymptome: Auftreten der Angstsymptomatik ist an bestimmte Objekte oder Situationen gebunden

b) Neurotische Gewissensangst
Leitsymptome: Allgemeine Reizbarkeit, ängstliche Erwartungsspannung, somatisierte Angstanfälle, Furcht im Umgang mit anderen Menschen

---
[30] Bei diesen Kapitel unterstützte mich Sr. Anneliese URBAN.

c) Depressionsangst
Leitsymptome: Traurige Verstimmung, Schuldgefühle, Tagesschwankungen, Schlafstörungen

d) Psychotische Angst
Leitsymptome: bei paranoiden Psychosen, Delir, Intoxikation; ängstliche Spannung, unheimliche Hypermotorik, Schweißausbrüche, Getriebenheit, Panik, Denkstörungen

e) Somatisierte Angst
Leitsymptome: div. organische Beschwerden

Problemerhebung

Fremderhebung:
- HAMILTON-Skala
- Angststatusinventar und ähnliches

Durch Pflegepersonen als Beobachtung:
- Hat der Klient Angst? Wenn ja, wie oft?
- Einschätzung im Team: Angstbereitschaft?
- Biographisch?

Signalsprache erkennen

Bevor ein Mensch in einer Streßsituation, die er nicht mehr bewältigen kann, zuschlägt, gibt er mit persönlichen Zeichen kund, daß er nicht mehr kann – er wird Warnzeichen abgeben.

Er befindet sich in der Interaktionsstufe 6–7: Er geht auf Distanz, senkt den Kopf, ballt die Hände, stänkert herum, wird blaß oder rot im Gesicht, zieht sich aus, macht sich lustig, wird zynisch, setzt sich vor einen Spiegel und spricht mit diesem etc.

Angstreaktionen

Sympathikoton	*Parasympathikoton*
Agitiertheit	Hemmung
hantiert nervös	wird sprachlos
läuft unruhig hin und her	angespannt
trommelt mit den Fingern	erstarrt zur Salzsäule
Pupillenerweiterung	Pupillenverengung
Gefäßverengung	Gefäßerweiterung
Tachykardie	Bradykardie
Hemmung der Peristaltik	Anregung der Peristaltik

Pflegeimpulse gegen alle Formen der Angst
- nicht-ängstlich besetzte Verhaltensweisen und Äußerungen aufgreifen und verstärken (Ressourcensuche)
- Lebenssinnsuche
- Vertrauen erwecken
- Sicherheit auch mittels Tagesstruktur geben
- Bedürfnis nach Wünschen wecken
- eigene Angst zugeben
- die Schwester als Mutter
- Patient soll sich selbst verstehen lernen, nicht wir ihn
- keine oberflächlichen Versprechungen
- keine Ratschläge geben, die der Kranke nicht nachvollziehen kann
- aktives Zuhören nach C. ROGERS
- Bezugspflege
- keine Überredungsversuche
- keine Appelle
- differentialdiagnostischer Ausgang mit Begleitung, um gegen die Angst, sich zu blamieren, nicht erkannt, übersehen, nicht beachtet, etc. zu werden, anzugehen
- Musiktherapie (emotionale Aktivierung!)
- Entlastungsgespräch

1. Neurotische Angst, Phobie
- Die Akuttherapie soll den Patienten in die Lage versetzen, sich nach einen Affektstau umfassender zu artikulieren
- Entlastungsgespräch
- autogenes Training (Therapeut oder Selbsterlernung)
- Muskelentspannung (Therapeut oder Selbsterlernung)
- Desensibilisierungsversuche (Therapeut)

2. Neurotische Gewissensangst
- Es- oder Triebängste und Trennungsängste (Ängste, die von unserem Wertsystem ausgelöst werden)
- Entlastunggespräch
- logotherapeutische Ansätze (V. FRANKL)
- Schuld bedingungsfrei akzeptieren

3. Depressionsangst
- Zum depressiven Syndrom gehörende negative Eigenängste, meistens Angstzustände im Sinne von unerwünscht sein, im Weg sein, nicht geliebt zu werden bis hin zu Panikattacken (Angst entsteht, wenn unsere Existenz bedroht wird, wenn wir ein Ziel nicht erreichen – A. ADLER)
- Logotherapeutische Ansäze (V. FRANKL)
- Selbstwertgefühl erhöhen
- Schuld bedingungsfrei akzeptieren

- keine oberflächlichen Versprechungen
- Bei Demenzpatienten oft durch plötzliche Überforderung oder Unfähigkeit, zwischen realer Situation und subjektiver Scheinwelt zu unterscheiden; Folge: Katastrophenreaktion
- aus dem Daheim-Gefühl 1900–1925 Beseitigung der Angst suchen

4. Psychotische Angst
- Aus einer Affektpsychose (Verstimmungen) oder schizoaffektiven Psychose (Legierungspsychose) entstandene Angst
- Reizabschirmung bei Parasympathikotonen
- Urkommunikation
- 1,5 Meter Abstand halten
- da sein
- „auslaufen" lassen (bei sympoathikotonen Typen)
- Dissimilierungshilfe
- Angst durch nicht-ängstliche Verhaltensweisen verstärken
- keine oberflächlichen Versprechungen

5. Somatisierte Angst
- Es handelt sich vorwiegend um somatisierte Neurosen oder, wenn man das psychopathologische Hauptsyndrom in den Vordergrund stellt, um somatisierte Angst. Als Ursache kommen wieder innerseelische Konflikte oder Störungen zwischenmenschlicher Beziehungen in Frage.
- beziehungsorientierte Pflege

5.1.2 Desorientiertheit und Aggression

Aggression als Ersatzhandlung für das verlorengegangene Ich

Eine weitere Möglichkeit, mit dem Leben fertigwerden zu können ist (als Ersatzhandlung) die Aggression.

Aggression ist – wie die vorher beschriebene Angst – Ausdruck archaischer Verhaltensweisen, ohne die eine menschliche Existenz nicht denkbar ist. Angst und Aggression stehen in einem antagonistischen Verhältnis. Bei ängstlichen Depressionen jeder Ätiologie besteht sogar eine ausgesprochene Aggressionshemmung.

Problemerhebung

Aggression drückt immer einen *Mangelzustand* aus:
- Mangel an Auslauf
- Mangel an Lebensenergie
- Mangel an Raum

Folge:
- Frustration
- dem anderen wird Schuld zugesprochen, er wird schuldig gemacht
- der andere wird negativ klassifiziert, beschimpft
- der andere wird totgeredet oder totgeschwiegen

- bereits beim Zuhören wird gewertet
- spricht mit absoluter Sicherheit und läßt den anderen keinen Raum mehr

Pflegeimpulse
- Konfliktlösungsversuche im Gespräch
- Untersuchung der Nützlichkeit
- Reduktion von komplexen Vorgängen auf einen einfachen Nenner
- Strategie der Demokratisierung
- Stationsparlament
- Gruppen
- Kleidung
- Autoritätsgefälle

5.1.3 Desorientiertheit und Agitiertheit

Agitierte Demenz (ist eine Steigerung der Angst)

Psychomotorische Agitation:

Probleme werden mittels Signalsprache ausgedrückt.

Sie tritt als:
a) Akathisie (Unfähigkeit zu sitzen), erhöhter Bewegungsdrang,
b) Dyskinesien (abnorme Bewegungen),
c) Aggressionshandlungen
   - verbal: schreien, fluchen; Auslöser: alleingelassen, Pflege mit Berührung
   - ungerichtetes Abwehren: ausschlagen; Auslöser: Ungeduld, Angespanntsein
   - körperliche Gewalt: Situationsverkennung, hirnorganische Enthemmung

auf und ist eine Begleiterscheinung von globaler Hyperaktivität.

Umgang mit erregten Menschen

Diagnose:
- Signalsprache: Gespanntheit
- rutscht hin und her
- unruhig
- schließt die Augen
- läßt Kinn auf Brust fallen
- verschließt sich, bis er explodiert
- stänkert
- „Sie haben sich mit mir angelegt, Herr Pfleger!"

Entstehung:

zorniger alter Mann

Zeitlebens eher mißtrauisch und darauf bedacht, seine Rechte zu schützen, kann seine „Prinzipienreiterei" im Alter bis querulatorisch steigern, wobei er kleinlich, starrsinnig und streitsüchtig wirkt.

Die Hoffnungslosigkeit ist für den Klienten erkennbar.
Wenn der Handlungs- und Lebensraum kleiner wird, wird die Aggression größer.
Windeln auslassen!
Wir verstehen die Signalsprache nicht (Aphasien).
Überforderung durch zu schnelles Sprechen und Agieren.

5.1.4 Desorientiertheit und Aufnahmestress

Feedback beim Aufnahmestress, Impuls: Minderung des Aufnahmestresses.

Der Klient zeigt Angst („Ich kenne mich nicht mehr aus"). Er ist angespannt, enthemmt, maniert oder manisch.

Bei Demenzpatienten kann Angst oft durch plötzliche Überforderung oder die Unfähigkeit, zwischen realer Situation und subjektiver Scheinwelt zu unterscheiden, entstehen. Die Folge ist eine Katastrophenreaktion aus dem Daheim-Gefühl 1900–1925 – Beseitigung suchen!

Agitiertheit bei der Aufnahme

Problem	*Diagnose*	*Impulse*
Phase I (Eingewöhnung): Widerstand	wehrt sich, klingelt oft, schreit um Hilfe, flüchtet vor der Realität und wird desorientiert	mehr Psychomotorisches: Auslauf lassen, mehr Kontakt, schon jetzt remotivieren, daß das Heim nicht Endstation ist
Phase II: Anpassung	gewöhnt sich ein, läßt sich aber eventuell fallen – Todestrieb; geht in Rückzugsphase – Todstellreflex	Vigilanzsteigerung Remotivierung Resozialisation
Phase III: Entwicklung	fällt wieder auf seine Prägungs- und Sozialisationsmuster zurück; Eigenarten, Daseinsbewältigungen wie immer	Prägungsphänomene[31]

Impulse:
Bei Aggressionen ist sehr oft das Personal schuld!
- 1,5 Meter Abstand
- in der ersten Zeit keine Änderung herbeiführen wollen
- Sei so normal wie möglich!
- Ruhe auf der Abteilung
- verbal Aggressive wollen sich abreagieren, sich Luft machen (Hometrainer – psychomotorische Abreaktion)
- bei vielen Punkten Recht geben, bei Einzelheiten aber stur bleiben
- keppeln lassen

---

[31] Siehe E. BÖHM: "Alte verstehen", 1991.

Psychogene Stabilisierung

Diffuse Impulse *(Kennen oder verwenden Sie diese?)*	*Ja*	*Nein*
Angst nehmen (Nicht sein dürfen, wer man ist, macht Angst!)		
für Wohlbefinden sorgen		
für ruhiges, nicht überprotektives Stationsklima sorgen		
als soziale Intergrationshilfe Mischung mit Gesunden		
für Schlaf und Entspannung sorgen		
Verwirrte ernst nehmen		
immer dieselbe Bezugsperson einsetzen (Sprache, Stimme)		
langsam sprechen (Adaptionszeit)		
Handlungen erklären		
Zeit geben – nicht überfordern		
zum Zeitgeist passende Kleidung der Pflegenden, Aussehen, Milieusprache		
Belassen von Eigentum – eigener Kopfpolster, Geldtasche, Schlüssel („Ich bin Hausherr")		
Gerüche von früher einsetzen		
Milieutherapeutische Ansätze		
Dialekt sprechen		
Reize aus der Biographie		
Verhaltenssicherheit trainieren		
nicht von Gesunden trennen – Lerntheorie		
keine dummen Auskünfte zu Tagesereignissen – Speiseplan		
keine Kommunikationstöter (Dispenser)		
gemeinsames Essen, gemeinsame Spaziergänge etc.		
Gegenstände aus der Heimat anbieten		
Banale Impulse bei Ich-Störungen		
Chronifizierungen verhindern		
Pfleger stellen sich mit Namen vor		
Bewohner mit Namen ansprechen		
jedes Handeln erklären		
Entscheidungstrainings		
kleine Geschenke geben		

Diffuse Impulse *(Kennen oder verwenden Sie diese?)*	Ja	Nein
Begrüßung mit Handschlag		
Spiegel anbringen		
Informationen zum Haus		
Stundenpläne austeilen		
Geld zählen üben		
Eigentum respektieren		
differenzierte Setting-Angebote		

5.1.5 Trainingsprogramme

Es muß feststehen, was wir trainieren.[32]

24 Stunden-Training nach L.CIOMPI:

Orientierungstraining heißt üben, mit sich zurechtzukommen, Ordnung halten können im Hirn (in Raum und Zeit).

Reizanflutung entwicklungsgeschichtlich gesehen:

Der Säugling lernt zuerst nur sich selbst kennen (basale Stimulation), dann erweitert er durch Nahrung, später durch Raum und Zeit. Im Vordergrund stehen Forschen, Wachsein, Neugier.

Training – Orientierung	Ja	Nein
Vor den Trainings Retikularformation (Formatio reticularis, RET) aufwecken!		
Schlüsselreize von damals, weil sie keine Angst machen		
neues WC im Heim macht Angst – „Häusl" nicht		
Dann durch biographisches Material Neugier wecken – Reaktivieren vor R.O.T.		
Rundkurse – Bett – Tisch – Gang – Portier		
Persönliche Neugier		
Walkman		
Spiegel		
Körperpflege mit Urkommunikation		
Entscheidungstrainings (Wollen Sie Milch oder Tee? Regenschirm oder Mantel?)		

---

[32] Die Bezeichnung R.O.T. in der Dokumentation beweist nur, daß es nicht durchgeführt wurde.

Training – Orientierung	Ja	Nein
Räumliches R.O.T.		
Schon das Kleinkind lernt bestimmte Räume, Ecken für bestimmte Zwecke zu verwenden. Diese werden nicht erkannt, und so kann es schon vorkommen, daß man wo anders hinmacht als ins WC.		
Wegzeichen		
Vertrauensecken		
Herrgottswinkel		
Orientierungshilfen aus Tertiärgedächtnis		
Zeitliches R.O.T.		
Vorerst Biorhythmus beobachten: Spannung/Entspannung – wann? Später über: Vater geht arbeiten, Mutter kocht Adventkalender, Waschen, Essen – je Biorhythmus – Kochen		
Tagesfahrplan – stimmt dieser mit der jeweiligen biographischen Interaktion zusammen?		
Monatsfahrplan, Wochenfahrplan		
Realisationstraining		
Wohnungs- und Straßentraining		
Geld abheben – Bankbesuche		
Straßenbahn fahren, Wohnung wiederfinden (mit dem Auto nachfahren – wie bei Kindern)		
Differentialdiagnostischer Ausgang		
Bei allen Trainings: nicht überfordern (Achtung: Salondemenz, Maske)		

5.2 Paranoia im Senium

(Alterswahn)

Pathophysiologie: Paranoia im Senium, Paranoides Syndrom
Das *paranoide Syndrom* ist medizinisch gesehen eine Denkstörung.
Die *Paranoia* ist eine Reaktionsbildungsstörung (Denkstörung inhaltlich).
Diese Denkstörung entsteht durch

- Gefühle (ich glaube . . .)
- Wahnideen (falscher Denkinhalt, manchmal persönlichkeitsfremd)
- Denkablauf wird verlangsamt
- Wahnstimmung zu . . .
- Affekthandlungen

Das Gefühl wird zu einem unkorrigierbaren Irrtum (der für den Patienten die Wahrheit ist). Gegen dieses Gefühl kommt man mit logischen Argumenten nicht an.

In der Pflege muß es darum gehen, wenigstens die Angstsymptomatik kompensieren oder besser gesagt, dissimulieren zu helfen. Teilweise treten zusätzlich Halluzinationen auf.

Die *Halluzination* ist eine Wahrnehmungsstörung. Wahrnehmung geht über die Sinnesorgane plus Erfahrungen.

Das paranoide Syndrom wird in der Literatur meistens als mehrere Symptome ohne auffällige hirnorganische Veränderung gesehen. Es wird demnach der funktionellen Störung zugeordnet und unabhängig davon, ob es eine spätschizophrene oder eine psychotische Reaktion ist, gesehen.

Erklärungsversuche zur Entstehung
Körperlich begründbare Psychose
Es stehen Wahn und Halluzination im Vordergrund, äußere und innere Erlebnisse werden verändert, sie entbehren zunehmend der Realität – daher nachts mehr Halluzinationen, am Tag mehr wahnhaftes Erleben.

Lerntheoretischer Erklärungsversuch
Frühere Verlusterlebnisse führen zu einem Gefühl des Beraubtseins.

Schuld und Sühne als Grundlage
am ehesten Verfolgungswahn (biographische Ursache), war selbst der Verfolger („Wie der Schelm denkt, so ist er.")

Paranoia als Ersatzhandlung (Coping), als Beziehungswahn
Viele Autoren geben prämorbide Störungen und ihre Ersatzhandlungen als Entstehungsgrund mit an.
- Hörschäden, die zur Ersatzhandlung führen („über mich reden alle")
- Leichte Gedächtnisstörungen, die dazu führen, daß man z.B. etwas verlegt sowie dazu, daß die Klienten darunter leiden und dadurch alles auf andere projizieren. Also die Begründung: „Nicht ich bin so dumm, daß ich schon alles verlege, sondern alle Leute stehlen."
- Die Isolierung (Isolierungsparanoia) – „Ich bin nichts mehr wert, um mich kümmert sich keiner" – aus der die Ersatzhandlung „Um mich kümmern sich alle, mich lieben alle, alle kommen auf Besuch" resultiert
- Kränkungen und die daraus resultierende Projektion
- Ersatzhandlungen – Verdrängung:
- Sie verdrängen ihre Verfolger (Paranoidogen), z.B die Mutter, die sie immer fütterte, die ihre Liebe voll auf das unselbständige Kind übertrug; z.B. der Vater, der immer Pflichterfüllung wollte. Nun verdrängen sie den Wunsch des Vaters, haben aber Angst, seine Wünsche nicht erfüllt zu haben. Im Alter wissen sie nicht mehr, daß sie verfolgt wurden, aber eines Tages im Senium kommen sie ihre Verfolger wieder besuchen, sie fühlen sich verfolgt. Das heutige Paranoidogen hat wahrscheinlich eine Ähnlichkeit mit dem damaligen Vater oder der damaligen Mutter.

Tatsächliche Vergiftung
Nicht eruierbare Ursache
Aus dem paranoiden Syndrom entsteht der geriatrische Wahn.

Pflegeüberlegungen auf der Basis des Volkswissens
Das Aufspüren von pathologischen Denkprozessen funktioniert meist nicht über direkte Fragen. Denn der nicht abgebaute Klient wird trotz seiner Wahnstimmung zu rationalisieren beginnen. Er wird es sich selbst erklären.

Allgemeine Pflegeregeln
Krankheitseinsicht
Paranoid Verstimmte haben nie ein Krankheitsgefühl oder eine Krankheitseinsicht. Sie wissen nur, daß etwas anders ist als sonst. Der Versuch, ihnen dieses Gefühls auszureden, wäre immer falsch, denn dann wird man in das Wahnsystem miteinbezogen und gehört plötzlich auch zu den Feinden.

Sie halten keine Nähe aus.
Nicht zu nahe gehen, normal Abstand halten – 1,5 Meter!

Sie haben die typischen „Schizo-Augen".
Laien behaupten, Paranoide hätten schizophrene Augen – „schwere Fälle". Dies erscheint deshalb so, weil Paranoide immer ins Narrenkastel schauen. Sie beschäftigen sich mit ihren Halluzinationen oder Wahnideen und sind daher nicht erreichbar.

Sie essen und trinken manchmal nichts,
da sie annehmen, alles sei vergiftet. Das führt in weiterer Folge zur Exsikkose und zur Zunahme der Wahnideen.

Manchmal verwahrlosen paranoide Klienten.
Sie verschanzen sich und bauen Erinnerungsaltäre.

Es sind Leute mit dünner Haut.
Jedes falsche Wort führt zur „Achtung Feind"-Reaktion beim Klienten.

Der Pfleger als Plazebo
Die Pflegeperson soll als Mutmacher gegen das Paranoidogen, gegen die Feinde agieren

Die Pflegepersönlichkeit
soll als Erzeuger von tragfähigen Kontakten agieren. Anlaufstelle bei Problemen soll die sozialen Kompetenzen fördern, soll den Klienten ablenken.

Pflegeüberlegungen nach Wahnformen
a) Körperlich begründbare Psychose
b) Lerntheoretischer Erklärungsversuch zur Entstehung eines paranoiden Syndroms

Paranoia

„Hals- und Beinbruch"

Glückwunsch vor wichtigen Ereignissen, vor einer nicht alltäglichen Entscheidung, die mit einem Risiko verbunden ist. Nach altem Aberglauben werden bei unverhüllten Glückwünschen die bösen Geister angelockt, die dann erst recht Unheil stiften. Wird jedoch das Gegenteil ausgesprochen, werden die Dämonen hinters Licht geführt, und alles geht gut. In der Fliegerei des Ersten Weltkrieges verwendet.

c) Schuld und Sühne als Grundlage (biographische Ursache)

Ich werde verfolgt.
Ich habe verfolgt.
Wie der Schelm denkt, so ist er.

Beispiel:

Sehen – Erkennen	Handeln – Zusatz
Alle Italiener stehlen.	Die Menschen handeln danach.
Alle Schwarzen sind gefährlich.	Ein Leben lang sahen sie alles negativ, paranoid.
Alle Sozialisten arbeiten nichts.	als eigene Ersatzhandlung
Alle Schwarzen sind Ausbeuter.	Es besteht sehr wenig Urvertrauen.
Alle haben sich im Krieg bereichert.	„Nur ich nicht, ich war zu blöd."

Um die eigene Morallehre zu verbessern, schiebt man alles Schlechte auf andere und kompensiert sogar mit Folkloresprüchen auf die „bösen anderen" und daß Gott diese strafen möge.

Erkennen

Wer den anderen jagt, wird auch selbst müde.
Wer einmal stiehlt, heißt immer Dieb.
Wer einmal lügt, dem glaubt man nicht.
Holzauge sei wachsam!
Ist der Teufel alt, will er Mönch werden.
Alte Sünden, neue Buße.
Was ich selbst tu, trau ich auch anderen zu.
Übelnehmen bestraft sich selbst!

Meistens kann man eruieren, daß der Klient selbst einmal eine Kleinigkeit angestellt hat und sich jetzt von seinem eigenen schlechten Gewissen – als Tatreue – verfolgen läßt. Sehr häufig läuft dieser Mechanismus als Selbstbestrafung ab. Wir sind keine Richter, sondern wir sollten ihm erklären, daß auch wir schon als Schulbub einen Radiergummi gestohlen oder einen kleinen Betrug durchgeführt usw. haben. „Gleich und gleich gesellt sich gerne". Es verstärkt die Plazebo-Wirkung des Pflegers: „Er ist auch ein Gauner".

Impulse:
- selbst Gauner
- Wahn nicht ansprechen
- Beichte
- negative Intention
- Entlastungsgespräch

Therapeutisches Selbstgespräch als Prophylaxe und Entlastung:

„Ich halte täglich eine ‚Gerichtsverhandlung' mit mir ab. Ich durchforsche meinen Tag und überdenke in der Rückschau, was ich getan und gesagt habe. Nichts verberge ich mir, nichts übergehe ich. Warum sollte ich auch meine Fehler fürchten, da ich doch sagen kann: Sieh zu, daß du es nicht wieder tust, heute verzeihe ich dir.

In diesem oder jenem Gespräch hast du zu heftig gesprochen . . . Laß dich nicht wieder mit unverständigen Menschen ein . . ."

Auch GOETHE formulierte so ähnlich:

„Das Gewissen sei die Richtschnur unseres Handelns, das Gerede der Leute soll uns gleichgültig sein. Geben wir uns doch inneren Frieden. Der innere Frieden aber wird uns zuteil werden durch unablässige Beschäftigung mit heilsamen Lebensregeln, durch Verwirklichung guter Taten und durch einen festen Willen, dessen Streben einzig auf das sittlich Gute gerichtet ist."

d) *Ersatzhandlungen* (Prägungsphänomene)

„Mir wurde immer alles weggenommen. Ich mußte mir schon immer ein Versteck bauen."

Ich kenne Leute, die in Italien alles versperren, ihre Lire im WC verstecken, weil doch alle Italiener stehlen. Ich glaube, auch die Schwestern stehlen, denn die sind so reich. Haben Sie das schöne Auto von Schwester Inge gesehen? Das kommt bestimmt nicht nur vom Schwesterngehalt!

Alle Menschen sind davon geprägt, daß Fremde stehlen, daß man sie nicht alleine in der Wohnung lassen kann, daß man vorsichtig sein und seine Wertsachen verstecken muß. Leider vergißt man dann, wo man diese Dinger versteckt hat!

Wesentlich ist, daß man die Zusammenhänge versteht, daß man alles, was der Klient sagt, nicht zu seinem Problem machen darf.

Ersatzhandlungsparanoia

In der Anstalt ist das Paranoidogen nicht, es kommt erst später wieder nach, wenn wir das Leben des Klienten untersuchen. Wenn wir das Paranoidogen nicht ansprechen, ist meistens Ruhe. Erst beim differentialdiagnostischen Ausgang ensteht wieder eine Exazerpation.

e) *Tatsächliche Vergiftung*

Vorwiegend ist es Digitalis, das eine Vergiftung auslöst, aus der dann eine „Ich werde vergiftet"-Paranoia wird. Ist der Patient überkumuliert und man schmeißt das Digitalis weg, fängt er sich schnell von selbst wieder.

f) Nicht eruierbare Ursache
Viele pathologische Zustände im Alter sind weder von einem Professor, noch von einem Arzt zu durchschauen. Warum sollte es dann gerade ein Pfleger können? Wir haben keine Aufklärungs- oder Heilungspflicht, maximal eine Verstehenspflicht.

g) Pflegeüberlegungen auf der Basis des Volkswissens
Singuläre Impulse
Paradoxe Intentionen
Bei einer paranoiden Symptomatik im Senium überwiegt der Gefühlsanteil gegenüber dem rationellen Denken. Es geht darum, mittels paradoxer Intention die Angst zu bekämpfen.
Diese Methode ist sicher bei der Schizophrenen-, Alkoholparanoia etc. kontraindiziert.
Die meisten Klienten konstruieren ihre eigenen Abwehrmechanismen; wir führen nur einen positiven Verstärker durch und geben daher Sicherheit.

Problem	*Diagnose*	*Impulse*
Eine Klientin wird von Strom bestrahlt, den ihr der Nachbar stiehlt und dann auf ihren Kopf zurückleitet. Sie selbst wird beim Hausbesuch mit Gummischuhen im Bad angetroffen.	Sie war einmal selbst Hausbauerin und hat den Strom auch gestohlen. Dies geschah fast immer mittels zwei Stecknadeln, mit der man die Leitung vor dem plombierten Sicherungskasten angezapft hat.	Wir verordneten zusätzlich eine Badehaube für den Kopf und eine Gummimatte unter den Beinen, die sie gegen die Strombelästigung schützt.

Rationale Motive (Therapie von Albert ELLIS, 1979)
Wir sind das, was wir denken, wie wir es auslegen und verarbeiten. A. ELLIS ist der Ansicht, daß emotionale Störungen nicht unbedingt von Ereignissen, sondern von deren Vorstellungen und Interpretationen abhängen.

Erzeugung von Angst
Ich stelle mir den Tod schrecklich vor – ich habe daher Angst und wirke selbstzerstörerisch.
Ich stelle mir vor, daß mich mein Sohn verfolgt – weil ich eine schlechte Mutter war – weil ich ihn soviel alleingelassen habe – weil ich Pianistin werden wollte – er hat mich aber durch seine Geburt daran gehindert.

Impulse
Man sollte nach A. ELLIS auf die Einsicht plädieren und diese ändern. Man sollte sich schlechte Denkmuster abgewöhnen, modifizieren, nicht alles persönlich nehmen (auch Umwelt ist schuld). Man muß sich auf den eigenen Verstand verlassen können.
– Entlastungsgespräche
– Beichte

5.3 Depression im Senium
(Altersdepression)

Im höheren Lebensalter zeigen endogene Zyklothymien die Tendenz, Symptomatik und Verlauf gegenüber früheren Episoden zu verändern. Manische Zustandsbilder werden seltener, depressive Phasen zeigen mildere Ausprägungen, werden aber chronischer und von Ängstlichkeit, Unruhe und hypochondrischen Ideen beherrscht.

Die Depression zeigt sich eher auf körperlicher Ebene. Kleinere Beschwerden werden mit mehr Aufmerksamkeit bedacht (somatisieren, Krankheitsgewinn). Aus kleinen Ängstlichkeiten werden Todesahnungen, die bis zum wahnhaften Erleben gehen können. Dazu kommen der hypochondrische Wahn, der nihilistische Wahn.

Materielle existentielle Bedrohungen fördern den Verarmungswahn („Spare Essen für kommende Not"). Die Bassena-Paranoia nimmt zu („Alle wollen meine Wohnung, reden über mich"). Manche Medikamente begünstigen die Depression – z.B. Digitalis, Neuroleptika, Respertin-haltige Medikamente.

Die senile Depression ist nicht endogen, wobei hirnorganische Faktoren eine Rolle spielen. Sehr oft ist die Depression im Alter das erste Symptom eines beginnenden M. PARKINSON – eines sklerotischen Abbaus.

Andere Kausalitäten:
– Lebensbilanzierung
– Losigkeitssyndrom
– Ich-Erniedrigung
– Hoffnungslosigkeit
– medikamentös

Depressionsarten nach V. FAUST (depressives Syndrom)

a) Psychogene Ursachen
– reaktive Depression
– neurotische Depression
– Erschöpfungsdepression

b) Endogene Ursachen
– Melancholie

c) Somatogene Ursachen
– organische Depression
– symptomatische Depression

d) Depression im Senium
– *reaktiv*

gesellschaftlich, beruflich, Ansehen, finanziell, Trostlosigkeit, Verlassenheit, Vereinsamung, Unstimmigkeiten, Tod und dessen Nichtbewältigung, Einstellungsunfähigkeit auf Neues

– *hirnorganisch*

Verlustprobleme – Involutionsdepression (Rückbildungsdepression)

Erscheinungsbilder der Depression:
- gehemmt-apathisch
- agitiert-ängstlich
- gehemmt-ängstlich
- larviert

Symptome psychisch	Symptome somatisch
Traurigkeit ohne Grund	Blasenstörungen
Freudlosigkeit	Schlafstörungen
Interesselosigkeit	Appetitstörungen
Energielosigkeit	Muskelverspannungen
innere Unruhe	Herzbeschwerden
Konzentrationsstörung	Hals-Würgegefühl
Grübelneigung	
Mutlosigkeit	
Entscheidungsunfähigkeit	
Minderwertigkeitsgefühle	
Angstzustände	
Beziehungsstörungen	
Schuldgefühle	
Wahnideen	

Impulse aus der Folklore
Seelenpflege – Reizsprüche bei oder gegen den Krankheitsgewinn:
Fallen ist keine Schande, aber nicht wieder aufstehen!
Wer nie fiel, der stand nie auf.
Wer gerne krank ist, den lacht der Arzt aus.
Alter erfährt alle Tage etwas Neues.
Alle Tage weh stirbt nimmermeh'.
Wer dauernd klagt, ist meistens nicht krank.

Seelenpflege – *Reizsprüche gegen die depressive Einengung:*
Es sind nicht alle lustig, die tanzen.
Es sind nicht alle krank, die klagen.
Der Schmollende schläft allein.
Sonntagskleidung erfreut noch immer.

Nicht übersehen darf man:
- das Losigkeitssyndrom,
- die Tagesschwankungen (Morgenmüdigkeit), die bei MAO-Hemmer-Diät bestehen,

- daß in den ersten Tagen bei einer Therapie der Suizid möglich ist,
- daß die Klienten oft Schlafmittel sammeln.

Impulse diffus

Die Hauptprobleme der Altersdepression bestehen in Hoffnungslosigkeit, Interesselosigkeit, Freudlosigkeit, Minderwertigkeitsgefühlen, Nihilismus, Selbstvorwürfen – diese engen uns selbst ein.

Ich glaube, daß depressiv aussehende Klienten sehr zu Herzen gehen. Es muß in erster Linie darum gehen, zu akzeptieren, daß wir nicht für die ganze Welt zuständig sein können. Wir müssen versuchen, unsere Eigenkonflikte abzubauen. Es ist nicht unsere Schuld, daß der Klient traurig ist. Das führt daher oft zu einem nicht adäquaten Umgang mit diesen Menschen.

Regressionsauslösende Pflege verhindern: *Was wir nicht tun sollten (Beachten Sie das?)*	*Ja*	*Nein*
Da die Depression uns Pflegenden Angst macht, agieren wir zu schnell.		
Wir verstehen nicht, daß ein Gehfähiger liegt und nicht zum Fernsehen geht, obwohl wir selbst doch gehen würden – wenn wir Zeit hätten. (Verstehen lernen, daß er/sie nicht kann und nicht will.)		
keine vorschnellen Tröstungen erfinden		
keine Ermahnungen aussprechen		
keine Verallgemeinerungen im Gespräch		
keine Ratschläge geben		
kein Herunterspielen des Problems		
keine Aufforderung zu Leistungen, z.B. Aufstehen		
Sätze wie „Gehen Sie doch in den Tagraum, es läuft so ein schöner Film!" oder „Gehen Sie in den Garten, die Sonne scheint", sparen Sie sich besser. Er würde gehen, wenn er aus dem Bett herauskäme!		

Diffuse Impulse	*Ja*	*Nein*
eine Beziehung fördern		
Auswege aus der jetzigen Situation suchen		
Gespräche immer unter vier Augen führen		
massive Kommunikationsstörung abbauen (Prägung – Kind)		
logotherapeutische Ansätze verwerten		
suchen, was sie/ihn bedroht		
Angstsymptomatik abbauen – anxiolytische Gespräche		
Unsicherheiten annehmen		
die Religion als Lebensantrieb erwähnen		
gegen Patientenkarriere – Tagesfahrpläne errichten		

Diffuse Impulse	Ja	Nein
gegen schlechtes Gewissen aus der Biographie – Bilanz, „versäumtes Leben" nachholen lassen		
Liebe – Geld, Muttererde – Fäkalien (Tauschwerte)		
Anerkennungsfragen erwähnen		
Zufriedenheit erlernen helfen		
helfen zu erlernen, daß jeder alt wird		
Daseinsbejahungen erwähnen		
sprechen über früher – erleichtert das Heute		
Psychodrama als Lebenselexier: Depression abschreiben, absingen, abreden, abzeichnen lassen		
Klienten sollen akzeptieren lernen, daß sie sind, was sie sind!		
Interesse über seine/ihre Biographie wecken (Der war doch wer!)		
Fremdaggression wecken!		

5.4 Destruktionstrieb

(Regression progredient verlaufend)

In der Interaktionsstufe 7 erscheint der Klient als ein in embryonalem Stadium befindlichen Menschen wobei wir Pflegenden immer wieder annehmen, daß er sterben würde. Ich denke, daß man mit einer Differentialdiagnose zwischen Lebenstrieb und Todestrieb abklären müßte, ob dieser Mensch noch einmal leben will oder nicht. Als Differentialdiagnose kommen
– die Basale Stimulation bzw.
– die primären Elan-vital-Reize (Triebe)
in Frage.

Basale Stimulation als differentialdiagnostische Maßnahme

Basale Stimulation ist eine pflegerische Möglichkeit zur Förderung von wahrnehmungsbeeinträchtigten Menschen. Sie wurde von Christel BIENSTEIN und Andreas FRÖHLICH im gleichnamigen Buch beschrieben.

Es geht primär darum, die Wahrnehmung auf allen Gebieten sensomotorisch anzuregen, die Wahrnehmung des eigenen Körpers, seiner sozialen und seiner materiellen Umwelt zu steigern. Ziel ist, mit Hilfe des Stimulationskonzeptes persönlichkeitsfördernd bei behinderten Kindern einzugreifen. Vor allem aber soll die gestörte Kommunikation zwischen Pflegepersonen und Gepflegten verbessert werden.

Durch Ch. BIENSTEIN wurde dieses Konzept für moribunde, somnolente Klienten in die Pflege übertragen: unbewußte Stimulationen jener Vorgänge, die über die Formatio reticularis und das Limbische System ablaufen.

In der Praxis geht es darum, die ersten Lebensmonate, aus denen wir über die Biographie wohl nichts erfahren können, dieser einschlägigen Literatur zu entnehmen. Das heißt, daß die ersten Lebensmonate in der Reihenfolge, in der sie biographisch geprägt wurden, nachvollzogen werden.

So lernte der Säugling über

a) Hautkontakt

Kommunikation durch enge körperliche Nähe, berühren, ernähren. Berührung hat die Wirkung, etwas zu fühlen, und dies kann Neugier hervorrufen oder aber auch eine Art Vorsicht (bei Hirnschäden oft Abwehr).

Impuls: Vermeidung von punktueller Berührung, allen oberflächlich streifenden oder abgehackten Berührungen; 3 × 10 Minuten reine Hautkontaktzuwendung ohne andere Tätigkeiten

b) Face-to-face-Kommunikation

Sehen, hören. Die Facial-Feedback-Hypothese wurde bereits von Charles DARWIN beschrieben. Er meint, daß der kausale Einfluß einer körperlichen Reaktion auf eine emotionale Erfahrung beruhigend sei. Lächelt man das Kind an, lernt es, daß der Schauende positiv gestimmt ist; schaut man böse in die Wiege, lernt das Kind, vorsichtig zu sein.

Impuls: 3 × 2 Minuten Anlächeln des Klienten

c) Vibrationsempfinden

Schaukeln, tragen, wiegen. Veränderung und Bewegung ist die Grundlage für die Wahrnehmung – das Gegenteil ist der Totstellreflex bei Hospitalisierten.

Impuls: Training mit vibrierenden Gegenständen (elektrischen Rasierapparat, Wäschezentrifuge angreifen)

d) Signalsprache

Elementarlaute, die einen Sinn haben und von den Eltern gedeutet werden müssen, z.B. Windeln wechseln, Hunger. Ein Betagter soll wieder lernen zu lächeln, da dies in der Signalsprache heißt: „Ich erkenne dich". Man bezeichnet dieses Wetterleuchten im Gesicht eines Klienten auch als „elementare Kommunikation".

e) Sprachinhalte

Für die Erlernung der basalen Stimulation empfehle ich das Buch „Basale Stimulation in der Pflege" von Ch. BIENSTEIN und A. FRÖHLICH.

Es handelt sich bei der Basalstimulierung um ein Förderkonzept, das sich primär von einer gesunden Erziehung und Familienstruktur ableitet. In der psycho-psychiatrischen Ansicht wird Basalstimulierung als Grundlage des Seins und Habens betrachtet. Der Leib ist somit die Grundlage aller Lebensprozesse sowie der kognitiven und emotionalen Auswirkungen.

Entwicklungsgeschichtlich kommt das Du erst nach der Erfahrung des eigenen Ichs am Körper selbst zum Tragen. Somit hat der Körper seine eigene Biographie, das Lebensschicksal ist die Geschichte eines eigenen Leibes: Je mehr ich mein Körper bin, desto mehr an Wirklichkeit wird mir bewußt.

Sozialisierende Mechanismen
verlaufen von der einfachen Konfliktbezogenheit über Kompetenzen der Körperbezogenheit „Ich bin Körper", „Ich bin auch Du" (der Leib als Grundlage von allem), sodaß die ersten Erfahrungen über Lebensprozesse die Wahrnehmungen nach der Geburt sind.

In einem zweiten Schritt wird die Sensibilität erlernt. Daraus ergibt sich in der Folge das Allmächtigkeitsgefühl und die Beziehungsfähigkeit.

Zusammengenommen spricht man von der „biographischen Dimension aller positiven und negativen Erlebnisse", die sich in der Erinnerung, Phantasie, in den Gedanken und Vorstellungen zeigen und als Verhalten im Menschen manifestieren.

Das Verhalten des Menschen als erlebniszentrierte Maßnahme zeigt sich in
– Körperhaltung und Tonus,
– Bewegungsablauf (steif, locker),
– Verspannung/Erschlaffung.

Es kann intakt, aber auch pathologisch sein. In letzterem Fall kommt es in der Folge zu Kommunikationsstörungen, zu ganz eigenen Verhaltensstrategien, wie z.B. Verwahrlosung, Ansteuern kleiner Privilegien, geringem Bewegungsdang, Reduktion der Sensibilität (Haut wie ein Elefant), Verhaltensdefiziten (kann nicht auf andere zugehen, ist beim Gehen eckig).

Urkommunikation mit Biographie

F: „Den haben wir auf Tutti", heißt in der Folkloresprache, daß man eine andere Person wieder in die Urkommunikation gebracht hat, ihn regredieren läßt.

Es ist keine Frage, daß das Konzept der basalen Stimulierung ein äußerst sinnvolles ist. Aus der historischen Biographie kann man allerdings ersehen, daß unsere heute betagten Klienten weder mit einem Schultertuch um die Brust gebunden wurden, noch, daß sie als sogenannte Wunschkinder auf die Welt gekommen sind. Damals wurden Kinder verwahrt, versorgt, betreut, maximal in „Obhut" genommen. Die Basalstimulierung bestand aus Windeln (Einengen) und Bestrafungsakten. Das heißt, die heutige Vorstellung von inniger Basalstimulierung und Kontakt gab es damals nicht. Erst Ende des 18. Jahrhunderts wurde die „Mutterliebe" durch die Bürgerlichen quasi „erfunden" und somit auch Vibrationskommunikation mittels Wiege, beweglichem Spielzeug usw. aufgebaut. Dies bedeutete für die bürgerlichen Mütter ein Umdenken, sie mußten nun auf einmal selbst stillen (statt einer Amme), selbst erziehen.

Der gefühlsbeladene Raum, der sich seit dieser Zeit in der bürgerlichen Familie bis heute kaum verändert hat, stellt aber auch eine Belastung für das Kind dar, denn Erwachsene setzen Liebe und Liebesentzug als Erziehungsmittel ein. Bravsein bedeutet Wohlerzogenheit, Artigkeit; erst dann erhält man Hautkontakt und nonverbale Zuwendung. Das bedeutet, daß unser Klient heute ebenfalls brav sein muß, um Kontakt zu bekommen.

Das heißt, es gilt zu überdenken, ob wirklich alle stimulierenden Maßnahmen auch tatsächlich positiv ankommen oder sich einige Patienten noch mehr in den Rückzug begeben. Das heißt aber auch, daß man auch die pathologisch-singulären biographischen Verhältnisse in die Überlegungen mit einbeziehen muß (prämorbide Situation durch die Erziehung). Unsere Werte und Erwartungen werden von der Zeit, in der wir leben, mitgestaltet. Jemand, der in die schweren Zeiten der Weltwirtschaftskrise hineingeboren wurde, sieht das Leben mit anderen Augen als jemand, der in den beschwingten fünfziger Jahren zur Welt gekommen ist.

Das Konzept soll entwicklungs-, daseins-, bedürfnis- und beziehungsorientiert sein. In Erreichbarkeitsstufe 7 befindet sich unser Klient auf einer Stufe, die etwa einem vier Monate alten Kind gleichzusetzen ist. Was hat das Kind in dieser Zeit gelernt, was sollte es können, und wenn es der Klient heute nicht mehr kann, was muß er wieder neu erlernen, um von Interaktionsstufe 7 auf 6 zu kommen?

In diesem Zusammenhang möchte ich an die Basalstimulierung früherer Zeiten erinnern:

a) Über den Mund

Der orale Lustgewinn war sehr gering, da es kaum etwas zu essen gab. Damit das Kind ruhig war, während die Eltern am Feld arbeiten, gab es einen Mohnzutzel.

b) Über die Haut

Wir lernen unsere Haut als Instrument kennen, mit dem wir uns auch von anderen abgrenzen können (Nähe und Distanz); sie trägt zur Idendifikation der Person bei. Biographisch wurde ein anderer selten „angegriffen", denn auf diese Weise konnte ja immerhin die Lues übertragen werden!

Angreifen heißt auch, seine eigene Schutzzone von 1,5 Metern aufzugeben und sich dem anderen sehr persönlich zu nähern. Selbst der richtige Handkuß hatte über einen Zwischenraum zwischen Hand und Mund zu erfolgen.

Die Haut wird, weil sie sich nicht gegenüber unserer Umwelt verschließen kann, zum „Spiegel unserer Seele": „Das geht mir unter die Haut", „Das ist zum Aus-der-Haut-Fahren", „Ich fühle mich nicht wohl in meiner Haut", „Der hat ein dickes Fell" etc. sind Aussagen, die man von Kind an übernimmt und wiedergibt.

In der späteren Biographie lernen wir dann prägungsphänomenal um. Wir lernen, daß es verschiedene Arten von Berührungen gibt:
– funktionale/profesionelle,
– sozialhöfliche,

- freundschaftliche,
- Liebes- und Intimitätsberührungen.

Es ist demnach vom Kulturkreis abhängig, ob, wann und wie berührt wird. Jeder kennt die innige, intensive Berührungsempfindung der Südländer, die in unseren Breiten wohl kaum volle Anerkennung findet.

Interessante Untersuchungen in den USA haben ergeben, daß *Frauen* sich bei Berührungen und einem kurzen Informationsgespräch vor einer Operation beruhigen lassen. Der Blutdruck fällt, ihr Puls wird normal, sie fühlen sich beruhigt. *Männer* hingegen fühlen sich bei dem gleichen Versuch angegriffen und reagieren mit Blutdruck-Steigerung, Tachykardie und Verstimmung.

Das bedeutet: Streicheln ist nicht gleich streicheln! Auch bei therapeutischen Gaben von Streicheleinheiten ist auf die Biographie des einzelnen zu achten.

c) *Face to Face*

In der Biographie kann man aber auch gelernt haben, daß man oft auf ein lächelndes Gesicht hereingefallen ist. Und so sagt heute ein lächelndes Gesicht: „Vorsicht, der will etwas von mir, ohne daß ich etwas davon zurückbekommen werde!" Daraus entwickelt sich der starre Blick des Pessimisten.

Pathologische Reaktionsmuster können auch in der Lebenserfahrung des Säuglings liegen, indem jemand mit einer großen Hand „gili-gili" in den Kinderwagen machte. Ungeheuer groß und bedrohlich erschien dem Kleinkind damals diese Hand – heute ist es die Hand des Betreuers beim „tralala".

d) *Vibration*

Im ersten Weltkrieg war es keine Schande, als Held zu zittern – Zittern wurde belohnt. Viele Buben der damaligen Zeit bekamen erst Zuwendung, wenn sie wie die Soldaten zitterten. Ganz zu schweigen von der Vibration, die fallende Bomben auslösten.

Pathologisch besetzte Grundmuster zur Vibration könnten z.B. durch das Knien (aus Bußegründen) auf Holzscheiten erzeugt werden. Aber auch zu enge Nähe eines „Onkels/Bettgehers" macht die Kommunikation von Angesicht zu Angesicht schwer.

Viele Menschen trauen sich biograhisch nicht mehr in die Nähe eines anderen („Holzauge, sei wachsam"). Daher verwenden sie Kommunikationstechniken wie z.B. das Telefonieren. Telefonieren ist ein Entlastungsgespräch ohne Intimität – man kann jederzeit den Hörer auflegen, man ist zu nichts verpflichtet.

e) *Signalsprache*

Für die heute Betagten sollte die Pflegeperson einen Anzug mit Krawatte tragen. In der Signalsprache der heute 80jährigen soll „der Herr wie ein Herr" aussehen.

Schon in früher Kindheit ziehen wir uns aus, wenn wir auf den Topf gehen wollen. Menschen in starker Verwirrung können uns zeigen, daß sie aufs WC wollen, indem sie sich immer ausziehen. Verstehen wir die Signalsprache unseres Patienten nicht, wird er agressiv; er muß ja annehmen, daß wir ihn nicht verstehen wollen (z.B. Aphasien)!

f) Sprachlicher Inhalt

Erst im Anschluß an die nonverbale Kommunikationszeit entwickelt sich der sprachliche Inhalt. So kann die gesamte Basalstimulierung als erste Kommunikationsebene betrachtet werden, die allerdings physiologisch oder pathologisch ablaufen kann.

Urkommunikation, Urvertrauen oder Urmißtrauen sind relativ tiefe Ebenen des kommunikativen Weges. Trotzdem beherrschen wir sie; schließlich wissen wir doch alle, daß man nicht unbedingt reden muß, um einem Menschen mitteilen zu können, daß wir ihn lieben – wir spüren es.

Viele unserer heute Betagten sind wahrscheinlich nicht in einem pädagogisch 100prozentig richtigen Umfeld aufgewachsen, sodaß zur Basisstimulierung nach meinen Denkschema auch noch

- die prä- und perinatale Situation,
- die biographisch singuläre Situation und die
- Fehlverhaltenssituation

dazugerechnet werden muß. Einige dieser Grundmuster wurden bereits vorher beschrieben.

Ich bin der Meinung, daß man bei Patienten im tiefen Koma, in der Somnolenz, in der absoluten Verwirrtheit, etc. mit basaler Stimulierung nach Ch. BIENSTEIN beginnen sollte. Ist der Klient bereits in der Ebene einer verbalen Kommunikationsstufe, müßte man mit der biographischen Situation fortsetzen. Das heißt, daß die Stimulierung, die Vigilanzsteigerung, von der Basalstimulierung über die Differentialdiagnose zwischen Lebenstrieb und Todestrieb zur Urkommunikation erfolgen sollte.

Fest steht, daß bei schweren Verhaltensstörungen die Störungen der primären Kommunikation wieder zum Tragen kommen und sich die Hauptstörung entweder im Sinne des Destruktionstriebes oder der sog. Verwahrlosung zeigt.

Elan-vital-Reize (Triebe)

Jeder Mensch lebt sein Leben nach seiner Biographie aus unterschiedlichen Trieben (höhere, niedere). Verwendet man nun seinen singulären Lebenstrieb als Schlüsselreiz, beginnt er (wenn er noch leben will) aufzuleben.

5.5 Verwahrlosung

Ein Mensch mit eleganter, moderner Kleidung kann in größerem Dreck stecken als ein anscheinend heruntergekommener Verwahrloster (E. BÖHM).

Störungen der Urkommunikation und die daraus resultierende Verwahrlosung

a) Regression und Verwahrlosung als neurotische Grundstörung (M. BALINT)

Regression ist nach M. BALINT eine sogenannte Grundstörung der Kommunikation. Der Klient erlebt Zuwendung und Begegnung auf ganz eigene Weise. Vor allem aber Rücksichtslosigkeit und Zurückweisung werden eigentümlich verarbeitet und verkraftet. Auch ist es nicht immer so, daß jedes Lob tatsächlich als Lob verarbeitet werden kann. Daher Vorisicht mit positiver Zuwendung bei Menschen, die kein Lob verdienen (ihrer Ansicht nach)!

Der Klient in Regression ist auf der normalen Kommunikationsebene nicht mehr erreichbar.

BALINT sieht in der Regression eine Rückwärtsbewegung des seelischen Prozesses auf frühere innerseelische Erlebnisweisen. Er spricht in diesem Zusammenhang von „primärer Liebe" und einer elementaren Beziehungsstörung, einer mißglückten und nie überwundenen Abhängigkeitsbeziehung.

Reaktionen:
1. Ständige Auseinandersetzung mit den anderen, um die Angst vor dem Verlassenwerden zu vermeiden, oder
2. totale Anklammerung an den anderen, oder
3. Erklärung, überhaupt von niemandem abhängig zu sein.

Das Erkennen dieser Situation, das Bewußtmachen, kann
– psychisch-vegetative Störungen auslösen,
– zu intensivem somatischen Begehren führen,
– es kann zu einer Fixierung auf die Ich-Urkommunikation kommen sowie
– zu präverbalen Kommunikationsritualen.

Pflegediagnose	*Impulse*
Psychisch-vegetative Störungen Symbolsprache: Der Klient weint. Die Pflegeperson muß entschlüsseln und das Kind befriedigen (Mutterrolle).	Die Pflegeperson hat die Hilfs-Ich-Funktion der Mutter übernommen. Diese muß wieder abgegeben werden – Verselbständigung! Sicherheit durch körperliche Kommunikation. Achtung: Diese kann zu einer Unersättlichkeit, einer malignen Regression ohne therapeutische Chance entarten!

Beispiel:
Unser Klient mußte während der Bomenangriffe flüchten. Auch heute flüchtet er oft in den Keller und hüllt sich in Decken ein.

b) Regression und Verwahrlosung als Grundstörung im Kontext zur Urkommunikation (E. BÖHM)

Bisher haben wir die Wunschvorstellung einer basalen Kommunikation und ihrer Sozialisation kennengelernt, nun wollen wir uns mit der Realität unserer Kindheitssituation beschäftigen. Gestatten Sie mir, daß ich an dieser Stelle die ersten Seiten eines Hebammenlehrbuches zitiere, welches mit folgenden Empfehlungen für die neue Mutti beginnt:

„ . . . *der kleine Erdenbürger ist da und wird zur Seite gelegt. Könnte er seinen Lebeenseintritt und die erste ihm zuteil werdende Behandlung schon selbst schildern, dann würde das wohl so aussehen:*

Ob ich wohl vom Himmel gefallen bin? Ob ich geträumt habe? Ich kann mich entsinnen, daß die erste Berührung mit den Dingen dieser Welt ziemlich unangehm war. Man gab mir einen Klaps dorthin, wo ich bislang so schön weich gelegen bin. Und ich räche mich und schreie. Dann werde ich zur Seite gelegt! Und das nennt man Liebe!

Hab dich nicht so, du kleiner Wicht. Uns genügt zunächst, daß du zu diesem Leben erwacht bist! Die erste Sorge gilt der Mutter; erst wenn sie nichts mehr braucht, dann kommst du an die Reihe. Deine Erziehung beginnt mit der ersten Behandlung ‚Du wirst dich fügen lernen'."

Dann erfolgt das Bad – die Nabelbehandlung – die Augenbehandlung – der Säugling wird angezogen.

„ . . . *Nun ist das kleine Menschenkind sauber. Zum ersten Male wird es angezogen, in sein Bettchen gelegt und weit weg von der Mutter, die ja auch der größten Ruhe bedarf, gebracht.*

Man nimmt es dir doch nicht weg! Du sollst es gerne wieder haben, aber immer erst dann, wenn du stillen mußt. In der Zwischenzeit ist es für beide besser, wenn sie sich weder sehen noch hören."

Die nächste Basalstimulierung besteht darin, das Kind weder der Mutter noch sonst einem Verwandten in die Hände zu geben.

„ . . . *Es ist eine äußerst unhygienische Angewohnheit, daß der Kleine auf den Arm genomen wird. Daß dabei Krankheitskeime übertragen werden können, kommt ihnen gar nicht in den Sinn. Daß beim häufigen ‚aus dem Bettchen nehmen' Beunruhigung und Wärmeverlust eintreten, wird nicht beachtet!*"

Solange ein Neugeborenes im Entbindungsheim gepflegt wird, dürfen es selbst die nächsten Anverwandten nur ganz kurz, möglichst von weitem sehen und auf gar keinen Fall berühren. Was für die Klinik gilt, sollte auch mit gleicher „Rücksichtslosigkeit", die hier nur „Rücksichtnahme" ist, zu Hause gelten.

Fazit 1: Der Kleine muß sich den Ärger der schwesterlichen Liebe gefallen lassen.

Fazit 2: Präge dem Kleinkind fest ein:
– „Bleib von anderen Kindern fern, sie könnten krank sein, Lues haben!"
– „Laß dich von niemanden anrühren, auch dein Spielzeug nicht!"
– „Setzt Ihr Euch auf eine Bank und es kommt jemand anderer, geht weiter!"
– „Weicht vor allem Kindern aus, die husten (Tbc)!"
– „Nur keine Tiere, die aus Stoff oder Wolle sind!"

c) Regression und Verwahrlosung als Grundstörung im Kontext zur Libidobesetzung (S. FREUD)

Kein Wunder, daß das Kind aufgrund solcher Erziehungsfehler nicht weiß, wie, wann und wen es lieben soll. Die Folge ist, daß sich das Kind anstatt Menschen andere Liebesobjekte auswählt.

Das Kind sammelt statt Menschenbeziehungen	– *Tierbeziehungen*
Frustriert auch das Tier, wird er als Liebesobjekt Gegenstände wählen	– *Sammeltrieb*
Sollte aber ein Mensch auch durch Gegenstände nicht auf seine emotionale Rechnung kommen, liebt er sich selbst und sammelt seinen eigenen Stuhl	– *Stuhlsammler*

Problem	*Impulse*
Verwendung von Sprüchen: „Wer hier will nach Ordnung leben, der scheiß ins Loch und nicht daneben." „Meine Herren und Damen, machen Sie nicht auf den Rahmen, machen Sie in die Mitte, das ist deutsche Sitte." etc.	kneten mit Kitt spielen lassen weiches Material geben
Klient sammelt Stuhl in Einsiedegläsern	Man kann ihm diese abkaufen. So hat er statt seines Stuhls Geld zu Hause, das ihm Liebe oder Zuwendung ersetzen kann.
Patient redet immer über Scheiße	Sitzbäder, Schlammbäder, vermehrtes Essen (Schokolade, Kakao, Würste geben)

d) Verwahrlosung als Vermummung

Während der Bombenangriffe ging man in den Schutzraum und hüllte sich in Decken ein. Auch auf der Straße lief man – den Kopf in eine Decke gehüllt – umher.

Dies könnte man als pränatales biographisches Musterverhalten bezeichnen, erinnert es doch sehr an die pränatale Zeit (in den Uterus zurückkriechen, um Ruhe zu haben).[33]

Impulse:
- Sicherheit geben
- Angst nehmen

e) Perinatale Verwahrlosung (Geburtstrauma)

(Einsperren – zurückziehen – verwahrlosen)

Für viele Autoren, wie z.B. Stanislav GROF, aber auch Otto RANK, beginnt der Lebenslauf nicht nach, sondern bereits vor der Geburt oder

---

[33] Ich erinnere mich an eine Patientin, die aus ihrem eigenen Stuhl und mit Papier in Ihrer Wohnung ein Iglu baute, in dem sie wohnte und in das sich verkroch.

während des Geburtsvorganges und ist für uns prägend (Transpersonale Psychologie).

Otto RANK sprach vom Trauma der Geburt durch die Trennung des Kindes vom Mutterleib. Diese Trennung soll bei vielen Menschen den Wunsch, wieder in den Mutterleib zurückzukehren, wiederentstehen lassen.

– Sehnsucht nach Rückkehr in den Mutterleib,
– mystische Sehnsucht nach ozeanischen Lebensgefühlen,
– Erleben von Hölle und Unterwelt,
– innerseelische Lehre

und ähnliche Symptome quälen uns ein Leben lang, weil wir geboren sind.

Impulse:
– Trennungsangst nehmen
– Versprechen einhalten
– pünktlich sein

f) Verwahrlosung durch Allmächtigkeitsgefühl

(falsch erlernte Urkommunikation mit positivem Verstärker im Lebenslauf oder angelerntes Allmachtsgefühl des Säuglings im hohen Alter)

Ein Säugling lernt durch seine Mutter, daß er *allmächtig* ist. Dieses Gefühl wird durch die Tatsache erzeugt, daß der Säugling weint und sofort jemand kommt, um ihn zu versorgen – jemand gehorcht. Er führt so eine *Einwegskommunikation* durch. Er schreit und der andere (meist die Mutter) folgt.

Nehmen wir an, dieser Säugling wird größer und hat reiche Eltern, die im jeden Wunsch von den Augen ablesen. So bekommt er den *Verstärker*, er sei tatsächlich allmächtig. Besucht er/sie nun zusätzlich eine Mittelschule und spielt mit Straßenkindern, wird sein Gefühl weiter verstärkt. Heiratet er/sie später auch noch einen schwachen Partner, geht der Erfolg des Allmächtigkeitsgefühls weiter. Dieses kann er zusätzlich mit dem Kauf eines Haustieres und so mit der bereits erlernten Einwegskommunikation auch noch selbst verstärken.

Diese Menschen haben es nicht nötig, ihr Kindheits-Ich abzulegen und in ein Erwachsenen-Ich einzutreten. Ein Kind agiert im *Lustprinzip* (Spieltrieb, Basteln) und lehnt daher das *Unlustprinzip* Erwachsenwerden ab.

Impulse:
– Kauf eines Hundes, um dem Klienten die Chance der Einwegskommunikation zu belassen
– Erlernung der Du-Kommunikation
– Psychotherapie (wenn möglich)

g) Verwahrlosung durch biographische Sammelleidenschaft

Jeder sammelt gerne. Schon als Kinder haben wir alles mit uns herumgetragen, was uns wichtig erschien – unsere Puppen, Schultaschen, Glaskugeln. Dies gab uns Sicherheit und Ich-Stärke.

Impulse:

Wenn wir Pflegende keine Zeit für den Klienten haben, dann lassen wir ihn doch wenigstens sammeln, um seiner Ich-Wichtigkeit gerecht zu werden.

Nun, werte Leserin/werter Leser, ich denke, daß ich Ihnen gerade zu den letzten Seiten eine Erklärung schulde, der ich zum Abschluß gerne nachkommen möchte. Zwei Bücher lang haben wir darüber berichtet, daß es *keine Rezepte* gibt. Wie soll dann gerade das Kapitel „schwere Verhaltensstörungen" rezeptartig, ohne Biographie des Klienten, möglich sein?

Es war also wieder reine Absicht, gerade die Übersetzungsstufe 4 nur als Abstrakt, als Feedback-Ideen darzustellen. Alle singulären Impulse sind *nur mit den einzelnen Klienten* und *aus ihrer thymopsychischen Biographie*, aber *nicht aus diesem Buch* heraus möglich – sie werden aber hoffentlich *durch dieses Buch* nachvollzieh- und für Sie umsetzbar.

PSYCHISCH-REHABILITATIVE PFLEGEQUALITÄTSERHEBUNG

Test 4   **Station** .... **am** ....

Wird an der Station symptomspezifisch (nach humanethnologischer Sicht) gepflegt?	*Ja*	*Nein*
Erkennen Sie die Signalsprachen? 1		
Werden milieutherapeutische Ansätze betrieben? 2		
Werden Ich-Störungen beachtet? 3		
Wird aktives Zuhören durchgeführt/beherrscht? 4		
Wird bei Verwahrlosungsproblematik Bindung/Beziehung als Tauschwert pflegetherapeutisch genutzt? 5		
Wird versucht, die Psyche zu stabilisieren? 6		
Findet bei Desorientierung eine Suche nach Begründungen statt? (Warum flüchtet der Klient vor dieser Welt?) 7		
Finden assoziatives R.O.T. statt? 8		

Wird an der Station symptomspezifisch (nach humanethnologischer Sicht) gepflegt?	*Ja*	*Nein*
Wird je nach Bedarf vor den Trainings Vigilanzsteigerung bzw. Reizabschirmung betrieben? 9		
Werden zeitliche, örtliche, persönliche Desorientiertheiten separat therapiert? 10		
Werden bei stärker abgebauten Klienten Realitätstrainings mit dem Zeitgeist um 1900 gekoppelt? 11		
Wird bei Angstsymptomatik eruiert, was an Daheim-Gefühl fehlt? 12		
Wird bei Depressionssymptomatik nach dem Angstauslöser gesucht? 13		
Werden als Therapiemethode Ratschläge erteilt? 14		
Werden Anerkennungsfragen eruiert? 15		
Wird bei Depressionssymptomatik zum Schreiben, Singen aufgefordert? 16		
Werden Entlastungsgespräche angeboten/beherrscht? 17		
Wird die paradoxe Intention therapeutisch genutzt? 18		
Wird bei Angstsymptomatik gezielt pflegerisch-kommunikativ therapiert? 19		
Werden Lebenskämpfe und Bedürfnisse nach Wünschen forciert? 20		

ANSTELLE EINES NACHWORTS

Viele unter Ihnen, die dieses Buch gelesen haben, mich aber zusätzlich auch persönlich aus Vorträgen, Seminaren oder gar der gesamten Böhm-Ausbildung kennen, werden sich an dieser Stelle vielleicht fragen, ob dieses Buch tatsächlich derselbe Böhm geschrieben hat, der bei seinen Referaten doch etwas härtere, derbere Worte verwendet.

Wer ist E. Böhm nun wirklich – der Autor oder der „Hardrock-Referent"?

Sollten Sie dieses Buch wirklich gelesen haben, wird Ihnen aufgefallen sein, da wir Menschen aus mehreren Copings bestehen. So auch ich. Ich verwende mein Coping, „einfach banal", ja fast proletarisch zu sein, bei meinen Kursen und möchte damit jene Leute erreichen, die eben nur mit dieser Sprache erreichbar sind – jene, die mein Modell tragen sollen, durchführen sollen, praktizieren sollen.

Trotzdem steckt in mir als weiteres Coping auch meine neurotische Einengung, Akademikerinnen und Akademiker zu bewundern. Es erstaunt also nicht, daß ich in meinem zweiten Coping, nämlich als Autor tätig zu sein, Freude daran habe, auch pflegewissenschaftlich zu denken und zu arbeiten.[34]

„Am Anfang stand das Wort" ist für mich zweitrangig, denn in meinem ersten Coping steht „Am Anfang war die Tat" – die Tat, ein sich aus der Praxis ergebendes, sich entwickelndes Modell zu schaffen.

Es geht mir in diesem Buch also um eine Mischung aus Denken und Handeln, das ich an der Abteilung in direkter Auswirkung an den Klienten sehen möchte, denn:

„Der Mensch wird heute älter als seine Seele verkraftet."

Somit kann die grundpflegerische Versorgung in der Altenpflege nicht alles gewesen sein – seelische Pflege ist eine Grundsatzfrage des Leben.

In diesem Sinne wünsche ich Ihnen, werte Leserin/werter Leser und Ihren Klienten ein lebendiges Leben.

Wir alle sind zum Leben,
Wieder-aufleben,
Lebendig-sein
und nicht zum Aufheben
in einer bestimmten Institution
geschaffen.
(E. Böhm)

---

[34] Es ist aber keine Frage, daß die Entstehung dieses Buches nur mit Hilfe meiner Lektorinnen, Frau Gertraud Hexel und Frau Mag. Andrea Crevato, möglich war. Dafür den beiden Damen meine volle Hochachtung und meinen Dank.

LITERATUR

ADLER, A.: Wozu leben wir? Fischer Verlag, Frankfurt 1987
APPELT, E.: Von Ladenmädchen, Schreibfräulein und Gouvernanten, Verlag für Gesellschaftskritik, Wien 1985
BALINT, M.: Der Arzt, sein Patient und die Krankheit. Klett, Stuttgart 1965
BALTES, M. M.: Brennpunkt Gerontopsychiatrie, Vincentz Verlag, Hannover 1990
BEACH, R.: Wir und unsere Kinder. Wegweiser, Wien 1920
BENARD, Ch.: Notizen über Besuche auf dem Lande. Jugend und Volk, Wien 1979
BENTLIN, B.: Erinnerungen – Schrift eines Patienten. Eigenverlag 1990
BERGER, F.: Zeiten, Völker und Kulturen. Österr. Bundesverlag, Wien 1968
BIERACH, A.: Wie ich mich und andere aktiviere. Wissen, Herrsching 1992
BLANKENBURG, W.: Zur Geschichtlichkeit von Lebensgeschichte und Krankengeschichte. In: Bühler, K., Weiß, E. E.: Kommunikation und Perspektivität. Königshausen & Neumann, Würzburg 1985
BLANKENBURG, W.: Biographie und Krankheit. Thieme, Stuttgart 1998
BLAUMEISTER, H.: Ottakringer Lesebuch. Böhlau, Wien 1988
BLIMLINGER, E., ERTL, A., KOCH-STRAUBE, U., WAPPELSHAMMER, E.: Lebensgeschichten. Biographiearbeit mit älteren Menschen. Vincentz, Hannover 1994
BÖHM, E.: Alte verstehen. Psychiatrie Verlag, Bonn 1991
BÖHM, E.: Verwirrt nicht die Verwirrten. Psychiatrie Verlag, Bonn 1990
BOY, I.: Nichts über mich. Engelhorn, Stuttgart 1927
BUNDESVEREINIGUNG „SEELISCHE GESUNDHEIT": Wohnumfeld soziale Kontakte. Eigenverlag, Oldenburg 1982
BURI, R.: Dumm und dick. Der Alltag, Zürich 1990
CANETTI, V.: Geduld bringt Rosen. Donauland, München 1991
CARDORFF, P.: Was gibt's denn da zu feiern? Junius, Wien 1983
CIOMPI, L.: Aktuelle Probleme der geronto-psychischen Forschung. Karger, Basel 1970
CIPRIANI, A.: Teller, Tisch und Tafel. Südwest, München 1984
DAIMLER, R.: Verschwiegene Lust. Kiepenheuer & Witsch, Köln 1991
DATE, E.: Rehabilitationspflege. In: Die Schwester – der Pfleger, Bibliomed, Melsungen, 11/1991
DITTMER, T. L. J.: Angstsyndrome erkennen. Hoechst, Frankfurt 1980
DÜHRSSEN, A.: Psychogene Erkrankungen bei Kindern und Jugendlichen. Vandenhoeck & Ruprecht, Göttingen 1980
ENG, H.: Schwingkritzel und Sürtelinschrift. 1927
ERTRINGER, N.: Die Schobermesse. Borschette Editions, Christnach 1992
FERENCI, S.: Bausteine zur Psychoanalyse. Band I bus IV. Huber, Bern 1984
FISCHER, H.: Feuer, nicht Asche. Verein der Arbeiterbewegung, 1981
FONTAIN, E.: Luxemburger Sitten. Borschette Editions, Christnach 1995
FRANKL, V. E.: Ärztliche Seelsorge. Deuticke, Wien 1946
GÖHRING, W.: Start in den Abgrund. Kammer f. Arbeiter, Wien 1977
GOTTWALD, P.: Kybernetische Analyse von Lernprozessen. Oldenbourg, München 1971
GRAMM, H. J.: Das Elend der spätbürgerlichen Pädagogik. List Verlag, Wien 1972
GRONEMEYER, R.: Niemand ist zu alt. Fischer Verlag, Frankfurt 1979
HALLAWITSCH, J.: Hände auf die Bank! Böhlau Verlag, Wien 1994
HELMHAGEN, E.: Der allerschönste Dialekt. Hofmann, Nürnberg 1994

HENDERSON, V.: The Nature of Nursing. MacMillan, New York 1986
HERGET, U.: Die wichtigsten Strömungen im pädagogischen Leben der Gegenwart. Allmann GmbH, 1925
HERZL, T.: Ein echter Wiener. Verlag Edition, Wien 1986
HERZOG, L. I.: Mein Kind im ersten Lebensjahr. Franksche Buchhandlung, Stuttgart 1940
HOFMANNSTHAL, H. von: Der Tor und der Tod.
HUBERT, Ch.: Geschichte von unten. Böhlau, Wien 1984
ILIEN, A., JEGGLE, U.: Leben auf dem Dorf. 1978
INNERHOFER, F.: Der Emporkömmling. Residenz Verlag, Salzburg 1982
JANISCH, H.: Salbei und Brot. Gerüche der Kindheit. Austria Press, Wien 1992
JENA, A.: Lebensgang eines Handarbeiters. Dietrich Verlag, Jena 1930
JUNG, E.: Gesammelte Bubenzeitschriften. 13. Jhg. (1935)
KAISERLICHES GESUNDHEITSAMT: Gesundheitsbüchlein. Springer, Berlin 1914
KAMPFFMEYER, H.: Siedlung und Kleingarten. Springer, Wien 1926
KECSKEMETI, P.: Some Psychological Hypotheses on Nazi Germany. In: Journal of Social Psychology 26, 27 (1947–1948)
KLÄGER, E.: Durch die Quartiere der Not und des Verbrechens. Hannibal Verlag, Wien 1990
KLAGES, L.: Der Mensch und das Leben. 1913
KLAGES, L.: Der Mensch und das Leben. Dietrich, Jena 1940
KNIE, F.: Geistesblitze. Bonifacius Verlag, Paderborn 1887
KNIGGE, Freiherr von: Über den Umgang mit Menschen. Universal Verlag, Leipzig 1917
KOLAR, H.: Vier Schuljahre in Wochenbildern. Österr. Bundesverlag, Wien 1929
KOSTELECKY, A.: Im Zeichen des Zeigestabs. Bauer, Linz 1926
KRAMBERG, K.: Kindersachen. Nymphenburger, München 1981
KRÜGER, W.: Neuer Wege der Gruppentherapie. dtv, München 1984
KÜGELGEN, W.: Jugenderinnerungen eines alten Mannes. Hesse & Becker, Leipzig 1904
KUMMER, St.: Einführung in die Geschichte der deutschen Literatur. Manz Verlag, Wien 1914
LANG, H.: Zur Bedeutung der Biographie für die Psychotherapie Blankenburgs. Georg Thieme Verlag, Stuttgart–New York 1989
LAVATER, W.: Der Menschenkenner. Cliches, Zürich 1960
LEGEWIE, H.: Alltag und seelische Gesundheit. Psychiatrie Verlag, Bonn 1987
LEHR, U.: Psychologie des Alterns. Quelle & Meyer, Wiesbaden 1977
LEVENSTEIN, A.: Proletariers Jugendjahre. Berlin Verlag, Berlin 1909
LEVINE, M. E.: Adaption and Assessment. American Journal of Nursing, 66 (1966), pp. 2450–2453
LHOTZKY, H.: Vom Ich und vom Du. Engelhorn, Stuttgart 1917
LORENZ, K.: Das sogenannte Böse. Schoeler Verlag, Wien 1963
MATTERS, M.: Sudelhefte. Benzinger, Zürich 1974
METRAILLER, M.: Die Reise der Seele. Benzinger, Zürich 1980
MEUMANN, E.: Ästhetik der Gegenwart. Meyer, Leipzig 1912
MULFORD, P.: Der Unfug des Lebens. Albert Langen, München 1913
MULFORD, P.: Der Unfug des Sterbens. Albert Langen, München 1913
MÜLLER, J.: Hemmungen des Lebens. Beckscher Verlag, Nördlingen 1911
Musterzeitung: Album für weibliche Arbeit und Moden. Eigenverlag, Berlin 1856
OBRIG, I.: Kinder, wir spielen. Franckh, Stuttgart 1937

ORGAN DES REICHSBANDES: Mädchenzeitung kath. Mädchen. Jubiläumsausgabe 1931
ORISON, S. M.: Was dir gegeben, bring es zum Leben. Engelshorns Lehrbücher, 1922
OSTERSETZER, H.: Das Leben der Armen ist bitterer als der Reichen Tod. Edition 5, 1988
OTERDAHL, J.: Freundschaft mit dem Alter. Eugen Salzer Verlag, Heilbronn 1961
PINTSCHOVIUS, K.: Die Psychologische Diagnose. Lehmann, München 1942
PÖLDINGER, W.: Somatisierte Angst und Depressivität. Karger, Basel 1975
PONDER, C.: Bete und werde reich. Erd, München 1981
POPP, A.: Jugendgeschichte einer Arbieterin. Reinhardt Verlag, Basel 1909
QUALTINGER, L.: Das Kochbuch der Anna Maria Steiner 1789. Ueberreuter, Wien 1978
RAUSCHER, W.: Lust-Unlust. Sensen Verlag, Wien 1984
RIEMANN, F.: Grundformen der Angst. Reinhardt Verlag, Basel 1979
RILZ, R.: Das waren unsere Lehrer. Omega Verlag, Kassel 1985
RINGEL, E.: Die ersten Jahre entscheiden. Jungbrunnen Verlag, Wien 1985
ROSEGGER, P.: Heimgarten. Leykam, Graz 1921
RUOSS, S.: Ulmer Kinderbuch. Ruoß Verlag, Ulm 1990
RUSSELL, B.: Macht und Persönlichkeit. Kohlhammer, Stuttgart 1948
SCHELLING, W. A.: Über heilsame Wirkungen einer erinnernden Vergegenwärtigung der Lebensgeschichte. Verlag für Medizinische Psychologie Vandenhoeck u. Ruprecht, Göttingen 1985
SCHLEGEL, I.: Taschenbuch der eleganten Unterhaltung. Schneider, Leipzig 1900
SCHMIDT, E.: Die Geschichte der Stadt Wien. Jugend und Volk, Wien 1978
SCHULTZ-HENCKE, H.: Einführung in die Psychoanalyse. Thieme, Stuttgart 1927
SCHULTZ-HENCKE, H.: Lehrbuch der analytischen Psychotherapie. Thieme, Stuttgart 1951
SELBY, J.: Wecke deine Sinne. Bauer, Freiburg i. B. 1988
SIEGFRIED, W.: Aus dem Bilderbuch eines Lebens. Aschmann, Zürich 1929
STUDEMUND, W.: Dein Alter sei wie deine Jugend. Furche Verlag, Berlin 1937
SVOBODA, R.: Große Kranke. Haidrich, Wien 1938
THIEL, P.: Lokal Termin. Stapp Verlag, Berlin 1988
THÜRER, G.: Wesen und Würde der Mundart. Zürich 1944
TICHY, M.: Alltag und Traum. Böhlau, Wien 1984
TIECK, B.: Nichts ist, das dich bewegt. Scheuermann, Wien 1943
TOPF, E.: Der Menschheit täglich Brot. Urania, Jena 1926
TORBERG, F.: Die Tante Jolesch. Müller, München 1975
TRAUB, G.: Aus suchender Seele. Engelhorn, Stuttgart 1919
TSCHUDI, C.: Leben. Sprüche in Prosa. Frey, Zürich 1934
TURRINI, P.: Ein paar Schritte zurück. Europaverlag, Wien, München 1995
VALENTIN, K.: Anekdoten. Verlag Unverhau, München 1979
VEBLEN, T.: Theorie der feinen Leute. Kiepenheuer & Witsch, Köln 1990
VIGARELLE, G.: Wasser und Seife, Puder und Parfum. Campus Verlag, Frankfurt
VON FRANZ, M. L.: Erlösungsmotive im Märchen. Kösel, München 1986
WEIGERT, J.: Das Dorf entlang. Herder, Berlin 1923
WENGER, R.: Warum hast du dich nicht gewehrt? Zytglogge, Gümlingen 1987
WESTHAL, E.: Menschen – so oder so. Bläschke, St. Michael 1984
WINTERSTEINER, N.: Maries Seidenschuh. Ehrenwirth Verlag, München 1984

Erwin BÖHM

Psychobiographisches Pflegemodell nach Böhm

Band 1: Grundlagen

289 Seiten, 20 Abbildungen, 16 Tabellen, Interaktionsbogen, kartoniert, Format: 17 x 24 cm, ISBN 3-85175-718-1, öS 490,-/DM 70,-

TEIL I: Das psychobiographische Konzept der Pflege - ein Annäherungsversuch

Grundsatzbemerkungen • Ursprung des Modells • Die Sichtweisen der Pflege • Menschen- und Weltbild • Theorieableitung • Verwendete Untersuchungsmethoden • Evaluierung • Begleitforschung • Praktische Nützlichkeit und soziale Signifikation • Kulturelle Kongruenz • Umsetzung in die Praxis • Nachteile des Modells

TEIL II: Seelenphänomenologie – Orientierung im Modell

Heimaterde • Prägungen • Der Prozeß des Älterwerdens • Pathologische Wurzeln

TEIL III: Grundlagen des Modells - Konzept, Dokumentation und Planung

Der Lebensbaum • Coping und Aktivitäten des täglichen Lebens (ATL) • Das Umkehrphänomen • Der Regelkreis pflegewissenschaftlichen Handelns • Biographie-Erhebung • Die Interpretation als Hypothesenbildung • Impulse • Neuerliches Sehen (Evaluieren) • Umsetzung an der Station • Pflegequalität und Personalberechnung • Umstellung auf das Böhm'sche Pflegemodell

VERLAG WILHELM MAUDRICH
Wien · München · Bern